中原历代中医药名家文库

主编 许敬生

中医名家珍稀典籍校注丛书

新刊补注铜人腧穴针灸图经校注

〔北宋〕王惟一 撰
〔金〕闲邪聩叟 补
朱现民 校注

河南科学技术出版社
·郑州·

图书在版编目（CIP）数据

《新刊补注铜人腧穴针灸图经》校注/（北宋）王惟一撰；（金）闲邪瞆叟补；朱现民校注．—郑州：河南科学技术出版社，2015.8（2024.8重印）

ISBN 978-7-5349-7871-5

Ⅰ.①新…　Ⅱ.①王…　②闲…　③朱…　Ⅲ.①针灸疗法-穴位-图谱　②《新刊补注铜人腧穴针灸图经》-注释　Ⅳ.①R224.2-64

中国版本图书馆 CIP 数据核字（2015）第 167776 号

出版发行：河南科学技术出版社

地址：郑州市郑东新区祥盛街27号　　邮编：450016

电话：（0371）65788613　65788639

网址：www.hnstp.cn

策划编辑：李喜婷　马艳茹

责任编辑：邓　为

责任校对：王俪燕

封面设计：张　伟

版式设计：若　溪

责任印制：朱　飞

印　　刷：永清县晔盛亚胶印有限公司

经　　销：全国新华书店

幅面尺寸：185 mm×260 mm　　印张：19.5　　字数：200 千字

版　　次：2015 年 8 月第 2 版　　2024年 7月第 2次印刷

定　　价：98.00 元

如发现印、装质量问题，影响阅读，请与出版社联系并调换。

中原历代中医药名家文库（典籍部分）

主　　编　许敬生
副 主 编　冯明清　侯士良　卢丙辰　刘道清
学术秘书　马鸿祥

序

河南省地处中原，是中华民族优秀文化发祥地，从古至今，中原大地诞生了许多杰出之士，他们的文化精神和伟大著作，一直指引着中华民族科学文化的发展与进步。老子、庄子、张衡、许慎、杜甫、韩愈等伟大思想家、科学家、文字学家、诗人、文学家在中国文化史上做出了伟大贡献。诞生于南阳的医圣张仲景两千年来以其《伤寒论》《金匮要略》一直有效地指导着中医理论研究与临床实践。中原确为人杰地灵之地。

河南省诞生了许多著名中医学家，留下了大量优秀中医著作。北宋淳化三年编成之《太平圣惠方》卷八收录《伤寒论》，为孙思邈所称“江南诸师秘仲景要方不传”残卷秘本，可觇辗转传抄于六朝医师手中的《伤寒论》概貌。《伤寒补亡论》作者郭雍，从父兼山学《易》，事载《宋元学案·兼山学案》，以治《易》绪馀，精究宋本《伤寒》，其书可补宋本方剂之不足、条文之缺失，可纠正《伤寒卒病论》“卒”字之讹，谓“卒”是“杂”字俗写而讹者，郭书对研究考证宋本《伤寒论》甚为重要。丛书所收诸家之作，大多类此。

中医发展，今逢盛世。河南科学技术出版社高瞻远瞩，不失时机地将河南省历代中医药名家著作精选底本，聘请中医古代文献专家许敬生教授担任主编，组织一批专家教授进行校勘注释予以出版，这对于继承和发展中医药事业具有重大意义。本书汇集之作，皆为中医临床及理论研究必读之书。读者试展读之,必知吾言之不谬。

振兴中医,从读书始。

北京中医药大学 钱超尘

2014 年 1 月 1 日

前　言

中原是华夏文明的主要发祥地，光辉灿烂的中原古代文明造就了丰富多彩的中医药文化。

中州自古多名医。在这块土地上，除了伟大的医圣张仲景之外，还产生了许多杰出的医学家。早在商代初期，就有商汤的宰相伊尹著《汤液》发明了汤剂。伊尹是有莘国（今河南开封县，一说是嵩县、伊川一带）人。早期的医方大家、晋朝的范汪是颍阳（今河南许昌）人，一说南阳顺阳（今河南内乡）人，他著有《范汪方》。较早的中医基础理论著作《褚氏遗书》的作者、南朝的褚澄是阳翟（今河南禹州）人。唐代的针灸和中药名家甄权是许州扶沟（今河南扶沟）人，寿103岁。唐代名医张文仲为高宗时御医，是治疗风病的专家，曾著《疗风气诸方》，为洛州洛阳（今河南洛阳）人。对痨病（结核病）提出独到见解，著有《骨蒸病灸方》一卷的崔知悌是许州鄢陵（今河南鄢陵）人。中国现存最早的食疗专著《食疗本草》的作者、唐代的孟诜是汝州（今河南汝州）人。北宋著名的医方类书《太平圣惠方》的作者王怀隐是宋州睢阳（今河南商丘）人。宋代著名的儿科专家阎孝忠是许昌（今河南许昌）人，他为恩师编写《小儿药证直诀》一书，使儿科大师钱乙的学说得以传世。北宋仁宗时，“校正医书局”中整理古医书的高手有好几位河南人。如撰《嘉祐本草》的掌禹锡为许州郾城（今河南漯河市郾城区）人，完成《重广补注黄帝内经素问》的孙兆、孙奇，均为卫州（今河南卫辉）

人。北宋医家王贶是考城（今河南兰考）人，著有《全生指迷方》，《四库全书提要》评价说："此书于每证之前，非惟详其病状，且一一详其病源，无不辨其疑似，剖析微茫，亦可为诊家之枢要。"北宋末期的著名医家、《鸡峰备急方》（又称《鸡峰普济方》）的作者张锐是郑州（今河南郑州）人。南宋的伤寒大家、《伤寒补亡论》的作者郭雍是洛阳（今河南洛阳）人。南宋法医学家郑克是开封（今河南开封）人，他著的《折狱龟鉴》是与宋慈的《洗冤集录》齐名的一部法医著作。金元四大家之一、攻下派的代表金代张子和是睢州考城（今河南兰考县，一说民权县）人。元代名医滑寿祖籍是襄城（今河南襄城县），他著有《读素问钞》《难经本义》，对《黄帝内经》和《难经》的研究做出了巨大贡献；他著的《诊家枢要》和《十四经发挥》分别是诊断学专著和针灸专著，均在中医发展史上占有光辉的一页。明太祖朱元璋的五皇子朱橚，就藩在开封，为周定王，他著的《救荒本草》，以河南的灾荒为背景写成，开创了对野生可食植物的研究，对后世产生了深远影响。著名的医史专家、明代的李濂是祥符（今河南开封）人，他的《医史》十卷，是我国首次以"医史"命名的医学史专著，书中为张仲景、王叔和、王冰等人补写了传记。清代名医、《嵩崖尊生全书》的作者景日昣，是登封（今河南登封）人。清代温病学家的北方代表人物、《寒温条辨》的作者杨栗山是中州夏邑（今河南夏邑）人。清代著名的植物学家吴其濬，是河南固始县人，他撰写的《植物名实图考》和《植物名实图考长编》，不仅是植物学的名著，也是继《本草纲目》后最重要的本草类著作，对世界医学曾产生过重要影响。还有很多很多，不再一一列举。据不完全统计，史传和地方志中有籍可考的河南古代医家多达1000余人。《周易·系辞上》曰："子曰：'书不尽言，言不尽意'。"这些著名的医家，犹如璀璨的群星，照亮了中医学发展的历史道路。

粤稽往古，从火祖燧人氏点燃华夏文明之火，改变了先民的食性，到酒圣杜康发明酿酒，促进了医药的发展；从殷墟甲骨文到许慎的《说文解字》，作为中医药文化载体的汉字，其发展过程中的主要阶段得以确立和规范；从伏羲制九针，岐黄论医道、创立岐黄之学，到伊尹著《汤液》，创中医汤剂；从道圣老子尚修身养性、庄子倡导引养生，到医圣仲景论六经辨证而创经方，确立辨证论治法则，成为中医学术的核心思想和诊疗模式，中医的经典著作《黄帝内经》《伤寒杂病论》《神农本草经》等纷纷问世；从佛教于汉代传入中国，直到禅宗祖庭少林寺融禅、武、医于一体而形成禅医文化，这一切均发生在中原大地。

寻根溯源，我们深深感到是光辉灿烂的中原文明，孕育了中华瑰宝——中医药文化。经过几千年的历史积淀，中医药文化在中原文明的沃土中生根开花、发展壮大，并从儒、道、释及华夏文明的多个领域中汲取精华和营养，逐渐在九州大地兴旺发达，一直传到五洲四海，为华夏文明增添了绚丽的色彩，为人类的健康做出了杰出的贡献。作为后人，作为中医药文化的传承者，不能忘记，这是我们的历史，这是我们的根脉。

中原古代医药名家留下的宝贵著作，积淀了数以千年的中医精华，养育了难以计数的杏林英才。实践证明，中医的成才之路，除了师承和临证以外，读书是最基本的路径。

为了保护和传承这笔宝贵的文化财富，让广大读者顺利阅读这些古籍，并进一步深入研究中原医学，我们组织了一批中医专家和从事中医文献研究的专家，整理编写了这套《中原历代中医药名家文库·典籍部分》。计划出版40余部，首批校注出版19部，随后陆续整理出版。此套丛书，均采用校注的形式，用简化字和现代标点编排，每本书前都有对该书基本内容和学术思想的介绍及校注说明，在正文中随文出校语，做注释，注文力求简明扼要，以便读者阅读。

对中医古籍的整理研究，既是对中医学术的继承，又是对中医学术的发展；既是对前人经验的总结，又是对后人运用的启示；既可丰富基础理论，又可指导临床实践。其意义深远，不可等闲视之。为了“振兴中医”和实现“中原崛起”这伟大的历史使命，我们这些生于斯、长于斯的中原中医学子，愿意尽一点绵薄之力。当然，由于水平所限，书中难免会出现一些缺点和错误，恳请学界同道和广大读者批评，以便我们及时修正。

此套丛书得以付梓，要诚挚感谢河南科学技术出版社的汪林中社长、李喜婷总编、马艳茹副总编等领导和医药卫生分社的同志们，是他们的远见卓识和辛勤劳作玉成了此事。承蒙著名中医文献专家、北京中医药大学钱超尘教授在百忙中为本套丛书作序，深表谢意。时值辞旧迎新之际，祝愿我们的中医事业永远兴旺发达。

许敬生

2014 年 1 月 5 日

于河南中医学院金水河畔问学斋

王惟一及其《铜人腧穴针灸图经》

一、作者生平及时代背景

王惟一，一名王惟德，北宋著名医家，公元 987—1067 年（北宋太宗雍熙四年—英宗治平四年）人。宋仁宗（赵祯）时，在朝为翰林医官、朝散大夫殿中省尚药奉、御骑都尉，历任宋仁宗、英宗两朝的医官，掌管宫廷药政事务，学识渊博、技术精湛，不仅精通古代医学理论，而且具有丰富的实践经验，尤其在针灸学方面有高深造诣。王惟一集宋以前针灸学之大成，著有《铜人腧穴针灸图经》《穴腧都数》，集注过《难经》，并奉旨铸造针灸铜人两座，为我国著名针灸学家之一。

王惟一对针灸医学有三大贡献：一是考定《明堂针灸图》并撰写《新铸铜人腧穴针灸图经》，二是铸造针灸铜人模型，三是刻《铜人腧穴针灸图经》于石碑。作为官书问世的《铜人腧穴针灸图经》（以下称《图经》），对宋代以前的针灸学成就进行了一次系统的总结，对宋代及后世针灸学的发展具有重要的推动作用。针灸铜人的设计和制造，更是医学史上的一大创举，两具铜人是最早的人体模型和针灸直观教具。《图经》、石碑、铜人三者形式虽异，但内容完全一致。石碑起到了保存《图经》内容的作用，铜人对经穴教学的形象化与直观化，做出了不可磨灭的贡献，开创了针灸学的腧穴考试要进行实际操作的先河。同时也为针灸的教学与推广，以及腧穴的规范化等做出了巨大贡献。

宋时针灸学非常盛行，但有关针灸学的古籍脱简、错讹甚多，传述日久，说法不一，用此指导临床，往往使“平民受弊而莫赎，庸医承误而不思”。根据这些情况，王惟一及其同道产生了统一针灸学的念头及设想，并多次上书皇帝，请求编绘规范的针灸图谱及铸造标有十二经脉循行路线及穴位的铜人，以统一整理针灸诸家之说。仁宗在当时整理古医术风气影响下，准奏王惟一的请求。接旨后，王惟一“竭心奉诏，精意参神；定偃侧于人形，正分寸于腧募；增古今之救验，刊日相之破漏”。他参考各家学说，总结前人针灸经验，编成《铜人腧穴针灸图经》一书。虽然此书有图有经，但是考虑到“传心岂如会目，著辞不若案形”，王惟一亲自设计铜人，参与了从塑胚、制模以至铸造的全过程。他和工匠们工作、生活在一起，攻克技术难关，终于在天圣五年（1027 年）铸成了两座针灸铜人。铸成后的铜人造型生动，形象逼真，仁宗赞不绝口，把它们当作精湛的艺术品。经王惟一等医官介绍了针灸铜人的用途和医学价值之后，仁宗遂下令把一座铜人放在医官院，供医官平日学习及考核之用；另一座铜人与刻制图经的碑石同置于仁宗皇帝敕建的大相国寺针灸石壁堂内，供天下医者学习和查考。并让史官作为一件大事记入史册，诏曰：此铜人于天圣五年（1027 年）十月经“御制”完成，以便传到后代。王惟一此时又将编绘的《铜人腧穴针灸图经》献给仁宗，以作为针灸铜人的注解文献。赵祯（仁宗）阅后下令，将御编图经刻在石上，以永传万世。

二、《铜人腧穴针灸图经》简介

1. 书籍内容简介

《铜人腧穴针灸图经》又名《天圣针经》，因书撰成后刻之于石碑，并铸成“铜人”二座与书配合，故全称《新铸铜人腧穴针灸图经》，简称《铜人经》或《铜人》。

全书原分上、中、下三卷，在1027年由宋医官院木版刊行。书中把354个穴位，按十二经脉联系起来，注有穴位名称，绘制成图，为铜人注解。图样完整，内容丰富，经穴较多而系统。按照图可查到所需用的穴位，按照穴位可查到所治之证候，是我国古代针灸典籍中一部很有价值的针灸学专著。《铜人》形式略与近代《图解》相似，书中详述各个针灸穴位间的距离长短，针刺的深浅尺度，以及主治、功效等项。此书撰成后刻于殿堂四壁石碑上，同时补入《穴腧都数》一卷。

卷上首载正背屈伸人形尺寸图，十二经脉与任、督二脉经穴图等，其次按手、足阴阳十二经及任、督二脉顺序，逐经记述了经脉循行部位、走向、主病及其所属经穴的位置。

卷中先列“针灸避忌太乙图”，继按头、面、肩、项、膺、腋、股、胁等各部及经穴排列次序，备述每一经穴的部位、主治疾病、针刺深浅、灸疗壮数和针灸禁忌。

卷下载列十二经气血多少，以及井、荥、俞、经、合五输穴之穴名，又按手、足阴阳十二经次序，详述各经脉在四肢的经穴部位、主治和针灸法等。

后附《穴腧都数》分别记有头、面、颈、背、胸、腋、腹、胁等各部的十二经穴，四肢部经穴部位，“修明堂诀式”（周身骨度尺寸），以及“五脏六腑大小尺寸”等，文字简要，具有全书经穴的索引性质。

原刊本及石刻碑早佚，现仅存明正统八年（1443年）复刻三卷本数种。金大定二十六年（1186年），平水闲邪聩叟曾将此书略加增补，改编为五卷，题为《新刊补注铜人腧穴图经》，其内容是在原书基础上，删去骨度法、脏腑图、穴腧都数，补入经脉循行之注文、针灸避忌人神图等，并将经穴图及十四经脉之排列，做了较大修改。

此五卷补注本，虽有较大增删，但其后复刊本较多，流传亦广。

2. 书籍学术价值

王惟一编著成《铜人腧穴针灸图经》创制了世界上第一个国家级经络腧穴文字标准，集宋代之前腧穴经络之精华，使之形象化、规范化。《铜人》作为国家级标准，供天下医者临床治疗取穴参考。对宋以前的针刺法、灸法、配穴法等方面的成就进行了全面系统的总结，还发明了“男女右手中指第二节内侧两横纹相去为一寸”的“同身寸”法。

《铜人》展示了中国在针灸学、解剖学上的成就，为后世针灸医学发展奠定了基础。在腧穴排列方法上，采用经络与局部分区相结合，使人既可系统地了解经络，又便于临床按部位取穴的需求，至今为人所遵从。王惟一做了不少校勘考证工作，使经穴理论丰富完备。例如阐述手太阴经主病，根据《脉经》卷六有“卒遗失（矢）无度”的记载，在《黄帝内经》原文的基础上予以补充，根据肺与大肠相表里的理论，“卒遗失无度”是完全可能的，加此一症，更合中医理论原貌。在《铜人腧穴针灸图经》中收载腧穴 657 个，与《针灸甲乙经》相比，增加了“青灵”“厥阴俞”“膏肓俞”3 个双穴，以及督脉的“灵台”“阳关”2 个单穴。

王惟一还考证了穴位的作用，与《外台秘要》《太平圣惠方》等一些较早的文献相比，增添了不少内容。如上星穴增添了治疗“痎疟振寒、热病汗不出、目睛痛、不能远视”等病症的主治作用；承山穴增加了治疗“腰背痛、霍乱、转筋、大便难、久痔肿痛”等病症的作用；风府穴增加了治疗“头痛鼻衄”的作用；委中穴增加了治疗“热病汗不出，足热厥逆满，膝不得屈伸”等病症的作用。他还补充了历代许多名医的针灸治验事例，常在叙述穴位主治病症中多方引用。如论述“三里”穴时，引用了秦承祖、华佗等人及《外台秘要》等书的有关论述，使该穴的主治作用更加明确。对前人的针灸临床经验，王惟一更加重视，常用来说明某个穴位的特殊功效。

通过这些努力，既进一步完善了经穴理论，又扩大了穴位的主治作用，提高了腧穴的实用性。

3. 书籍社会价值

《铜人腧穴针灸图经》在当时的医疗教学中起了很大的作用，为统一和发展我国针灸学做出了很大贡献。使经穴理论规范化，也是王惟一主要学术思想之一。王惟一在撰写《新铸铜人腧穴针灸图经》时，“纂集旧闻，订正讹谬”，做了不少校勘考证工作，对后世学习《黄帝内经》原文起了加深理解的作用，并进一步完善了经穴理论。他一生致力于针灸方面的文献研究和整理工作，尤其对皇甫谧的《针灸甲乙经》很有研究，且在学术上受其影响颇深。他把很多不统一的有关针灸学著作，去伪存真加以整理，并对前代有关“经穴”的学说进行了订正和改进，给学习和临床治疗提供了极大的方便，大大提高了针灸教学和治疗的效果，对于统一、普及和发展针灸学术起到了积极的促进作用。

《铜人》是继皇甫谧之后对针灸著述的又一次总结，集宋代以前针灸学的精华，起到了承前启后的作用，极大地推动了针灸医学的迅速发展。《铜人》不仅是当时医学生及临床者的必读之书，也是我们现在学习继承和研究发扬祖国针灸学极有价值的参考文献，其意义重大，影响深远。

三、针灸铜人模型简介

1. 针灸铜人模型的构造

北宋天圣五年（1027 年），在王惟一主持下，经过三年多的努力，两具针灸铜人全部铸成。针灸铜人是世界上最早的国家级经络穴位形象化标准，堪称价值连城的“国宝奇珍，医中神器”。因针灸铜人在北宋天圣年间制成，故史称其为“宋天圣铜人”。铜人一座置于医官院，一座置于大相国寺。

两具针灸铜人完全依照《图经》法度，用青铜所铸成。铜人外形与成年男子相仿，人形为正立，两手平伸，掌心向前，头部有头发及发冠；上半身裸露，下身有短裤及腰带。铜人体表精细铸刻 657 个小孔以应腧穴部位，分单双穴标出 354 个穴位名称于其上，经络腧穴及名称是用错金（镀金）镀写的。铜人被浇铸为前后两部分，躯干四肢均可拆卸，并利用特制的榫头组合，胸腹腔中空，内有木雕的五脏六腑和骨骼，脏器的位置、形态、大小比例都与正常成人的相似，故亦可应用于解剖学当中。正如夏竦为《铜人腧穴针灸图经》所作序中有云，铜人“内分脏腑，旁注溪谷，井荥所会，孔窍所安，窍而达中，刻题于侧，使观者烂然而有第，疑者涣然而冰释”。

2. 针灸铜人的颠沛流向

北宋末年靖康之乱（1126—1127 年），当时在汴京的两具铜人相继流落到民间，其中一具从此即告失踪，另一具则颠沛流离，几经易手。明正统八年（1443 年），距宋天圣铜人铸制时间已有 416 年的历史，宋天圣铜人上的穴位文字也已因腐蚀生锈而无法辨认。为了恢复宋天圣铜人的原貌，明英宗于是下令仿制一具新铜人，以“明正统铜人”代替“宋天圣铜人”。该仿制过程见于《铜人腧穴针灸图经》一书明英宗所作的序中：“宋天圣中，创作《铜人腧穴针灸图经》三卷，刻诸石，复范铜肖人，分布腧穴于周身，画焉窍焉。脉络条贯，纤悉明备，考经案图，甚便来学。其亦心前圣之心，以仁夫生民者矣。于今四百余年，石刻漫灭而不完，铜像昏暗而难辨。朕重民命之所资，念良制之当继，万命砻石范铜，仿前重作，加精致焉，建诸医官，式广教诏。”（《铜人腧穴针灸图经》明英宗序）

明正统铜人铸成后一直藏于明、清太医院署的药王庙内。明末李自成起义时，北京的官府民宅都曾遭洗劫。据说这时存放在太医院中的明正统铜人的头部被毁伤，直到清初顺治年间（1644—1661 年）才重新修好。有言“自明末流寇之乱，京师官署，悉遭寇扰，太医院之铜人像亦被毁伤头部。顺治中修复之”。(《太医院针灸铜像沿革考略》)1900年，藏于清太医院中的明正统铜人及铜铸的三皇像，均被俄国的军队抢去。当时太医院的医官们为了要回这座铜人，曾和俄国军队进行了多次交涉，最后仅把三皇铜像赎回，而明正统铜人则未予归还，其后的下落一直是史学界的一个谜。

自20世纪20年代以来，当代学者对宋铜人进行了大量的考察研究，试图重新找到这一珍贵的针灸铜人。最初引起人们注意的是现藏于日本东京国立博物馆的一具针灸铜人，在人们的印象中这具铜人是中国传去的，但铸造年代不详。自20世纪50年代开始越来越多的中日学者认为这具铜人就是中国历史上最早的宋代铜人，于是这具铜人的地位被抬到无以复加的高度，认为是“中国传来的重大至宝”，“经穴研究者独一无二的参考资料”。然而自20世纪80年代末以来，随着对日本东京国立博物馆铜人考察的不断深入和越来越多的可靠史料发现，史学界终于查明了这具针灸铜人的真正身份，它是1810年由日本针灸医官铸造，其腧穴定位的依据是中国宋代针灸经穴国家标准文本《铜人腧穴针灸图经》。

寻访过程中，专家们又意外得到一条线索。中国中医针灸研究所研究员黄龙祥在一本国外医学杂志上看到一篇文章，介绍俄罗斯圣彼得堡国立艾尔米塔什博物馆收藏有一具中国明代铜人。直到2003年初，黄龙祥等三人组成的考查小组前往俄罗斯圣彼得堡考察。在圣彼得堡国立艾尔米塔什博物馆中国展厅，一具铜人立在大厅的中央，该针灸铜人高175.5厘米，其姿势、服饰与“宋天圣铜人”基本特征完全吻合，其经穴数量与定位，均与宋《新铸铜人腧穴针灸图经》相符合。专家们经过不懈的追踪和艰难的考证，终于认定圣彼得堡国立艾尔米塔什博物馆的针灸铜人就是中国“明正统铜人”。

中国中医科学院针灸研究所通过外交途径向俄罗斯方面索要“明正统铜人”，但遭到了俄方的拒绝。为此，专家们决定重新仿制一具“明正统铜人”。仿制工作成功进行，复制后的“仿明正统铜人”被誉为“失而复得的铜神”。它不仅使人们知道了一千多年前中国宋代医学家对《铜人》文本的理解，也使现代的针灸学者了解了宋代在腧穴定位方面的真实情况。

3. 针灸铜人的社会价值

针灸铜人不仅作为一件精湛的艺术品而为人们所观赏，更大的用处是作为针灸教学和医生考试的立体直观教具。“宋天圣铜人”两具中的一具就被安置在朝廷医官院，用于学医者观摩练习之用，以作为对医生和学生进行考核的最标准的用具。针灸铜人最神奇的功能是“针入汞出”，可直接进行医官技能考试。据记载，宋代每年都在医官院进行针灸医学会试，会试时先将水银注入穴位孔中，外封黄蜡，将铜人表面经脉穴位完全遮盖，令应试学生取穴扎针，此时全凭平时功底下针，若认穴准确，自然“针刺而汞出”，应试者便可获得行医资格。稍有差错，针即无法刺入，铜人身体内的水银就不会流出，无法获得行医资格。针灸铜人其构思之巧，令人叹为观止。另一具针灸铜人则放置在京城大相国寺的仁济殿，供天下学医者及百姓前来参观，因观者甚众而成为昔日汴京八景之一。

四、图经石刻碑简介

1. 图经石刻碑的雕刻背景

宋天圣四年（1026年）《铜人腧穴针灸图经》刊行之后，印刷术虽有较大的进步，但由于印数少，不能广泛流传，在一定程度上仍然限制着针灸医学的发展和普及。于是由王惟一负责，医官院将全书内容刻石。在天圣八年（1030年），以该书石刻为壁，在大相国寺内建成“针灸图石壁堂”。到1042年2月，“针灸图石壁堂”改称“仁济殿”。全书镶在仁济殿四面壁之上，每卷一壁，剩余一壁则将王惟一所撰的另一部著作《穴腧都数》一卷补入。将《铜人腧穴针灸图经》的全部文字刻于石碑上，并向全国颁布，可见当时政府对这一标准的极大重视。

2. 图经石刻碑的散落流向

元代至元（1277—1294年）或元贞（1295—1296年）年间，石刻从河南汴梁（今开封）移来大都（今北京），放置于皇城以东明照坊太医院三皇庙的神机堂内。明正统八年（1443年），距王惟一刻石时间已四百多年，石刻已漫灭不清。英宗令工匠砻石，仿前重刻。重刻上石时将“新铸”二字删去，定名为《铜人腧穴针灸图经》，并增入明英宗序言，以记石刻之沿革。到英宗正统十年、十一年（1445—1446年）修筑城垣和东城时，宋天圣刻石被损毁，充当修筑城墙的砖石，被埋于明代城墙之下。明正统石刻今已不存。值得庆幸的是，新中国成立后北京市文物管理处在配合拆除明代北京旧城墙的考古工作中，陆续发掘出宋天圣《新铸铜人腧穴针灸图经》石刻残碑6块，以及石雕碑檐仿木结构斗拱残石1段，至此我们才得以重见这一历史文物，现藏于首都博物馆、北京石刻博物馆。1980年中国中医研究院针灸研究所成功仿制了天圣石刻，现藏于中国中医研究院针灸研究所博物馆。

五、《铜人腧穴针灸图经》不足之处

1. 经穴排列杂乱无章

由于时代的局限，《铜人腧穴针灸图经》书籍内容不可能尽善尽美，如对经穴的排列顺序，未能冲破《千金要方》《外台秘要》的藩篱，存在着比较混乱的状况。具体表现在十二经脉的排列上，先后按手太阴肺经、手太阳小肠经、手阳明大肠经、足厥阴肝经、足少阳胆经、足少阴肾经、手少阴心经、手厥阴心包经、足太阳膀胱经、足阳明胃经、手少阳三焦经、足太阴脾经的次序，既不按《灵枢·经脉篇》十二经流注顺序，也没按手足三阴三阳的顺序，任意编次，杂乱无章。在四肢穴位排列方面，十二经脉的穴位均是起于手足末端，然后渐次向上，全由四肢远端向近端呈向中性排列，打乱了《黄帝内经》十二经行走方向有逆顺之异的规律。头面和躯干部的穴位排列，则是按正、侧、背三人图形式，先正中，后两侧，与四肢经脉不相衔接。这些杂乱的排列顺序，一直到《圣济总录》才得以解决。

2. 文献采摭讹谬甚多

如果系统考察《铜人腧穴针灸图经》的腧穴内容，发现它主要采自《外台·明堂》《太平圣惠方·针经》《灵枢经》《素问》（王冰注）、《千金要方·针灸》等书，王惟一新增加的内容寥寥无几。但在引用前代文献时，王氏很少照抄原文，往往要加以改动，而且多不标明出处。一些标引书名的地方，往往是为了补充说明，或系转录自他书。毋庸讳言，王惟一对于文献的采摭、考证，确有不少疏漏、谬误之处。如足少阳胆经的循行，《灵枢·经脉》原载为"从耳后入耳中，出走耳前，至目锐眦后。其支者，别目锐眦下大迎"，而《铜人腧穴针灸图经》则录为"从耳后入耳中，出走耳前，至目锐眦，下大迎"，不仅阙漏甚多，而且不合原意。再如"傍通十二经络流注孔穴图"，将"阴谷、曲泽、大肠、小肠、胆"同列一行，前者阴谷、曲泽是"六阴经五输穴表"中肾、心包二经五输穴的合穴名称，后者大肠、小肠、胆是"六阳经五输穴表"中三条经脉的名称，如此将穴位、经脉混为一行，令后学者无所适从。足太阴脾经在下肢有十一个穴位，左右共二十二穴，《铜人》却称"足太阴脾经左右凡二十八穴"；足少阴肾经在下肢有十个穴位，左右共二十穴，《铜人》亦称"足少阴肾经左右凡二十八穴"，均与目录所标不相一致。穴位的错误排列现象尤其严重，在"傍通十二经络流注孔穴图"中，阳池、支沟、天井三穴分别被错排为足少阳胆经（实为手少阳三焦经）的原穴、经穴、合穴，丘墟、阳辅、阳陵泉三穴分别被错排为足阳明胃经（实为足少阳胆经）的原穴、经穴、合穴，冲阳、解溪、足三里三穴分别被错排为足太阳膀胱经（实为足阳明胃经）的原穴、经穴、合穴，京骨、昆仑、委中三穴分别被错排为手少阳三焦经（实为足太阳膀胱经）的原穴、经穴、合穴。六阳经五输穴、原穴共36个，而错排者达12个，其讹谬程度可想而知。总观全书不难看出，这些失误与讹谬主要表现在两个方面，一是对前代文献中的错误多沿袭未改；二是由于采用前人文献时，或不明体例，或错会文义而致误。特别需要注意的是，《铜人腧穴针灸图经》卷上、卷中、卷下所采用的文献有所不同，因而出现前后矛盾的现象。对于这些失误，我们应当在做好《铜人腧穴针灸图经》一书采用文献的探源考辨的基础上，认真加以鉴别，以免因误致误，以讹传讹。王惟一新增的内容主要见于原书"今附""新附"条下及少量的注文、按语中，如风门穴后有"今附若频刺，泄诸阳热气，背永不发痈疽"；龈交穴后有"新附治小儿面疮癣久不除，点烙亦佳"。因此，研究王惟一的学术思想及学术成就，主要应依据这部分内容及腧穴的归经，不能不加分辨地将前人成就也归于王氏名下。全书中出现的错别字不在其下，如在"避忌人神之图"及其注解中，天干"己"被误作为"已""巳"的达十余处之多。至于五卷的首端标题和卷端止处，有用"针灸图经卷一"的，有用"针灸经卷二"的，有用"针灸图经第三"的，有用"针灸经卷之四"，极不一致。而"翰林医官朝散大夫殿中省尚药奉御骑都尉赐紫金鱼袋臣王惟一奉圣旨编修"一句，只在卷一、卷三、卷五中标题下出现，卷二、卷四则无此句，其因可能原在三卷本中的卷上、卷中、卷下出现此句，后将"卷上"分为卷一、卷二时而只在卷一有，"卷中"分为卷三、卷四时只在卷三有，"卷下"改为卷五后仍保留下来。

六、《铜人腧穴针灸图经》校注说明

1. 校注版本简介

王惟一于北宋天圣四年（1026 年）奉敕编成《铜人腧穴针灸图经》三卷，随后于天圣七年（1029 年）由朝廷颁行于全国各州。从原书存在较多前后不一，甚至前后矛盾的情况看，《铜人腧穴针灸图经》的编者不止一人，王惟一很可能只是此书的主编或审订者。宋代原刊本为三卷，卷首载有正、伏、侧三人经脉及经气穴起止线条图，原图的构图直接取自《太平圣惠方·针经》中相关穴图。宋天圣刻石时在图中增入铜人中的脏腑、骨骼内容。宋天圣石刻亦为三卷，但下卷末另附“腧穴都数”“修明堂诀式”“避针灸诀”三篇。其中“避针灸诀”是原书卷中“针灸避忌之图”的文字说明；“修明堂诀式”是卷首正、伏、侧三人图中脏腑形的说明，同时也是创制铜人的文献依据；“腧穴都数”很可能是制铜人时点穴用的文本。但原刊本及石刻碑早佚，今不复见。明正统八年（1443 年）曾据正统石刻有三卷《铜人图经》木刻本，虽较宋天圣原本有佳，但也有不少错处，且拓印时原碑某些部分已被后人挖补，需注意鉴别，现今流传极少。金大定二十六年（1186 年），平水闲邪聩叟曾将此书略加增补，改编为五卷，题为《新刊补注铜人腧穴图经》，由平水书坊陈氏刊行。根据明正统复刻《铜人腧穴针灸图经》三卷本和金大定《新刊补注铜人腧穴图经》五卷本目录所列内容比较，主要是将三卷本中“卷上”内容分为卷之一、卷之二，“卷中”内容分为卷之三、卷之四，“卷下”内容列为卷之五。但其中第一、二卷文字与明石刻拓本差异较大，可能参考或直接取自他书，而非完全依据原书；第三卷增入一些当地有关针灸禁忌的石刻内容。此外，五卷本中十二经五输穴流注图及明刊三卷本所载各图均非宋本原图，不可混淆。金大定五卷本传本虽然也有错讹，但胜于拓本处亦不乏其例，并存有宋原刊本三人图旧貌，不可忽视。清宣统元年（1909 年）安徽贵池刘氏玉海堂有影刻《新刊补注铜人腧穴图经》五卷本。近人黄竹斋也对此书做了校订，并于 1956 年由人民卫生出版社出版《重订铜人腧穴针灸图经》，按十四经顺序排列，不分卷。

鉴于获取版本的可行性、目前社会的流传广度，以及对当代学习研究针灸的实用性，此次校注以河南中医学院图书馆藏金大定二十六年《新刊补注铜人腧穴图经》五卷本为底本，清宣统元年刘世珩《新刊补注铜人腧穴图经》影印五卷本为主校本，以黄竹斋《重订铜人腧穴针灸图经》和相关中医经典著作校释本等为参校本。

2. 校注方法说明

（1）原书为繁体竖排，今用简体横排，并采用现代标点符号。原书中有一些对经文的疏注，或对某个问题的注解，一律标用括号。

（2）原书通假字、古字、避讳字，或前后用字不一者，一般予以训释。版蚀湮灭之处，据校本补出。

（3）底本与校本不一致，而错讹、脱漏、衍文、倒文者，一般不在原文中改正，而出校记说明。无法确定者则存疑。

（4）全书五卷的首端标题，均按“新刊补注铜人腧穴针灸图经卷一”的格式统一。

（5）对个别明显错行，特别是将标题性内容错写在上段文字中而未能另起一行的，为了显示内容的正确性直接断行处理。而将一句完整内容中间分断两行的，为保证文字衔接则直接并行。

（6）对文中一些疑难字词，简略注释，一般不出书证；采用汉语拼音和直音相结合的方法注音。对一些穴位的主治病症加以重点提示，需要注明出处的，在简略注释后列出书证，不需注释的直接列出书证。

《新刊补注铜人腧穴针灸图经》 序

翰林学士[①]兼侍读学士[②]景灵宫判官[③]起复[④]朝奉大夫[⑤]尚书左司郎中[⑥]知制诰[⑦]判[⑧]集贤院[⑨]权[⑩]尚书都省[⑪]柱国[⑫]泗水县[⑬]开国男[⑭]食邑三百户[⑮]赐紫金鱼袋臣夏竦[⑯]奉圣旨撰。

【校注】

① 翰林学士：官名。掌制诏书敕，即起草拜免将相、号令征伐等机密诏令，并备皇帝顾问，批答表疏，应和文章。唐初无名号，至宋朝后成为正式官职，仍掌制诰，并与科举接轨，负责起草诏书、修书撰史、担任科举考官等。

② 侍读学士：官名。配置于翰林院，品等为从四品，任务为文史修撰，编修与检讨，陪侍帝王读书、论学，或为皇子等皇室成员授书、讲学。

③ 景灵宫判官：判官，唐明两代辅助地方长官处理公事的职员。景灵宫后期设景灵宫判官，类似于日常管理一职。宋真宗赵恒"推本世系，遂祖轩辕"，以轩辕黄帝为赵姓始祖，1012 年诏令曲阜兴建"景灵宫"奉祀黄帝，主祭祀、礼仪、朝献等。景灵宫设置先后有修景灵宫使、修景灵宫副使、景灵宫朝修史等官吏，主要负责建设、修缮、维护等事宜，景灵宫判官则负责其日常管理。

④ 起复：官员因父母丧而辞官守制，未期满而奉召任职。

⑤ 朝奉大夫：宋代文散官名，正五品，文官第十一阶。

⑥ 尚书左司郎中：官名，尚书省左司辅佐左丞的官员称为左司郎中，品等为从五品上。

⑦ 知制诰："知制诰"为差遣职名，凡加此号者即有撰作诏敕之责。翰林学士虽皆起草诏令，而亦带"知制诰"衔者称为"内制"；除翰林学士外其他官如中书舍人等加"知制诰"者亦起草诏令，称为"外制"，并称为"两制"。知制诰除宋初及特许外，需经召试制词后始能任职。

⑧ 判：此指高位兼低职。

⑨ 集贤院：官署名。集贤学士、直学士、侍读学士、修撰官等官，以宰相一人为学士知院，常侍一人为副知院事，掌刊缉校理经籍。集贤院、史馆、昭文馆秘阁共为宋代所置"三馆"。

⑩ 权：权且，暂且，此引申为暂代官职。

⑪ 尚书都省：北齐时"尚书省"的别称，亦称北省。

⑫ 柱国：官名。柱国原为"国都"，即保卫国都之官。后以柱国掌全国府兵，宋代为十二等勋官第二等，从二品。

⑬ 泗水县：宋时京东西路袭庆府所辖，今山东省济宁市所辖的一个县。

⑭ 开国男：开国男爵，公、侯、伯、子、男五种爵位之一。

⑮ 食邑三百户：古代中国之卿、大夫世代以采邑为食禄，故称为食邑。承受封爵者在其封邑内的食禄，以征敛封邑内民户赋税拨充，其数量按民产计算，如三百户、二千家等。食邑随爵位黜升而损益，亦得世袭。唐宋时亦作为一种赐予宗室和高级官员的荣誉性加衔。

⑯ 夏竦：生于985年，卒于1051年，字子乔，宋代江州德安（今江西省德安县）人。北宋大臣，古文字学家，初谥"文正"，后改谥"文庄"。夏竦以文学起家，曾为国史编修官，也曾任多地官员，宋真宗时为襄州知州，宋仁宗时为洪州知州，后任陕西经略、安抚、招讨使等职。著有《文庄集》百卷、《策论》十三卷、《笺奏》三卷、《古文四声韵》五卷、《声韵图》一卷，其中《文庄集》三十六卷等收入《四库全书》。

臣闻圣人[①]之有天下也，论病以及国，原诊以知政[②]。王泽不流[3]，则奸[4]生于下，故辨淑慝以制治[5]。真气不荣[6]，则疢[7]动于体，故谨医砭[8]以救民。昔我圣祖[9]之问岐伯也，以为善言天者，必有验于人[10]。天之数十有二，人经络以应之[11]。周天之度三百六十有五[12]，人气穴以应之[13]。

【校注】

① 圣人：指圣明的帝王。

② 论病以及国，原诊以知政：《汉书・艺文志》："其善者，则原脈以知政，推疾以及国。"指高明的医生诊察分析病情，可以推论到国情政事。原，探究。动词。《国语・晋语》："上医医国，其次疾人，固医官也。"韦昭注："止其淫惑，是为医国。"《左传・昭公元年》："晋侯求医于秦，秦伯使医和视之，曰："疾不可为也，是谓近女室，疾如蛊。非鬼非食，惑以丧志。良臣将死，天命不佑。"汉代王符《潜夫论・思贤》："上医医国，其次医疾。夫人治国，固治身之象。疾者，身之病；乱者，国之病也。"

③ 王泽不流：泽，恩泽。此指道德教化。流，传播。贤君的道德教化得不到传播。

④ 奸：奸邪，邪恶。

⑤ 辨淑慝（tè 特）以制治：淑，善良。慝，邪恶。制治，制订治策。

⑥ 荣：充盛。

⑦ 疢（chèn 趁）：泛指疾病、疾患。

⑧ 谨医砭：谨，遵守，注重。医砭，泛指医术。

⑨ 圣祖：指黄帝。

⑩ 善言天者，必有验于人：善于谈论天道的，必定可以从人身上得到验证。语见《素问・举痛论》："善言天者，必有验于人；善言古者，必有合于今。"又《素问・气交变大论》："善言天者，必应于人；善言古者，必验于今。"

⑪ 天之数十有二，人经络以应之：有，通“又”。指人的十二经脉，与天的十二个月相应。语见《灵枢·阴阳系日月》：“十二经脉，以应十二月。”

⑫ 周天之度三百六十有五：谓地球绕太阳一周，有三百六十五度。《后汉书·显宗孝明帝纪》：“正仪度。”李贤注：“度，谓日月星辰之行度也。”

⑬ 人气穴以应之：气穴，即穴位。《灵极·邪客》：“岁有三百六十五日，人有三百六十五节。”指人以三百六十五个穴位与天相应。

上下有纪[①]，左右有象[②]，督任有会[③]，腧合有数[④]。穷妙于血脉[⑤]，参变乎阴阳[⑥]，始命尽书其言[⑦]，藏于金兰之室[⑧]。洎[⑨]雷公请问其道，乃坐明堂[⑩]以授之，后世之言明堂者以此[⑪]。由是閞[⑫]灸针刺之术备焉，神圣工巧[⑬]之艺生焉。若越人起死[⑭]，华佗愈躄[⑮]，王纂驱邪[⑯]，秋夫疗鬼[⑰]，非有神哉，皆此法也[⑱]。

【校注】

① 上下有纪：上下，指天地。纪，纲纪，法度。指天地有纲纪。

② 左右有象：左右，指四方。象，物象，迹象。指四方有物象。

③ 督任有会：督任，督脉和任脉。会，交会。指督脉、任脉有交会。

④ 腧合有数：腧合，腧穴和合穴。数，定数。指腧穴、合穴有定数。

⑤ 穷妙于血脉：穷，尽，形容词用作动词。穷究血脉微妙的道理。

⑥ 参变乎阴阳：参，参合，比较。参合比较阴阳的变化。

⑦ 始命尽书其言：始，才，方才。书，记载。才命人全部记载黄帝等有关针灸的言论。

⑧ 金兰之室：古代帝王收藏珍贵文书的地方。《周易·系辞上》：“二人同心，其利断金；同心之言，其臭如兰。”同心指交情契合，金指坚贞，兰喻香美。此处“金兰”喻珍贵之言论、文书。

⑨ 洎（jì　记）：及，等到。

⑩ 明堂：古代天子宣明政教的地方。凡朝会及祭祀、庆赏、选士、养老、教学等大典，均在此举行。古乐府《木兰诗》："归来见天子，天子坐明堂。"

⑪ 后世之言明堂者以此：以，依据。相传雷公请教经络血脉之道，黄帝坐明堂以授之，故后世医家称标明人体经络穴位的图为"明堂图"。

⑫ 関（guān　关）：古同"关"。文中表此义，故针灸亦曰"关灸"，《史记·扁鹊仓公列传》："形弊者不当关灸、镵石及饮毒药也。"

⑬ 神圣工巧：指望、闻、问、切四诊之法。《难经·六十一难》："望而知之谓之神，闻而知之谓之圣，问而知之谓之工，切脉而知之谓之巧。"《素问·至真要大论》："工巧神圣"，王冰注："针曰工巧，药曰神圣。"

⑭ 越人起死：指秦越人用针术使虢太子复生事，见《史记·扁鹊传》。

⑮ 华佗愈躄：躄，跛足。指华佗用灸法治愈跛足事。事见《三国志·华佗传》裴松之注引《华佗别传》。

⑯ 王纂驱邪：王纂，北宋医家，以善针术著称。《太平御览·卷七二二》引刘敬叔《异苑》载："县人张方女暮宿广陵庙门下，夜有物假作其婿来魅惑成病。纂为治之，始下一针，有獭从女被内走出，病遂愈。"

⑰ 秋夫疗鬼：秋夫，姓徐，南朝宋代医家，善针术。《南史·张融传》载："夜有鬼呻吟声，甚凄怆。秋夫问：何须？答言：姓某，家在东阳，患腰痛死，虽为鬼，痛犹难忍，请疗之。秋夫云：何厝（cuò）法？鬼请为刍（chú）草人，案孔穴针之。秋夫如言，为灸四处，又针肩井三处，设祭埋之。明日，见一人谢恩，忽然不见。当世伏其通灵。"

⑱ 非有神哉，皆此法也：并非有什么神灵，全都是针术的作用。

去圣寖远[1]，其学难精。虽列在经诀，绘之图素[2]，而粉墨易糅[3]，家亥多讹[4]。丸艾而坏肝，投针而失胃[5]，平民受弊而莫赎，庸医承误而不思[6]。非夫圣人，孰救兹患[7]。洪惟我后，勤哀兆庶[8]，迪帝轩之遗烈[9]，祗文母之慈训[10]。命百工以修政令，敕大医以谨方技[11]。深惟[12]针艾之法，旧列王官之守[13]。人命所系，日用尤急[14]。思革其谬，永济于民[15]。殿中省尚药奉御王惟一，素授禁方，尤工厉石[16]。竭心奉诏，精意参神[17]。定偃侧于人形，正分寸于腧募[18]，增古今之救验，刊日相之破漏[19]，总会诸说，勒[20]成三篇。

【校注】

① 去圣寖（jìn　尽）远：寖，原义“渗透”，引申为“逐渐”。指距离古圣的时代逐渐遥远。

② 列在经诀，绘之图素：经诀，指医学经典的方法。图卷，此指针灸经络图像。指在医学经典中列入针灸学术，在图卷内绘成经络图像。

③ 粉墨易糅：又作“粉墨杂糅”，此指图像容易混杂不清。粉墨，本指绘画所用的颜色，此借指绘有经络穴位的图像。《后汉书·黄琼传》：“陛下不加清澄，审别真伪，使朱紫共色，粉墨杂糅，所谓抵金玉于砂砾，碎珪璧于泥涂，四方闻之，莫不愤叹。”

④ 豕亥多讹：指在文字上存在很多错误。典出《吕氏春秋·察传》：“子夏之晋，过卫，有读史记者曰：晋师三豕涉河。子夏曰：非也，是己亥也。夫己与三相近，豕与亥相似。至于晋而问之，则曰晋师己亥涉河也。”后把字形相近的错误称为“豕亥”。

⑤ 丸艾而坏肝，投针而失胃：丸，用作动词，谓揉物使成图形。丸艾，制成艾炷而灸之。投针，此指妄误施行针刺。指错用艾灸就伤肝，误行针刺便损胃。

⑥ 平民受弊而莫赎，庸医承误而不思：赎，弥补。庸医，医术低劣的医生。承，承袭，因袭。此谓百姓受到伤害而不能弥补，庸医承袭错误而不假思索。

⑦ 非夫圣人，孰救兹患：夫，那，远指代词。如果不是那些圣人，谁能救治这些病患?

⑧ 洪惟我后，勤哀兆庶：洪，语首助词。后，君主。勤，忧虑。哀，同情，怜

悯。兆庶，即兆民，古称天子之民，后泛指众民，百姓。此句谓只有我们圣上，深切同情百姓。

⑨ 迪帝轩之遗烈：迪，遵循，依照，继承。帝轩，黄帝。遗烈，前人遗留的业绩。此谓继承轩辕黄帝留下来的丰功伟业。

⑩ 祗文母之慈训：祗，恭敬；敬奉。文母，文德之母，指文王妃太姒。语见《诗·周颂·雍》："既右烈考，亦右文母。"又《烈女传·母仪传》："太姒仁而明道，……号曰文母。"后亦将"文母"用作对帝后的美称。慈训，慈爱教诲。

⑪ 命百工以修政令，敕（chì 赤）大医以谨方技：百工，此指众官员。敕，帝王的诏书、命令。大医，对道德品质和医疗技术都好的医生的尊称。谨，谨守。命百官来修订国家政令，令大医来谨守医技方术。

⑫ 深惟：惟，思，念。深切怀念。

⑬ 王官之守：天子之官中的一种职守。语见《汉书·艺文志·方技略》："方技者，皆生生之具，王官之一守也。"

⑭ 人命所系，日用尤急：人命相关之事情，平日应用更为急迫。

⑮ 思革其谬，永济于民：革，改正，纠正。纠正其中的错误，对于民众永远有益。

⑯ 素授禁方，尤工厉石：禁方，秘而不传的经典方药。工，精通，擅长。厉石，本指打磨石头，此指针灸技术。说明王惟一素来教授经典医方，尤其擅长针灸技术。

⑰ 竭心奉诏，精意参神：参，检验，参验。尽心奉行皇帝的命令，精心参验针灸的神妙道理。

⑱ 定偃侧于人形，正分寸于腧募：偃，仰卧，此指人体前后腹背。腧募，泛指人体穴道，亦作"募腧""募俞"，其中在背脊部的叫"腧"，在胸腹部的叫"募"。在人体前后、两侧标定经络循行路线，确定各个腧穴的位置和分寸。

⑲ 刊日相之破漏：刊，订正。日相，即古代针灸取穴的学说，依据日、时的干支来推算某天某时应取某个穴位，如子午流注、灵龟飞腾之类，即指针灸的时间禁忌。此指改正针灸时间禁忌方面的漏洞。

⑳ 勒：刻，此是写成的意思。

上[①]又以古经训诂至精，学者封执[②]多失。传心岂如会目，著辞不若案形[③]，复令创铸铜人为式[④]，内分脏腑，旁注溪谷[⑤]，井荥所会，孔穴所安[⑥]，窍而达中，刻题于侧[⑦]。使观者烂然而有第，疑者涣然而冰释[⑧]。在昔未臻，惟帝时宪[⑨]，乃命侍臣为之序引[⑩]，名曰《新铸铜人腧穴针灸图经》。肇颁四方，景式万代[⑪]。将使多瘠咸诏，巨刺靡差[⑫]。案说蠲疴，若对谈于涪水[⑬]。披图洞视，如旧饮于上池[⑭]。保我黎蒸，介乎寿考[⑮]。昔夏后叙六极以辨疾[⑯]，帝炎问百药以惠人[⑰]。固当让德今辰，归功圣域[⑱]者矣。

时天圣四年[⑲]岁次析木[⑳]秋八月丙申谨上。

【校注】

① 上：皇上，指宋仁宗。

② 封执：拘泥，固执。

③ 传心岂如会目，著辞不若案形：传心，心传口授。会目，用眼直接观察。辞，文辞，此指书本。案，查考。对于针灸取穴的深奥内容，靠心传口授不如利用模型做直观了解。把针灸学的内容写成书本，不如直观地在针灸模型上查考穴位。

④ 式：模式，模型。

⑤ 内分脏腑，旁注溪谷：溪谷，泛指针灸穴位。《素问·气穴论》："肉之大会为谷，肉之小会为溪。" 体内分置五脏六腑，外部标明经络穴位。

⑥ 井荥所会，孔穴所安：井荥，指井穴、荥穴等位于肘膝关节下的五输穴。孔穴，又称空穴、气穴，泛指所有针灸穴位。指井荥五输交会之处，各种孔穴固定之位。

⑦ 窍而达中，刻题于侧：窍，凿成孔窍。题，此指穴位名称。将针灸穴位在铜人模型上凿成孔窍而通达体内，并在孔穴旁刻写穴位名称。

⑧ 观者烂然而有第，疑者涣然而冰释：烂然，鲜明的样子。第，次第，次序。涣然，离散，消除。语出《老子》："涣兮若冰之将释。"又晋·杜预《左传序》："涣然冰释，怡然理顺。"观看模型的人感到图像鲜明而有次序，疑虑的消散像冰块融化一样。

⑨ 在昔未臻，惟帝时宪：臻，到达。时宪，语出《尚书·说命》："惟天聪明，惟圣时宪。"传："宪，法也，言圣王法天以立教"，后称当时的教令为"时宪"，此用作动词，意为"立法"。说明在以前一直未能达到这个程度，只有当今皇上应时确立针灸的教令。

⑩ 命侍臣为之序引：侍臣，指作者自己。序引，"引"义同"序"，此用作动词，即"作序"。

⑪ 肇颁四方，景式万代：肇，开始。景，大。景式，做最好的模式，"式"在此用作动词。即开始颁布四方，作为万代学者的最好模式。

⑫ 多瘠咸诏，巨刺靡（mǐ 米）差：多瘠，指多病之人。诏，教诲。巨刺，原本指针刺方法之一，《素问·调经论》王冰注："巨刺者，刺经脉，左痛刺右，右痛刺左"，此泛指针灸治疗。靡差，不出现错误。使多病的人都得到教育，使针灸施治不发生错误。

⑬ 案说蠲疴，若对谈于涪水：案说，按照《铜人腧穴针灸图经》的论说。蠲疴，消除疾病。对谈于涪水，《后汉书·方术列传》："初，有老父不知何出，常渔钓于涪水，因号涪翁。乞食人间，见有疾者，时下针石，辄应时而效。"即按照《图经》的论述除治疾病，如同在涪水边向涪翁求教针术。

⑭ 披图洞视，如旧饮于上池：披，披阅。洞视，仔细诊察，指翻阅观看书中的图形洞察疾病。旧，久。饮于上池，就像扁鹊饮了上池之水，而能尽见体内疾病。

⑮ 保我黎蒸，介乎寿考：黎蒸，黎民百姓。蒸，众多。介，佐助，《诗经·七月》："以介眉寿。"郑笺："介，助也。"考，老。寿考，年高，长寿。保护我黎民百姓，佐助他们健康长寿。

⑯ 夏后叙六极以辨疾：夏后，指夏禹，《史记·夏本纪》："禹于是遂即天子位，南面朝六下，国号曰夏后，姓姒氏。"一说指虞舜，《文选》班固《典引》：

“陶唐舍胤而禅有虞，有虞亦名夏后。”六极，六种凶恶的事，《尚书·洪范》：“六极，一曰凶短折，二曰疾，三曰忧，四曰贫，五曰恶，六曰弱。”

⑰ 帝炎问百药以惠人：帝炎，即炎帝神农氏。惠人，给人类施以恩惠。

⑱ 固当让德今辰，归功圣域：固，必将。让，给予，赐予。德，福，利。圣人的境界，此指圣人的大业。颂扬宋仁宗的功德，必定赐福于当今时代，归功于圣人的大业之中。

⑲ 天圣四年：天圣，北宋仁宗皇帝的年号。天圣四年，即 1026 年。

⑳ 岁次析木：按岁星纪年法，正值岁星运行到析木。析木，十二星次之一。《尔雅·释天》：“析木，谓之津，箕斗之间，汉津也。”太岁纪年法中“太岁”在析木为“寅”年，天圣四年为“丙寅”年，故云“岁在析木”。

原书目录

翰林医官[1]朝散大夫[2]殿中省[3]尚药奉[4]御[5]骑都尉[6]赐紫金鱼袋[7]臣[8]王惟一[9]奉圣旨[10]编修

◎卷之一

大肠经诸穴之图(并相)

手阳明大肠经脉络

手阳明大肠经左右凡四十穴

肝经诸穴之图(并相)

足厥阴肝经脉络

足厥阴肝经左右凡二十六穴

胆经诸穴图(并相)

足少阳胆经脉络

足少阳胆经左右凡八十六穴

肾经诸穴图(并相)

足少阴肾经脉络

足少阴肾经左右凡五十四穴

以上诸部之穴,俱按图分左右[13],凡针穴之所,并逐穴有名。

◎卷之二

心经诸穴之图(并相)

手少阴心经脉络

手少阴心经左右凡一十八穴

心包经诸穴之图(并相)

手厥阴心包经脉络

手厥阴心包经左右凡一十八穴

膀胱经诸穴图(并相)

足太阳膀胱经脉络

足太阳膀胱经左右凡一百二十六穴

胃经诸穴图(并相)

足阳明胃经脉络

足阳明胃经左右凡九十穴

三焦经诸穴图(并相)

手少阳三焦经脉络

手少阳三焦经左右凡四十六穴

脾经诸穴之图(并相)

足太阴脾经脉络

足太阴脾经左右凡四十二穴

以上诸部灸针之穴,在身之上下左右[14],俱按图出相,并有名。

◎卷之三

黄帝问答论

黄帝内经针灸避忌之法

针灸避忌人神之轮图

太一日游之序

冬至叶蛰宫之图

立春天留宫之图

春分仓门宫之图

立夏阴浴宫[15]之图

夏至上天宫之图

立秋玄委宫之图

◎卷之四

第三行左右凡一十二穴

第四行左右凡一十二穴

侧腋部左右凡八穴

腹胁二部共八十七穴

腹部中行凡一十五穴

第二行分左右凡二十二穴

第三行分左右凡二十四穴

第四行分左右凡一十四穴

侧胁左右凡一十二穴

以上诸部之穴,或用灸并明壮数[16]于纸上,或针法俱依分寸具载,并按先贤秘诀用之,不可差殊。

◎卷之五

黄帝问十二经气血多少

傍通十二经络流注孔穴之图,并按四季五行所属之刺俱有呼吸法

手太阴肺经左右凡一十八穴

手少阴心经左右凡一十八穴

手太阳小肠经左右凡一十六穴

手厥阴心主脉分左右凡一十六穴

手少阳三焦经左右凡二十四穴

足厥阴肝经左右凡二十二穴

足少阳胆经左右凡二十八穴

足太阴脾经左右凡二十二穴

足阳明胃经左右凡三十穴

足少阴肾经左右凡二十穴

足太阳膀胱经左右凡三十六穴

以上皆下部之穴,并按五行所属,或用灸法并有壮数,或用针法有温有冷[17],呼吸皆有留数[18]。后习医者不可缪见,用依先贤之诀,庶不误人邪。

新刊补注铜人腧穴针灸图经目终

【校注】

① 翰林医官：宋代医官阶官名。宋置翰林医官院，掌以医药侍奉皇帝，治疗疾病。高宗绍兴时于原医官十四阶，续增八阶，“翰林医官”为第十五阶，以下为翰林医效、翰林医痊、翰林医愈、翰林医证、翰林医诊、翰林医候、翰林医学。

② 朝散大夫：古代文阶官名。隋朝始置朝散大夫，历代沿用而品级略有不同，宋时为从五品上，文官第十二阶。

③ 殿中省：官署名。掌皇帝生活诸事，所属有尚食局、尚药局、尚衣局、尚舍局、尚乘局、尚辇局六局。宋代虽沿袭设置而仅为寄禄官，六尚局职掌分由他署担任，如尚食归御厨、尚药归医官院等。

④ 尚药奉：即尚药局奉御。古代尚药局官设奉御、直长各二人掌和御药、诊视，侍御医四人掌供奉诊候，司医五人、医佐十人则掌分疗众疾。

⑤ 御：封建社会凡是与皇帝有关的事物，一般都加“御”字。

⑥ 骑都尉：官名。汉武帝始置，历代沿置，掌监羽林骑，相当于从五品。

⑦ 赐紫金鱼袋：鱼袋，是唐宋时期皇帝赐给官员所佩戴的证明身份之物。三品以上穿紫衣者赐金饰鱼袋，称为“金紫”；五品以上穿绯衣者赐银鱼袋，称为“银绯”。品级较低不能够穿紫衣服；佩金鱼袋的官员，皇帝若赐给紫金鱼袋，属特殊恩宠，一旦受赐十分荣耀，官衔中常带此名。

⑧ 臣：官吏、百姓对君主的自称。

⑨ 王惟一：又作王惟德，宋代著名针灸学家。宋天圣四年(1026年)，翰林医官王惟一奉诏，考气穴经络之会，辨针砭之法，总会诸说，订正讹误，编撰了《铜人腧穴针灸图经》，颁布天下。图中绘有“正背左右人形，并主治之术”，列明了针灸经脉及孔穴的部位，论述了主治病症及针灸方法。与此同时，王氏又主持创铸了两座针灸铜人模型。“分藏府十二经，旁注腧穴所会，刻题其名”，以供针灸教学和考试医师之用。王氏之针灸铜人及《铜人腧穴针灸图经》，是一大创举，对后世针灸学的发展，产生了深远的影响。

⑩ 圣旨：皇帝所下达的命令或发表的言论，是中国古代封建社会帝王权力的展示

和象征。

⑪ 凡三相：相，在书中皆为“图”。“手足经络脉之图像”一节中共附图三幅，故“凡三相”。

⑫ 并相：并，一起，一并。“肺经诸穴之图”一节中“一并附图”。卷一、卷二中其他十二经各节中皆有附图。

⑬ 俱按图分左右：卷一中所载手太阴肺经、手太阳小肠经、手阳明大肠经、足厥阴肝经、足少阳胆经、足少阴肾经六者皆属左右对称之脉，故“俱按图分左右”。

⑭ 在身之上下左右：卷二中所载手少阴心经、手厥阴心包经、足太阳膀胱经、足阳明胃经、手少阳三焦经、足太阴脾经也属左右对称之脉，但另载有督脉、任脉二者在目录中未见注明，属人体正中上下之脉，故“在身之上下左右”。

⑮ 阴浴宫：应为“阴洛宫”，此处疑为传抄错误。

⑯ 用灸并明壮数：壮数，施灸剂量，灸一个艾炷为一“壮”。凡载穴有用灸法者，皆注明施灸壮数，如三壮、五壮、七壮、二七壮、三七壮、七七壮、百壮或随年为壮等。

⑰ 针法有温有冷：温，指针刺温补之法。冷，指针刺凉泻之法。凡载穴有用针刺补泻法者，皆注明补泻。如先补不泻、得气即泻、不宜补之等。

⑱ 呼吸皆有留数：留针时间以呼吸次数而定，凡载穴有留针时间者，皆注明呼吸次数。如留三呼、留七呼、留十呼或泻三吸、泻五吸等。

校注目录

卷一

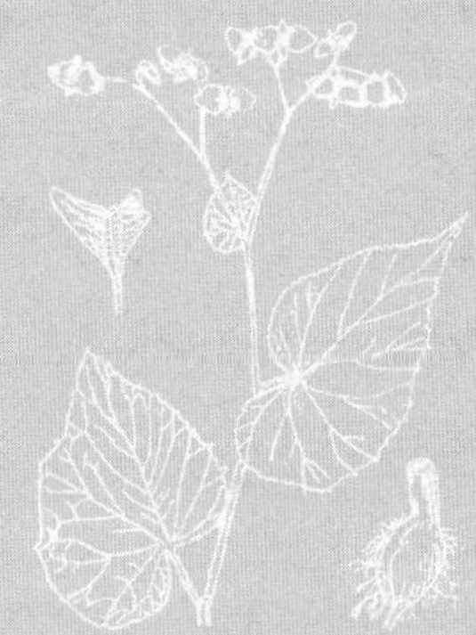

《黄帝内经》：凡人两手足各有三阴三阳[①]脉，以合为十二经脉也。手之三阴，从脏走至手[②]；手之三阳，从手走至头[③]；足之三阳，从头下走至足[④]；足之三阴，从足上走入腹[⑤]。络脉[⑥]传注，周流不息。故经脉者，行血气，通阴阳，以荣[⑦]于身者也。其始从中焦注手太阴阳明[⑧]，阳明注足阳明太阴[⑨]，太阴注手少阴太阳[⑩]，太阳注足太阳少阴[⑪]，少阴注手心主少阳[⑫]，少阳注足少阳厥阴[⑬]，厥阴复还注手太阴[⑭]。其气常以平旦[⑮]为纪，以漏水下百刻[⑯]，昼夜行流，与天同度[⑰]，终而复始也。

【校注】

① 三阴三阳："三阴"指太阴、少阴、厥阴，"三阳"指阳明、太阳、少阳。人体十二经脉分为手足三阴三阳，手三阴经分别是手太阴肺经、手厥阴心包经、手少阴心经；手三阳经分别是手阳明大肠经、手少阳三焦经、手太阳小肠经；足三阴经分别是足太阴脾经、足厥阴肝经、足少阴肾经；足三阳经分别是足阳明胃经、足少阳胆经、足太阳膀胱经。

② 手之三阴，从脏走至手：《灵枢·逆顺肥瘦》篇："手之三阴从藏走手。"手太阴肺、手厥阴心包、手少阴心三条经脉，均从胸腔内脏发起，走向上肢手端。

③ 手之三阳，从手走至头：《灵枢·逆顺肥瘦》篇："手之三阳从手走头。"手阳明大肠、手少阳三焦、手太阳小肠三条经脉，均从上肢手端发起，走向头面部位。

④ 足之三阳，从头下走至足：《灵枢·逆顺肥瘦》篇："足之三阳从头走足。"足阳明胃、足少阳胆、足太阳膀胱三条经脉，均从头面部位发起，走向下肢足端。

⑤ 足之三阴，从足上走入腹：《灵枢·逆顺肥瘦》篇："足之三阴从足走腹。"足

太阴脾、足厥阴肝、足少阴肾三条经脉，均从下肢足端发起，走向腹胸部位。

⑥ 络脉：据文意疑作“经脉”。经脉运行气血，具有传注、周流功能。

⑦ 荣：通“营”，营养。

⑧ 中焦注手太阴阳明：中焦，横膈与肚脐之间的部位，指胃脘部。《类经》十二经脉注“中焦当胃中脘，在脐上四寸之分”。十二经脉始于中焦，受承中焦所化生的气血。十二经脉气血循环传注必先从手太阴肺开始。手太阴肺经在上肢末端通过阴阳表里关系传注于手阳明大肠经。

⑨ 阳明注足阳明太阴：按经脉流注顺序，手阳明大肠经在头面部通过同名阳经的交接传注于足阳明胃经，足阳明胃经在下肢末端通过阴阳表里关系传注于足太阴脾经。

⑩ 太阴注手少阴太阳：按经脉流注顺序，足太阴脾经在胸腹通过内部支脉的衔接传注于手少阴心经，手少阴心经在上肢末端通过阴阳表里关系传注于手太阳小肠经。

⑪ 太阳注足太阳少阴：按经脉流注顺序，手太阳小肠经在头面部通过同名阳经的交接传注于足太阳膀胱经，足太阳膀胱经在下肢末端通过阴阳表里关系传注于足少阴肾经。

⑫ 少阴注手心主少阳：手心主，指手厥阴心包经。按经脉流注顺序，足少阴肾经在胸腹通过内部支脉的衔接传注于手厥阴心包经，手厥阴心包经在上肢末端通过阴阳表里关系传注于手少阳三焦经。

⑬ 少阳注足少阳厥阴：按经脉流注顺序，手少阳三焦经在头面部通过同名阳经的交接传注于足少阳胆经，足少阳胆经在下肢末端通过阴阳表里关系传注于足厥阴肝经。

⑭ 厥阴复还注手太阴：复，又。足厥阴肝经为十二经脉最后一经，经脉流注一周后，足厥阴肝经在胸腹通过内部支脉的衔接又传注于手太阴肺经，继续一经接一经地运行，周而复始，循环不息。

⑮ 平旦：古代十二时之一。古时将一昼夜分为十二个时段，分别是夜半、鸡鸣、平旦、日出、食时、隅中、日中、日昳、哺时、日入、黄昏、人定。后来以十二地支子、丑、寅、卯、辰、巳、午、未、申、酉、戌、亥纪时。平旦（凌晨

3~5 时）即为“寅”时，此为阴阳交会之时，故候气以此时为准。

⑯ 漏水下百刻：“漏”是漏水的壶，借助水漏出的多少来计量时间的流逝，是守时设备。“刻”，是带有刻度的标尺，用来标明漏水所反映的具体时间，是报时设备。漏刻是我国最古老的测时设备，漏水下百刻即一昼夜十二个时辰的时间，相当于现在的二十四小时。

⑰ 度：通“渡”，渡过，越过。

黄帝问曰：余闻气穴①三百六十五，以应一岁，未知其所，愿卒②闻之。岐伯稽首再拜③，对曰：窘④乎哉问也！其⑤非圣帝，孰能穷⑥其道焉？因请益⑦意尽言其处。雷公问曰：禁服之言，凡刺之理，经脉为始，愿闻经脉之始生。帝答曰：经脉者，所以决死生⑧，处百病⑨，调虚实⑩，不可不通矣。

【校注】

① 气穴：即孔穴，腧穴。

② 卒：详尽，全部。

③ 稽（qǐ 起）首再拜：古时礼节，跪下，拱手至地，头也至地。再，二次，即拜了又拜。

④ 窘：困惑，困穷。张景岳：“窘，穷也。”

⑤ 其：岂。

⑥ 穷：穷尽，完结。

⑦ 益：渐渐。

⑧ 决死生：决，决断，决定。经脉具有诊别疾病，决断死生的作用。

⑨ 处百病：处，处治，治理。经脉具有治理百病，除病愈疾的作用。

⑩ 调虚实：调，调和，调节。经脉具有调理虚实，调和阴阳的作用。

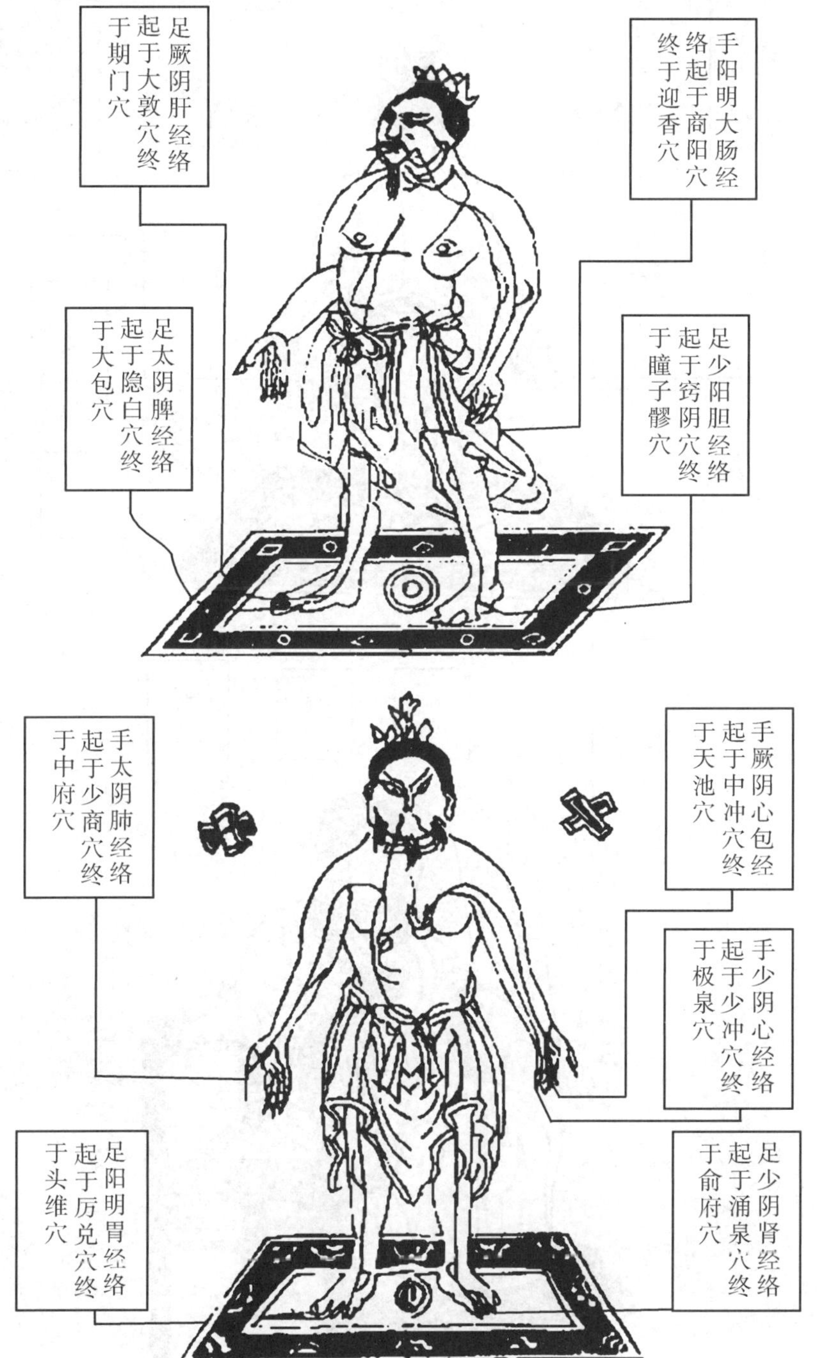
足厥阴肝经络起于大敦穴终于期门穴
手阳明大肠经络起于商阳穴终于迎香穴
足太阴脾经络起于隐白穴终于大包穴
足少阳胆经络起于窍阴穴终于瞳子髎穴
手太阴肺经络起于少商穴终于中府穴
手厥阴心包经起于中冲穴终于天池穴
手少阴心经络起于少冲穴终于极泉穴
足阳明胃经络起于厉兑穴终于头维穴
足少阴肾经络起于涌泉穴终于俞府穴

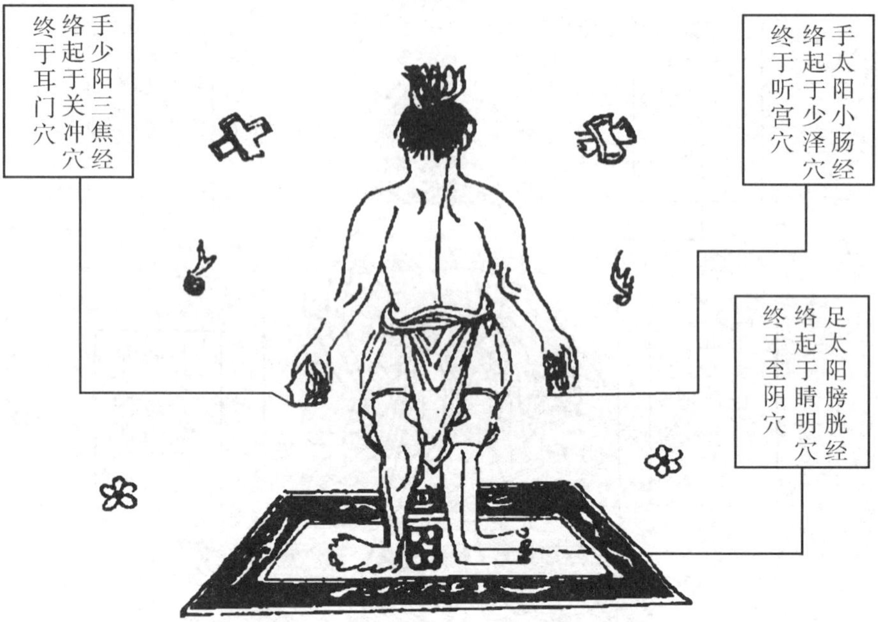

手少阳三焦经
络起于关冲穴
终于耳门穴

手太阳小肠经
络起于少泽穴
终于听宫穴

足太阳膀胱经
络起于睛明穴
终于至阴穴

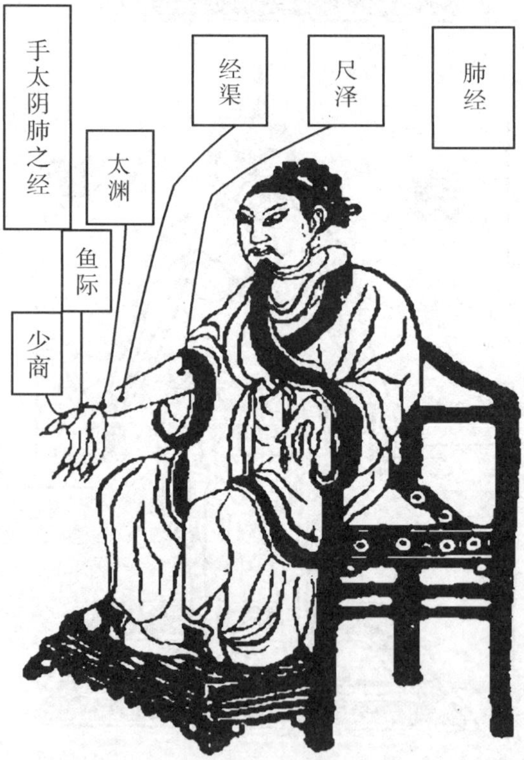

肺经

尺泽

经渠

太渊

手太阴肺之经

鱼际

少商

手太阴肺之经[1]

手太阴之脉，起于中焦[2]（中焦者，在胃中脘，主腐熟水谷，水谷精微上注于肺，肺行荣卫。故十二经脉自此为始，所以手太阴之脉，起于中焦。又高承德云：中焦，乃脐中也），下络大肠[3]（大肠为肺之雄[4]，故肺脉络大肠）。还循[5]胃口[6]（胃口，谓胃之上口，贲门之位也），上膈[7]，属肺[8]（手太阴为肺之经，故其脉上膈属于肺）。从肺系横出腋下[9]（腋谓肩之里也），下循臑内[10]（臑，谓肩肘之间也），行少阴、心主之前[11]（少阴在后，心主处中，而太阴行其前也），下肘中（尺泽穴分也）。循臂内[12]上骨下廉[13]（上骨为臂之上骨也，下廉为上骨之下廉也），入寸口[14]（经渠穴在此寸口中），上鱼（鱼为手大指之后也，以其处如鱼之形，故曰鱼），循鱼际[15]（鱼际谓手鱼之际，有穴居此，故名曰鱼际也），出[16]大指之端（少商穴分也）。其支[17]者（针经曰：支而横者为络，此手太阴之络，别走阳明者也，穴名列缺），从腕后直出次指[18]内廉，出其端（手太阴自此交入手阳明）。

【校注】

① 手太阴肺之经：十二经脉之第一经。手太阴肺经基本走向是“从胸走手”，在体内联系肺、胃、大肠、气管、喉咙等脏腑和器官，在体外分布于胸壁外上方、上肢内侧前缘。

② 起于中焦：起，经脉循行的起始。

③ 下络大肠："络"，联络，特指互为表里的脏腑之间的联络。大肠与肺相表里，位居下焦，经脉起始于中焦之后，向下联络大肠。

④ 大肠为肺之雄：肺与大肠相表里，肺属阴经而为雌，大肠属阳经而为雄，故大肠为肺之雄。

⑤ 还循：回复，指经脉的循行去而复返，指肺的经脉下络大肠之后，回转向上。"循"，《十四经发挥》注："循，巡也。"

⑥ 胃口：胃上口。胃有上下两口，其上口为"贲门"，下口为"幽门"。按《十四经发挥》注："胃上口，在脐上五寸上脘穴。"

⑦ 膈：横膈，今称横膈膜。《十四经发挥》："膈，隔也，凡人心下有膈膜与脊胁周回相著，所以遮隔浊气，不使上熏于心肺也。"经脉由胸入腹或由腹入胸必须向上贯穿横膈，在十二正经中除足太阳经之外全部贯穿横膈。

⑧ 属肺：属，统属，隶属，经脉凡通于本脏腑皆称为"属"，手太阴经脉统属肺脏。

⑨ 从肺系横出腋下：肺系，肺与气管、喉咙、鼻道等所构成的呼吸系统，统称"肺系"，此处是指相连于肺的气管、喉咙。横，经脉的左右走行，与躯干的上下班纵轴相交叉。出，由深入浅，即由体腔内走出体表，手太阴肺经由腋下开始，浅行于体表之外。

⑩ 臑（nào 闹）内：即上臂部，自肩至肘的部分，亦称"肱都"。臑内，上臂内侧。

⑪ 行少阴、心主之前：《类经》十二经脉注："手之三阴，太阴在前，厥阴在中，少阴在后也。"前，人体正面直立垂手，掌心向内，以拇指向前为准。

⑫ 臂内：指前臂部，即肘以下与腕以上之间的部位。臂内，前臂内侧。

⑬ 上骨下廉：桡骨下缘。人体向上伸举手臂或仰卧时，拇指向上，前臂两骨分称上骨、下骨，上骨即桡骨，下骨即尺骨。

⑭ 入寸口：入，由浅部走向深部，即脉气深入。寸口，腕后桡动脉搏动的部位，张介宾曰："脉出太渊，其长一寸九分，故名寸口。"也称脉口、气口。

⑮ 上鱼，循鱼际：鱼，亦称手鱼，手掌内拇指的指掌关节之后有肌肉隆起，状如

鱼腹，称之为鱼。滑伯仁曰："掌骨之前，大指本节之后，其肥肉隆起处，统谓之鱼。"鱼际，手大鱼外侧手掌与手背的交界处，形成赤色与白色的皮肤相接，亦名"赤白肉际，即为鱼际"。

⑯ 出：到达。

⑰ 支：分支，即从主干中分出的支脉。张介宾曰："支者，如木之有枝，此似正经之处而复有旁通之路也。"

⑱ 次指：大指一侧的次指，即食指。

是动则病[1]（手大阴常多气少血，今气先病，是谓是动。《难经》曰：是动者，气也，此之谓乎），肺胀满，膨膨[2]而喘咳（膨膨谓气不宣畅也），缺盆[3]中痛（缺盆，穴名，在肩下横骨陷中。言其处如缺豁之盆，故名曰缺盆），甚则交两手而瞀[4]（《太素》注云：瞀，低目也），是谓臂厥[5]（肘前曰臂，气逆曰厥）。主肺所生病[6]者（邪在气留而不去，则传之于血也。血既病矣，是气之所生，故云所生病也。《难经》曰：所生病者，血也，斯之谓乎），咳嗽上气，喘喝[7]，烦心，胸满，臑臂内前廉痛，掌中热[8]。气盛有余则肩背痛风，汗出中风，小便数而欠[9]（数，频也；欠，少也。言小便频而少也）。气虚则肩背痛寒，少气不足以息，溺色变，卒遗失无度[10]。盛者寸口大三倍于人迎[11]，虚者则寸口反小于人迎也（寸口、人迎，诸书不同。有言寸口人迎者，有言脉口人迎者，有言气口[12]人迎者。然则气口、脉口，与寸口异也？同乎？按《五脏别论》注云：寸口可以候气之盛衰，故云气口；可以切脉之动静，故云脉口。由是则脉口、气口皆寸口也，观丁德用二难图可知矣。气口、人迎在颈，而法取于手也。在手关前一分，人迎之位也。右手关前一分，气口之位也。候气口以知阴，候人迎以知阳。知阳知阴，而盛躁明矣，明盛躁而死生定矣。扁鹊所谓经脉十二，络脉十二，皆因其原如环之无端，转相激灌，朝于寸口人迎，以处百病而决死生也者，正谓兹[13]矣。人迎主外，寸口主中，两者相应俱往俱来。若引绳小大齐等，命之曰平；若其不一，谓之有病。《素问》云：人迎盛病在三阳，寸口盛病在三阴。若细而言之，则人迎一盛病在足少阳，一盛而躁在手少阳；人迎二盛病在足太阳，二盛而躁在手太阳；人迎三盛病在足阳明，三盛而躁在手阳明。人迎四盛已上[14]，谓之格阳。寸口一盛病在足厥阴，一盛而躁在手心主；寸口二盛病在足少阴，二盛而躁在手少阴；寸口三盛病在足太阴，三盛而躁在手太阴。寸口四盛已上。谓之关阴。若寸口人迎俱盛四倍已上，谓之关格。关格者，不得尽其命而死矣。是以人迎三盛[15]泻足少阳、补足厥阴，二泻一补，日一取之，躁取之手[16]；人迎二盛泻足太阳、补足少阴，二泻一补，二日一取之，躁取之手；人迎三盛泻足阳明、补足太阴，二泻一补，日二取之，躁取之手。寸口一盛泻足厥阴、补足少阳，二补一泻，日一取之，躁取之手；寸口二盛泻足少阴、补足太阳，二补一泻，二日一取之，躁取之手；寸口三盛泻足太阴、补足阳明，二补一泻，日二取之，躁取之手。寸口、人迎，皆必切而验之，气和乃止。今《脉经》言盛者寸口大一倍于人迎，则是寸口三盛而躁，泻手太阴、补手阳明，一补二泻，日二取之者是也。虚者寸口反小于人迎，则是人迎三盛而躁，泻手阳明、补手太阴，二泻一补，日二取之者是也，余同此例。又《阴阳别论》注云：胃脘之阳者，谓人迎之气也，察其气脉动静大小，与脉口应否也。胃为水谷之海，故候其气而知病处。人迎在结喉两旁一寸五分，脉动应手，其脉之动，常左小而右大。左小常以候脏，右大常以候腑，气口在手鱼际之后一寸，皆可以候脏腑之气）。

【校注】

① 是动则病：经脉本身发生病变而出现的病症。

② 膨膨：气不宣畅而胀大的意思。

③ 缺盆：颈下之两侧、锁骨之上形成凹陷，状若不整之盆，亦如无盖之盆，故名缺盆，即现代的锁骨上窝部位。

④ 瞀（mào 冒）：指视物不清或心中烦乱的症状。

⑤ 臂厥：手太阴经经气逆乱而致的厥证。

⑥ 主肺所生病：肺脏发生病变而出现的病症。

⑦ 喘喝：气喘有声。《素问·生气通天论》："因于暑汗，烦则喘喝，静则多言。"王冰注："喝，谓大呵出声也。"

⑧ 掌中热：两手掌有发热感，即手心热。

⑨ 小便数而欠：小便次数多而尿量少。

⑩ 卒遗失无度：卒，猝然，突然。失，通"矢"，遗失无度即泄泻无度。

⑪ 人迎：古代切脉部位，亦称"人迎脉"，现认为是喉结两旁颈动脉搏动处。

⑫ 气口：《类经》："气口之义，其名有三：手太阴肺经脉也，肺主诸气，气之盛衰见于此，故曰气口；肺朝百脉，脉之大会聚于此，故曰脉口；脉出太渊，其长一寸九分，故曰寸口。是名虽三而实则一耳。"

⑬ 兹：指示代词，"此"的意思。

⑭ 已上：以上。

⑮ 人迎三盛：根据前后文意，此处应为"人迎一盛"。

⑯ 躁取之手：盛而躁者，取之于相应的手经。

手太阴肺经左右二十二穴[①]

少商[②]二穴（在手大指端内侧，去[③]爪甲角[④]，如韭叶[⑤]）。

鱼际[6]二穴（在手大指本节[7]后内侧散脉中）。

太渊[8]二穴（在掌后陷中）。

经渠[9]二穴（在寸口脉中）。

列缺[10]二穴（在腕后一寸五分）。

孔最[11]二穴（去腕上七寸）。

尺泽[12]二穴（在肘约文[13]中）。

侠白[14]二穴（在天府下，去肘上五寸）。

天府[15]二穴（在腋下三寸，臂内廉动脉中）。

云门[16]二穴（在巨骨下挟气户傍二寸陷中，动脉应手，举臂取之）。

中府[17]二穴（在云门下一寸，乳上三肋间，动脉应手）。

【校注】

① 手太阴肺经左右二十二穴：手太阴肺经共有经穴 11 个，左右两侧共有经穴 22 个，与现代经穴数目相同。

② 少商：手太阴肺经“井”穴。在手拇指末节桡侧，距指甲角 0.1 寸。

③ 去：距离。

④ 爪甲角：“爪甲”即指甲，其根部呈方形，两侧呈角状名“爪甲角”。

⑤ 如韭叶：穴位离爪甲角如一韭叶宽的距离，约 1 分许。

⑥ 鱼际：手太阴肺经“荥”穴。在手拇指第 1 掌指关节后凹陷处，约当第 1 掌骨中点桡侧，赤白肉际处。

⑦ 本节：即掌指关节或跖趾关节的圆形突起。其前方称“本节前”，后方称“本节后”。

⑧ 太渊：手太阴肺经“输”穴、“原”穴，八会穴之“脉会”。在腕掌侧横纹桡侧，桡动脉搏动处。

⑨ 经渠：手太阴肺经“经”穴。在前臂掌面桡侧，桡骨茎突与桡动脉之间凹陷

处，腕横纹上 1 寸。

⑩ 列缺：手太阴肺经“络”穴，八脉交会穴通于“任脉”。在前臂桡侧缘，桡骨茎突上方，腕横纹上 1.5 寸，当肱桡肌与拇长展肌腱之间。

⑪ 孔最：手太阴肺经“郄”穴。在前臂掌面桡侧，当尺泽与太渊连线上，腕横纹上 7 寸处。

⑫ 尺泽：手太阴肺经“合”穴。在肘横纹中，肱二头肌腱桡侧凹陷处。

⑬ 肘约文：即肘横纹，指肘关节弯曲时内侧皮肤皱起的横向纹理。

⑭ 侠白：手太阴肺经穴。在臂内侧面，肱二头肌桡侧缘，腋前纹头下 4 寸，或肘横纹上 5 寸处。

⑮ 天府：手太阴肺经穴。在臂内侧面，肱二头肌桡侧缘，腋前纹头下 3 寸处。

⑯ 云门：手太阴肺经穴。在胸外侧部，肩胛骨喙突上方，锁骨下窝凹陷处，距前正中线 6 寸。

⑰ 中府：手太阴肺经穴。肺脏募穴，手、足太阴经交会穴，在胸外侧上部，云门下 1 寸，平第一肋间隙处，距前正中线 6 寸。

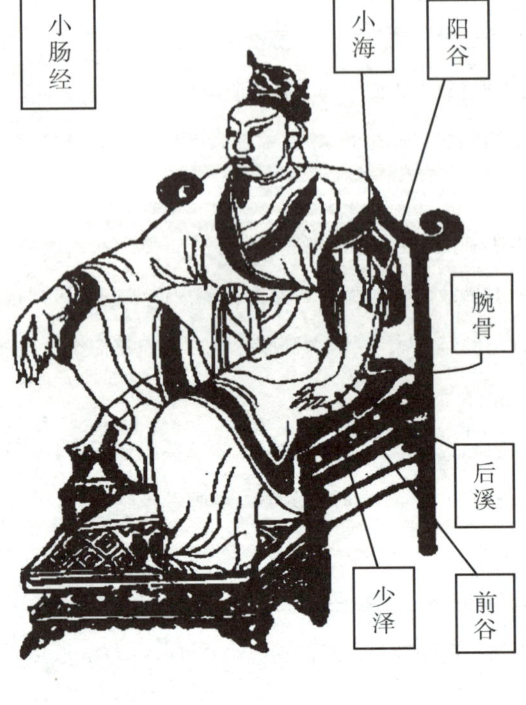

手太阳小肠经[①]

手太阳之脉，起于小指之端（小指之端，少泽所居），循手外侧[②]（手外侧本节之前，前谷穴也；本节之后，后溪穴也），上腕（腕前腕骨，腕中阳谷），出踝[③]中，直上循臂骨下廉[④]，出肘内侧两骨[⑤]之间（肘内两骨间，小海穴在焉）。上循臑外后廉，出肩解[⑥]，绕肩胛[⑦]，交肩上[⑧]，入缺盆，向腋[⑨]络心（心为小肠之雌[⑩]，故小肠脉络于心），循咽[⑪]，下膈，抵胃，属小肠（手太阳为小肠之经，故其脉属小肠）。其支者，从缺盆贯颈，上颊[⑫]，至目锐眦[⑬]（《针经》曰：目眦外决于面者，为锐眦），却入耳中[⑭]。

其支者，别颊上䪼[15]，抵鼻，至目内眦[16]（手太阳自此交入足太阳[17]），斜络于颧[18]（颧，谓颊骨也）。

【校注】

① 手太阳小肠经：十二经脉之第六经。手太阳小肠经基本走向是“从手走头”，在体内联系小肠、心、胃、眼、鼻等脏腑和器官，在体外分布于上肢内侧后缘、肩胛、面颧部。

② 手外侧：手掌尺侧缘。

③ 踝：通“髁”，圆形的骨隆起，此指手腕后方小指侧的高耸之骨，因突起之状及所在部位与足之内、外踝相似，故将“踝”字用在此处而称手踝骨，俗称“手踝子骨”，即现代尺骨茎突。

④ 臂骨下廉：“臂骨”，又称小膀骨，即桡、尺骨的统称。《医宗金鉴·刺灸心法要诀》：“肘下之骨曰臂骨。”此“臂骨”仅指前臂部的“尺骨”，“臂骨下廉”即尺骨下缘。

⑤ 两骨：指尺骨鹰嘴和肱骨内上髁。按《灵枢·经脉》谓“肘内侧两筋之间”，即在肘关节内侧之后上方，屈肘时可扪得劲起之筋，分别为“肱二头肌远侧端肌腱”和“肱三头肌远侧端内侧缘”。但根据经脉循行此处“两筋”应为“两骨”，当指“尺骨鹰嘴”和“肱骨内上髁”，为本经小海穴所在处。

⑥ 肩解：肩后骨缝。在肩膊外上方，肩关节下肩胛冈所连接处的骨缝。《太素》卷八首篇注：“肩臂二骨相接之处，名为肩解。”

⑦ 绕肩胛：肩胛，背侧连接肩部的板状骨，即肩胛骨。手太阳经在肩后骨缝上行，曲折盘绕行于肩胛，肩部分布有肩贞、臑俞、天宗、秉风、曲垣、肩外俞、肩中俞 7 穴，如北斗七星之状排列。

⑧ 交肩上：指左右经脉交合于两肩之上，会于督脉之大椎穴。

⑨ 腋：在此处为“腔”，指胸腔。

⑩ 心为小肠之雌：心与小肠相表里，心属阴经而为雌，小肠属阳经而为雄，故心

为小肠之雌。

⑪ 咽：食道。张景岳："咽以咽物，居喉之后。"在喉咙的后面，是水谷入胃所经过的通道，属于胃系，古称"胃管"。《重楼玉钥》："咽者，燕也。主通利水谷，为胃之系，乃胃气之通道也。"

⑫ 颊：面旁为颊，在耳前下方颧骨弓的下部，因其能挟饮食而名。

⑬ 目锐眦：眼裂的两端，即上下眼睑的连接处，分"内眦"与"外眦"。《太素》卷八首篇注："目眦有三，目之内角为内眦，外角为兑眦，崖上为上眦。"目锐眦即外眼角，又名目外眦，是上下眼睑在颞侧的连接处，因其形较内眼角锐细而小，故称"锐眦"，也叫小眦、小角。

⑭ 却入耳中：却，退转而行。手太阳经脉到达外眼角后，退行转入耳中。

⑮ 𩑳（zhuō　拙）：眼眶的下方，包括颧骨内连及上牙床部位。

⑯ 目内眦：即内眼角，上下眼睑在鼻侧的连接处。其形较外眼角大，也称大眦、大角。

⑰ 手太阳自此交入足太阳：手太阳小肠经终止于内眼角，在睛明穴处交于足太阳膀胱经。

⑱ 斜络于颧：颧，颜面隆起的部分，即颧骨。"斜络于颧"一句在《灵枢·经脉》本无，系《针灸甲乙经》后来增补，根据本经在面颧部"和髎"穴处与手少阳经的交会关系，认定经脉到达内眦角后再斜行络于颧骨部位。

是动则病（手太阳常多血少气，今气先病，是谓是动也），嗌[1]痛颔[2]肿（颔谓颊下也），不可回顾[3]，肩似拔，臑似折。是主液[4]所生病者（血受病于气之所生，故云所生病也。手太阳常血多气少，乃人之常数也，亦有异于常者。《灵枢经》曰：手太阳之上，血气盛则多须，面多肉，以平血气皆少，则面瘦恶色。手太阳之下，血气盛则掌中肉充满，血气皆少，则掌瘦以寒。由此则手太阳血气多少，可得而知也），耳聋，目黄，颊颔肿，颈肩臑肘臂外后廉痛。盛者人迎再倍于寸口，虚者人迎反小于寸口也。

【校注】

① 嗌（yì 益）：指食管上口（咽腔）。《素问·阴阳应象大论》中说："地气通于嗌。"《灵枢·刺节真邪论》："唇舌枯槁，腊干嗌燥。"《素问·血气形态篇》："形苦志善，病生咽嗌。"古时常咽、嗌并称，多作"咽嗌"或"咽噫"。现一般将"咽"指口鼻之后、食道以上的空腔处，"嗌"指食道的上口。

② 颔（hàn 汉）：下巴颏。《医宗金鉴》："颏下结喉上两侧肉之软处。"

③ 回顾：回头看。

④ 颊：按《灵枢·经脉》，此处"颊"应为"液"。《类经·十二经病》注："小肠主泌别清浊，病则水谷不分，而流衍无制，是主液所生病也。"

手太阳小肠经左右凡三十八穴[①]

少泽[②]二穴（一名少吉，在小指之端，去爪甲下一分）。

前谷[③]二穴（在手小指外侧，本节前陷中）。

后溪[④]二穴（在手小指外侧，本节后陷中）。

腕骨[⑤]二穴（在手外侧，腕前起骨下陷中）。

阳谷[⑥]二穴（在手外侧，腕中兑骨[⑦]下陷中）。

养老[⑧]二穴（在踝骨上一空[⑨]，腕在后一寸陷中）。

支正[⑩]二穴（在腕后五寸，别走少阴）。

小海[⑪]二穴（在肘内大骨外，去肘端五分陷中）。

【校注】

① 手太阳小肠经左右凡三十八穴：手太阳小肠经共有经穴 19 个，左右两侧共有经穴 38 个，与现代经穴数目相同。

② 少泽：手太阳小肠经“井”穴。在小指末节尺侧，距指甲角 0.1 寸。

③ 前谷：手太阳小肠经“荥”穴。在手掌尺侧，微握拳，当小指本节（第五指掌关节）前的掌指横纹头赤白肉际。

④ 后溪：手太阳小肠经“输”穴，八脉交会穴通于“督脉”。在手掌尺侧，微握拳，当小指本节（第五指掌关节）后的远侧掌横纹头赤白肉际。

⑤ 腕骨：手太阳小肠经“原”穴。在手掌尺侧，当第五掌骨基底与钩骨之间的凹陷赤白肉际处。

⑥ 阳谷：手太阳小肠经“经”穴。在手腕尺侧，当尺骨茎突与三角骨之间的凹陷处。

⑦ 兑骨：亦称“锐骨”，指手腕背部小指一侧的骨性隆起，今称尺骨茎突。

⑧ 养老：手太阳小肠经“郄”穴。在前臂背面尺侧，当尺骨小头近端桡侧凹缘中。

⑨ 踝骨上一空：“踝骨”即手踝骨，俗称“手踝子骨”，指尺骨茎突。空，孔。

⑩ 支正：手太阳小肠经“络”穴。在前臂背面尺侧，当阳谷与小海的连线上，腕背横纹上 5 寸。

⑪ 小海：手太阳小肠经“合”穴。在肘内侧，当尺骨鹰嘴与肱骨内上髁之间凹陷处。

肩贞[①]二穴（在肩曲胛下，两骨解间）。

臑俞[②]二穴（在挟肩髎后大骨下，胛上廉陷中）。

天宗[③]二穴（在秉风后，大骨下陷中）。

秉风[④]二穴（在天髎外，肩上小髃[⑤]后，举臂有空）。

曲垣[⑥]二穴（在肩中央，曲胛陷中）。

肩外腧[⑦]二穴（在肩胛上廉，去脊三寸）。

肩中腧[⑧]二穴（在肩胛内廉，去脊二寸）。

天容[⑨]二穴（在耳下曲颊[⑩]后）。

天窗[⑪]二穴（一名窗笼，在颊大筋前，曲颊下，扶突后，动脉陷中）。

颧髎[⑫]二穴（在面頄骨[⑬]下廉）。

听宫[⑭]二穴（在耳中珠子大如小豆是）。

【校注】

① 肩贞：手太阳小肠经穴。在肩关节后下方，臂内收时，腋后纹头上1寸。

② 臑俞：手太阳小肠经穴，手足太阳、阳维脉、阳跷脉交会穴。在肩部，当腋后纹头直上，肩胛冈下缘凹陷中。

③ 天宗：手太阳小肠经穴。在肩胛部，当冈下窝中央凹陷处，与第四胸椎相平。

④ 秉风：手太阳小肠经穴，手三阳、足少阳经交会穴。在肩胛部，冈上窝中央，天宗直上，举臂有凹陷处。

⑤ 髃：肩端之骨为“髃骨”。

⑥ 曲垣：手太阳小肠经穴。在肩胛部，冈上窝内侧端，当臑俞与第二胸椎棘突连线的中点处。

⑦ 肩外腧：手太阳小肠经穴。在背部，当第一胸椎棘突下，旁开3寸。

⑧ 肩中腧：手太阳小肠经穴。在背部，当第七颈椎棘突下，旁开2寸。

⑨ 天容：手太阳小肠经穴。在颈外侧部，当下颌角的后方，胸锁乳突肌的前缘凹陷中。

⑩ 耳下曲颊：即下颌骨角。

⑪ 天窗：手太阳小肠经穴。在颈外侧部，胸锁乳突肌的后缘，扶突后，与喉结相平。

⑫ 颧髎：手太阳小肠经穴，手少阳、太阳经交会穴。在面部，当目外眦直下，颧骨下缘凹陷处。

⑬ 頄（qiú 求）骨：眼下颧骨部位。张景岳注："目下曰頄，即颧也。"

⑭ 听宫：手太阳小肠经穴，手少阳、足少阳、手太阳经交会穴。在面部，耳屏前，下颌骨髁状突的后方，张口时呈凹陷处。

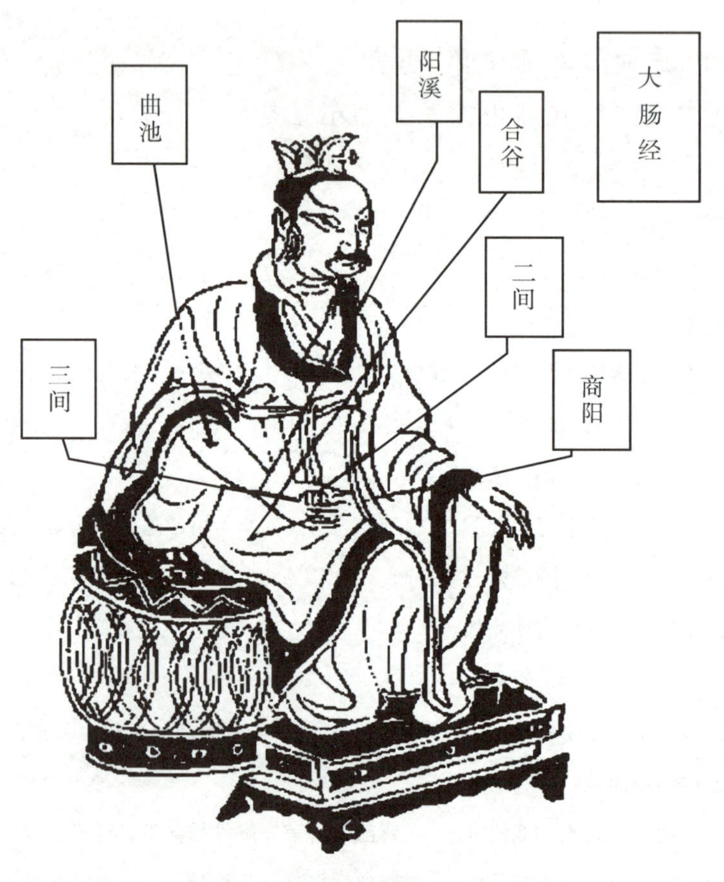

手阳明大肠经[1]

手阳明之脉，起于大指次指[2]之端内侧[3]（次指之端，商阳穴在焉)，循指上廉，出合谷两骨[④]之间（合谷，穴名也，在此两骨之间），上入两筋[⑤]之中（阳溪穴居也），循臂上廉（臂之上廉，偏历之分，手阳明之终也），入肘外廉（曲池穴分也），上循臑外前廉，上肩，出髃骨[⑥]之前廉（髃骨，谓肩髃之骨也，故肩髃穴在此髃骨之端，故亦名髃骨），上出柱骨之会上[⑦]（《气府论》注云：柱骨之会，乃天鼎穴也，在颈缺盆上，直扶突、气舍后，同身寸之半寸是也），下入缺盆，络肺（肺为大肠之雌[⑧]，故大肠脉络于肺），下膈，属大肠（手阳明为太阳之经，故其脉属大肠）。其支者，从缺盆上颈[⑨]（结喉之后曰颈，颈后曰项），贯颊（颊，谓面傍也），入下齿[⑩]中，还出挟口[⑪]，交人中（人中，一名水沟，在鼻柱之下），左之右，右之左[⑫]，上挟鼻孔（手阳明自此交入足阳明）。

【校注】

① 手阳明大肠经：十二经脉之第二经。手阳明大肠经基本走向是“从手走头”，在体内联系大肠、肺、口齿、鼻等脏腑和器官，在体外分布于上肢外侧前缘、肩部、头面。原书中无“手阳明大肠经”标题，现据全书体例增补。

② 大指次指：即大指一侧的次指，现称食指、示指、盐指。古人将五指分别称为大指（拇指）、大指次指（食指）、中指（将指）、小指次指（无名指、将指）和小指。

③ 内侧：《灵枢·经脉》《针灸大成》均无“内侧”二字，疑为衍文。

④ 合谷两骨：合谷，指穴位名称。两骨，即第一、第二掌骨。合谷位于手背第一、第二掌骨之间，两骨连接而又分叉，俗称“虎口”。

⑤ 两筋：拇指上翘时腕部桡侧两根劲起之筋，即拇长伸肌腱与拇短伸肌腱。

⑥ 髃骨：此指肩峰部，相当于肩峰与肱骨大结节之间的部位。

⑦ 柱骨之会上：柱骨，又名天柱骨，即天椎之上接颅骨之下擎头之脊柱骨，今称

颈椎。会上，指诸阳经所会之处，即大椎穴，位于第七颈椎棘突之下，此椎骨最高。为手阳六阳经聚会之所。张介宾曰："肩背之上，颈项之根为天柱骨，六阳经皆会于督脉之大椎，是为会上。"

⑧ 肺为大肠之雌：肺与大肠相表里，肺属阴经而为雌，大肠属阳经而为雄，故肺为大肠之雌。

⑨ 颈：古代将脖子的前面、侧面称为"颈"，后面称为"项"。凡由手走头的"手三阳经"和由头走足的"足三阳经"，皆从颈项而过。

⑩ 齿：古时将口内前边小牙称为"齿"，后面大者称为"牙"，现牙齿不分。

⑪ 还出挟口：还，退转出来。挟，并行于两侧。

⑫ 左之右，右之左：之，到。左侧经脉交叉到右侧，右侧经脉交叉到左侧。

是动则病（手阳明常多气少血[①]，今气先病，是谓是动也），齿痛頔肿（頔，谓准之秀骨也）。是主津所生病[②]者（血受病于气，是气之所生，故云所生病也。手阳明血气常多，乃人之常数也，亦有异于常者。《灵枢经》曰：手阳明之上，血气盛则髭[③]美，血少气多则髭恶，血气皆少则无髭。手阳明之下，血气盛则腋下毛美，手鱼肉以温，血气皆少则手瘦寒。由此则手阳明血气多少可得而知也），目黄，口干，鼽衄[④]（王冰曰：鼻中水出曰鼽，血出曰衄），喉痹[⑤]，肩前臑痛，大指次指痛不用。气有余则当脉所过者热肿，虚则寒栗不复[⑥]（栗，战也。阴气盛，阳气不足，则为寒栗）。盛者人迎大三倍于寸口，虚者人迎反小于寸口也。

【校注】

① 多气少血：阳明为多气多血之经，此"多气少血"实属错讹。

② 主津所生病：《类经·十二经病》注："大肠与肺为表里，肺主气，而津液由于

气化，故凡大肠之或泻或秘，皆津液所生之病，而主在大肠也。"

③ 髭（zī 资）：嘴上边的胡须。

④ 鼽衄（qiú nǜ 求 女去声）：鼻流清涕叫鼽，鼻出血叫衄。

⑤ 喉痹：咽部红肿疼痛，或干燥、异物感，或咽痒不适、吞咽不利等为主要表现的疾病。《素问·阴阳别论》曰："一阴一阳结，谓之喉痹。"

⑥ 寒栗不复：寒栗，寒战。寒栗不复即难得温暖的意思。《太素》卷八首篇注："阳虚阴并，故寒栗也；不复，不得复于平和也。"

手阳明大肠经左右凡四十穴[①]

商阳[②]二穴（一名绝阳，在手大指次指内侧，去爪甲角如韭叶）。

二间[③]二穴（一名间谷，在手大指次指本节前内侧陷中）。

三间[④]二穴（一名少谷，在手大指次指本节后内侧陷中）。

合谷[⑤]二穴（一名虎口，在大指岐骨间）。

阳溪[⑥]二穴（一名中魁，在腕中上侧两筋陷中）。

偏历[⑦]二穴（在腕后三寸）。

温溜[⑧]二穴（在腕后小士五寸，大士六寸[⑨]）。

下廉[⑩]二穴（在辅骨下上廉一寸）。

上廉[⑪]二穴（在三里下一寸）。

三里[⑫]二穴（在曲池下二寸）。

曲池[⑬]二穴（在肘外辅骨，屈肘曲骨之中）。

【校注】

① 手阳明大肠经左右凡四十穴：手阳明大肠经共有经穴 20 个，左右两侧共有经穴 40 个。与现代经穴数目相同。

② 商阳：手阳明大肠经“井”穴。在手食指末节桡侧，距指甲角 0.1 寸。

③ 二间：手阳明大肠经“荥”穴。微握拳，当手食指本节（第二掌指关节）前桡侧凹陷中。

④ 三间：手阳明大肠经“输”穴。微握拳，在手食指本节（第二掌指关节）后桡侧凹陷处。

⑤ 合谷：手阳明大肠经“原”穴。在手背，第一、二掌骨间，当第二掌骨桡侧的中点处。

⑥ 阳溪：手阳明大肠经“经”穴。在腕背横纹桡侧，手拇指向上翘时，当拇短伸肌腱与拇长伸肌腱之间的凹陷中。

⑦ 偏历：手阳明大肠经“络”穴。屈肘，在前臂背面桡侧，当阳溪与曲池连线上，腕横纹上 3 寸处。

⑧ 温溜：手阳明大肠经穴。屈肘，在前臂背面桡侧，当阳溪与曲池连线上，腕横纹上 5 寸处。

⑨ 小士五寸，大士六寸：小士，体形瘦小之人。大士，体形高大之人。根据人之体形瘦小高大不同，分别按 5 寸、6 寸折量取穴。

⑩ 下廉：手阳明大肠经穴。在前臂背面桡侧，当阳溪与曲池连线上，肘横纹下 4 寸处。

⑪ 上廉：手阳明大肠经第 9 穴，在前臂背面桡侧，当阳溪与曲池连线上，肘横纹下 3 寸处。

⑫ 三里：手阳明大肠经穴。在前臂背面桡侧，当阳溪与曲池连线上，肘横纹下 2 寸处。

⑬ 曲池：手阳明大肠经“合”穴。在肘横纹外侧端，屈肘，当尺泽与肱骨外上髁连线中点。

肘髎[1]二穴（在肘大骨外廉陷中）。

五里[2]二穴（在肘上三寸，行向里大脉中）。

臂臑[3]二穴（在肘上七寸）。

肩髃[4]二穴（在肩端两骨间）

巨骨[5]二穴（在肩端上行两义骨[6]间）。

天鼎[7]二穴（在颈缺盆，置扶突后一寸）。

迎香[8]二穴（一名冲阳，在禾髎上鼻孔傍五分）。

扶突[9]二穴（在人迎后一寸五分）。

禾髎[10]二穴（一名长频，直鼻孔挟水沟傍五分）。

【校注】

① 肘髎：手阳明大肠经穴。在臂外侧，屈肘，曲池上方1寸，当肱骨边缘处。

② 五里：手阳明大肠经穴。在臂外侧，当曲池与肩髃连线上，曲池上3寸处。

③ 臂臑：手阳明大肠经穴。在臂外侧，三角肌止点处，当曲池与肩髃连线上，曲池上7寸处。

④ 肩髃：手阳明大肠经穴，手阳明、手太阳、阳跷脉三脉之交会穴。在臂外侧，三角肌上，臂外展，或向前平伸时，当肩峰前下方凹陷处。

⑤ 巨骨：手阳明大肠经穴，手阳明经、阳跷脉交会穴。在肩上部，当锁骨肩峰端与肩胛冈之间凹陷处。

⑥ 义骨：此即“叉骨”。

⑦ 天鼎：手阳明大肠经穴。在颈外侧部，胸锁乳突肌后缘，当结喉旁，扶突与缺盆连线中点。

⑧ 迎香：手阳明大肠经穴，手足阳明经交会穴。在鼻翼外缘中点旁，当鼻唇沟中间。

⑨ 扶突：手阳明大肠经穴。在颈外侧部，结喉旁，当胸锁乳突肌前、后缘之间。

⑩ 禾髎：手阳明大肠经穴。在上唇部，鼻孔外缘直下，平水沟穴。

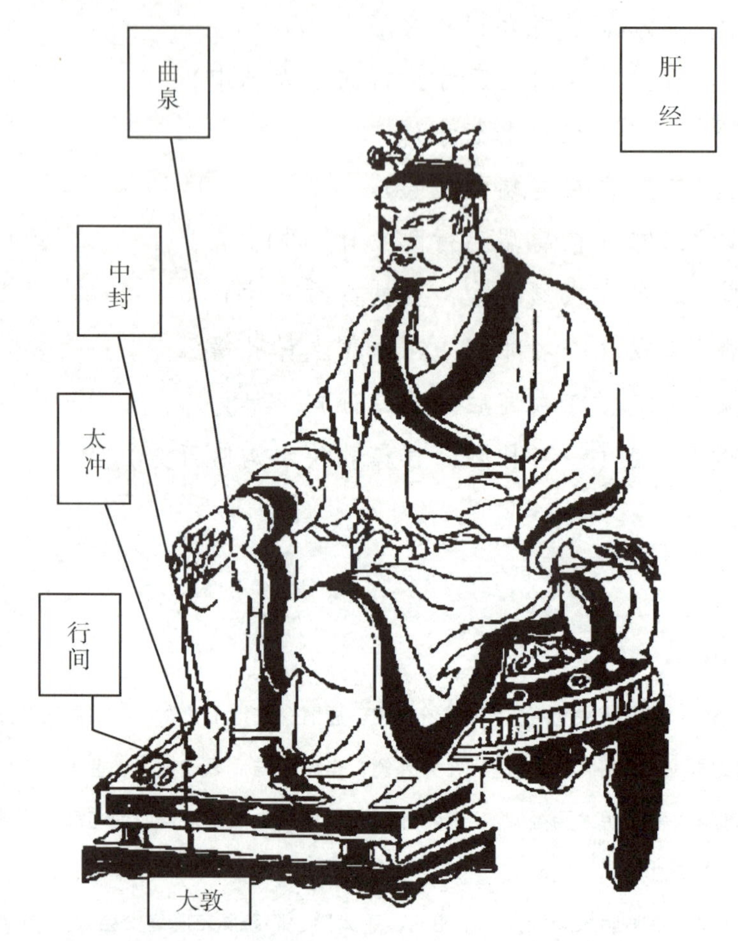

足厥阴肝经[1]

足厥阴之脉，起于大指聚毛[2]之际（聚毛，大敦穴分也。《素问》曰：厥阴之根，起于大敦），上循足跗[3]上廉（太冲穴在焉），去内踝一寸[④]（中封之位也），上踝八寸，交出太阴之后[⑤]（足厥阴行足太阴之前，上踝八寸，而厥阴复出太阴之后也），上腘内廉（曲泉穴分也），循股阴[⑥]，入毛中[⑦]，环阴器[⑧]，抵少腹，挟胃，属肝（足厥阴为肝之经，故其脉属于肝也），络胆（胆者肝之雄[⑨]，故肝脉络于胆）。上贯膈，布胁肋，循喉咙之后，入颃颡[⑩]（《灵枢经》曰：颃颡者，分气之泄池），连目系[⑪]，上出额，与督脉会于巅[⑫]。其支者，从目系下颊里[⑬]，环唇内，其支者，复从肝，别贯膈[⑭]，上注肺中[⑮]（足厥阴自此行入手太阴）。

【校注】

① 足厥阴肝经：十二经脉之最后一经。足厥阴肝经基本走向是“从足走腹”，在体内联系肝、胆、肺、胃、生殖器、喉咙、目系等脏腑和器官，在体外分布于下肢内侧、胁腹。

② 聚毛：即丛毛，又名三毛。在足大趾背面爪甲后的关节横纹中，生有较长之毛。

③ 足跗：即足背，脚的背面，俗称“脚背”“脚面”。《医宗金鉴·正骨心法要诀》：“跗者，足背也。”

④ 去内踝一寸：去，距离。内踝，胫下足上相接处形成的骨节部谓“踝”部，踝之内外皆有高骨隆起，俗称“脚孤拐”，在胫骨下端踝关节内侧突出部称之为“内踝”，足三阴经在此处经过，其中足厥阴肝经循行于距内踝前 1 寸的地方，即足厥阴肝经中封穴所在处。

⑤ 交出太阴之后：足厥阴肝经在小腿部内踝上 8 寸处交叉行于足太阴脾经的后方。足厥阴肝经自起始后一直循行在足太阴之前，到内踝上 8 寸的部位，才交叉到足太阴经的后方，按“太阴居前，厥阴居中，少阴居后”三阴分布规律排列。

⑥ 股阴：股，指膝髌以上至躯干以下的部位，俗称“大腿”。古时将大腿外部称

为“髀”，大腿内侧称为“股”。股阴，即指大腿内侧。

⑦ 毛中：前阴部阴毛之中为“毛中”，阴毛之上为“毛际”。

⑧ 环阴器：指经脉左右交叉，环绕外生殖器。《太素》卷八首：“循阴器一周名环也”。

⑨ 胆者肝之雄：肝与胆相表里，肝属阴经而为雌，胆属阳经而为雄，故胆为肝之雄。

⑩ 颃颡（háng sǎng 杭 桑）：俗称“嗓子”，即咽之上部通于鼻者，现代称为“鼻咽腔”。张景岳注：“颃，颈也。颃颡，即颈中之喉颡，当咽喉之上，悬雍之后，张口可见者也。颡前有窍，息通于鼻，故为气分之所泄。”

⑪ 目系：即“目瞳”，眼睛的周围组织，眼球内与脑相连的脉络。肝脉连于目系，故“开窍于目”。

⑫ 巅：巅顶，为头顶最高处，督脉经“百会”穴即在此处。

⑬ 颊里：面颊之里面，即口腔内颊黏膜的部分。

⑭ 别贯膈：别，另，指支脉另行向上贯穿横膈。

⑮ 上注肺中：《灵枢·经脉》篇作“上注肺”，无“中”一字。《太素》卷八首篇注：“肺脉手太阴从中焦起，以次四脏六腑之脉，皆相接而起，唯足厥阴脉还回从肝注于肺中，不接手太阴脉何也？但脉之所生，禀于血气。血气所生，起中焦仓廪，故手太阴脉从于中焦，受血气已，注诸经脉，中焦乃是手太阴受血气处，非是脉次相接之处，故脉环周至足厥阴，注入脉中，与手太阴脉相接而行，不入中焦也。”

是动则病（足厥阴常多血少气，今气先病，是谓是动也），腰痛不可以俛仰[1]（《素问》曰：前谓腰脊痛不可以俛仰者，三月一振，荣华万物，一俛而不仰也），丈夫㿗疝[2]，妇人少腹肿[3]（《素问》所谓㿗疝、妇人少腹肿者，厥阴者，辰也。三月阳中之阴，邪在中，故曰㿗疝、少腹肿也），甚则嗌干[4]（《素问》所谓甚则嗌干热中者，阴阳相搏而热，故嗌干也），面尘[5]脱色（面如有尘，而其色脱去也)。是主肝所生病者（血受病于气，是气之所生，故云所生病也)，胸满呕逆洞泄[6]（风中其经，内舍于肝，肝气乘脾，故为洞泄矣)，狐疝[7]（狐夜不得尿日出方得，人之所病与狐同候，故曰狐病)，遗溺[8]闭癃[9]（遗溺谓不禁，闭癃谓不行也)。盛者寸口大一倍于人迎，虚者寸口反小于人迎也。

【校注】

① 俛仰：俯仰。

② 㿗疝：指寒邪侵犯肝胃二经，内蓄瘀血致少腹部拘急疼痛牵引睾丸，或下腹有包块、内裹脓血。

③ 妇人少腹肿：《类经・十二经病》注："妇人少腹肿即疝病也。"

④ 嗌干：指咽干的病症。

⑤ 面尘：面色灰暗，如蒙灰尘之状。

⑥ 洞泄：即泄泻。

⑦ 狐疝：也称"狐疝风"，指小肠坠入阴囊，时上时下，平卧或用手推时肿物可缩入腹腔，站立时又坠入于阴囊，如狐之出入无常，故名。

⑧ 遗溺（niào 尿）：《素问・宣明五气篇》："膀胱不利为癃，不约为遗溺。"

⑨ 闭癃：小便不畅，点滴而出为癃；小便不通，点滴不出为闭。一般统称"癃闭"。

足厥阴肝经左右凡二十六穴[1]

大敦[2]二穴（在足大指端，去爪甲如韭叶)。

行间[3]二穴（在足大指间，动脉应手）。

太冲[4]二穴（在足大指本节后二寸，或一寸半，动脉中）。

中封[5]二穴（在足内踝前一寸，仰足而取之）。

蠡沟[6]二穴（在内踝上五寸）。

中都[7]二穴（一名中郄，在内踝上七寸）。

膝关[8]二穴（在犊鼻下二寸陷中）。

曲泉[9]二穴（在膝内辅骨下，大筋上，小筋下陷中）。

阴包[10]二穴（在膝上四寸，股内廉两筋间）。

五里[11]二穴（在气冲下三寸，阴股中动脉）。

阴廉[12]二穴（在扶突下，去气冲三寸）。

章门[13]二穴（一名长平，一名胁髎，在大横外直脐傍）。

期门[14]二穴（在不容旁一寸五分，直乳第一肋端）。

【校注】

① 足厥阴肝经左右凡二十六穴：足厥阴肝经共有经穴 13 个，左右两侧共有经穴 26 个。与现代经穴数目相比，缺少“急脉”一穴。

② 大敦：足厥阴肝经“井”穴。在足大指末节外侧，距趾甲角 0.1 寸。

③ 行间：足厥阴肝经“荥”穴。在足背侧，当第一、二趾间，趾蹼缘的后方赤白肉际处。

④ 太冲：足厥阴肝经“输”穴、“原”穴。在足背侧，当第一跖骨间隙的后方凹陷处。

⑤ 中封：足厥阴肝经“经”穴。在足背侧，当足内踝前，商丘与解溪连线之间，胫骨前肌腱的内侧凹陷处。

⑥ 蠡沟：足厥阴肝经“络”穴。在小腿内侧，当足内踝尖上 5 寸，胫骨内侧面的中央。

⑦ 中都：足厥阴肝经“郄”穴。在小腿内侧，当足内踝尖上 7 寸，胫骨内侧面的

中央。

⑧ 膝关：足厥阴肝经穴。在小腿内侧，当胫骨内髁的后下方，阴陵泉后1寸，腓肠肌内侧头的上部。

⑨ 曲泉：足厥阴肝经“合”穴。在膝内侧，屈膝，当膝关节内侧端，股骨内侧髁的后缘，半腱肌、半膜肌止端的前缘凹陷处。

⑩ 阴包：足厥阴肝经穴。在大腿内侧，当股骨上髁上4寸，股内肌与缝匠肌之间。

⑪ 五里：足厥阴肝经穴。在大腿内侧，当气冲直下3寸，大腿根部，耻骨结节的下方，长收肌的外缘。

⑫ 阴廉：足厥阴肝经穴。在大腿内侧，当气冲直下2寸，大腿根部，耻骨结节的下方，长收肌的外缘。

⑬ 章门：足厥阴肝经穴，足厥阴、足少阳经交会穴，脾脏“募”穴，八会穴之“脏会”。在侧腹部，当第十一肋游离端的下方。

⑭ 期门：足厥阴肝经穴，足厥阴、足太阴、阴维脉交会穴，肝脏“募”穴。在胸部，当乳头直下，第六肋间隙，前正中线旁开4寸。

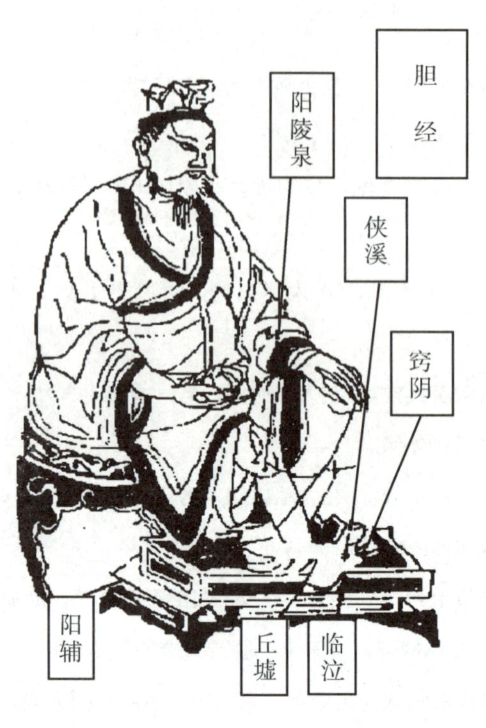

足少阳胆经[①]

足少阳之脉，起于目锐眦，上抵头角[②]，下耳后，循颈行手少阳之脉前[③]，至肩上却交出手少阳之后（足少阳循颈行手少阳之前，至肩上手少阳后，复在足少阳之前），入缺盆。其支别者，从耳后入耳中，出走耳前，至目锐眦。下大迎[④]，合手少阳于䪼，下加颊车[⑤]，下颈，合缺盆。以下胸中，贯膈，络肝（肝为胆之雌[⑥]，故胆脉络于肝），属胆（足少阳为胆之经，故其脉属于胆），循胁里出气冲[⑦]（气冲，在腹脐下横骨两端鼠鼷[⑧]上，同身寸之一寸动脉中），绕毛际[⑨]，横入髀厌[⑩]中（髀厌中，环跳穴分也）。其直者，从缺盆下腋，循胸中，过季胁[11]（胁骨曰肋，肋尽处曰季胁），下合髀厌中。以下循髀阳[12]（髀阳，髀外也），出膝[13]外廉（阳陵泉穴分也），下外辅骨[14]之前（辅骨，谓辅佐骱骨[15]之骨，在骱之外），直下抵绝骨[16]之端（阳辅居此绝骨之端），下出外踝[17]之前（邱墟穴分也），循足跗上，出小指次指[18]之端（次指之端，窍阴所居，《素问》云：少阳之根，起于窍阴）。其支者，从跗上，入大指歧骨[19]内，出其端，还贯爪甲，出三毛[20]（足少阳自此交入足厥阴）。

【校注】

① 足少阳胆经：十二经脉之第十一经。足少阳胆经基本走向是“从头走足”，在体内联系胆、肝、眼、耳等脏腑和器官，在体外分布于侧头部、胸胁和下肢外侧。

② 头角：额角，相当于额结节部分。

③ 行手少阳之脉前：《太素》卷八首篇注：“足少阳脉从耳后下颈向前至缺盆，屈回向肩，至肩屈向后，复回向颈，至颈始入缺盆。是则手少阳上肩，向入缺盆肩上，自然交足少阳也。足少阳从颈前下至缺盆向肩，即是行手少阳前也。”

④ 下大迎：按《灵枢·经脉篇》应为：“其支者，别目锐眦下大迎。”大迎，足阳明胃经穴名，下颌角前下方1.3寸骨陷中，咬肌附着部的前缘。

⑤ 颊车：足阳明胃经穴名，在面颊部，下颌角前上方约一横指，当咀嚼时咬肌隆起，按之凹陷处。

⑥ 肝为胆之雌：肝与胆相表里，肝属阴经而为雌，胆属阳经而为雄，故肝为胆之雌。

⑦ 气冲：足阳明胃经穴名，在腹股沟稍上方，当脐中下5寸，距前正中线2寸。意指本穴的气血物质为气，其运行状况是冲突而行。本穴物质来源有二，一

为归来穴下行的细小经水，二为体内冲脉外传体表之气。由于冲脉外传体表之气强劲有力，运行如冲突之状，故名气冲。

⑧ 鼠鼷（xì 郄）：指下腹部与双侧下肢连接的部位，即腹股沟。《针灸经穴图考》曰："鼷《说文》小鼠也。横骨尽处，去中行五寸，有肉核名鼠鼷。"

⑨ 毛际：耻骨阴毛的边际。

⑩ 髀厌：即髀枢，现代称之股关节。《太素》："股外髀枢，名曰髀厌也。"

⑪ 季胁：相当于侧胸部第十一、十二肋软肋处。

⑫ 髀阳：髀，指膝髌以上至躯干以下的部位，俗称"大腿"。古时将大腿外部称为"髀"，大腿内侧称为"股"。髀阳，即指大腿外侧。

⑬ 膝：股骨与胫骨相接之处的骨节，即大腿与小腿相连的部位。

⑭ 外辅骨：此指腓骨。辅骨在下肢是指膝两侧之骨，其中在内侧的为"内辅骨"，即股骨下端的内侧髁与胫骨上端的内侧髁组成的骨突；在外侧的为"外辅骨"，即股骨外侧髁与胫骨外侧髁组成的骨突，但此处将小腿外侧的腓骨称为"外辅骨"。

⑮ 骱骨：又名"胻骨"，膝下踝上内侧的小腿骨，即胫骨。

⑯ 绝骨：指腓骨下端突然凹陷之处。此处腓骨凹陷，若从外踝向上推按，至此似绝，故称绝骨。

⑰ 外踝：腓骨下端的圆形隆起处。

⑱ 小指次指："指"与"趾"通，足趾在古时多写作"指"。小指次指，足小趾一侧的次趾，即足第四趾。

⑲ 大指歧骨：歧骨，两骨末端互相交合的部分，状如分支，故名。大指歧骨，即第一、二跖骨之间。

⑳ 三毛：也称"丛毛"，指足大趾爪甲背面的毫毛。

是动则病（足少阳常少血多气，今气先病，是谓是动），口苦（《素问》云：口苦者，病名胆瘅也。此人素谋虑不决，故胆虚。气上溢而口为之苦，治之以胆募俞），善太息[①]（《灵枢经》曰：

人忧思则心系急，心系急则气道约，约则不利，故太息以伸出之），心胁痛（《素问》所谓心胁痛者，言少阳盛也。盛者，心之所表也，九月阳气盛而阴气盛，故心胁痛也），不能转侧（《素问》所谓不可反侧者，九月阴气藏物，物藏则不动矣，故不可反侧也），甚则面微尘[②]（面微尘谓面如微尘，有触冒尘土之色也），体无膏泽，足外反热，是谓阳厥[③]。是主骨所生病者（血受病于气，是气之所生，故云所生病也。足少阳血少气多，乃人之常数也，亦有异于常者。《灵枢经》曰：足少阳之上，血气盛则通髯[④]美长，血多气少则通髯美短，血少气多则少髯，血气皆少则无须，感于寒温则善痹骨痛爪枯[⑤]也。足少阳之下，血气盛则胫毛美长，外踝肥；血多气少则胫毛美短，外踝皮坚而厚；血少气多则胫毛少，外踝皮薄而软；血气皆少则无毛，外踝瘦无肉。又云：通鬓极须者少阳多血，由此足少阳血气多少可得而知也）。头痛，角颔痛（角颔，耳下曲角之颔也，以其脉下知[⑥]颊车，故病如是），目锐眦痛，缺盆中肿痛，腋下肿，马刀挟瘿[⑦]（马刀瘿者，《灵枢经》曰：其痈坚而不溃者，为马刀挟瘿），汗出振寒[⑧]（以寒邪客其经，经虚则邪盛，故谓振寒）。疟[⑨]（疟，寒热之病也，指少阳之疟，寒热皆不甚），胸、胁肋、髀、膝外至胫绝骨外踝前及诸节皆痛，小指次指不用。盛者人迎大一倍于寸口，虚者人迎反小于寸口也。

【校注】

① 太息：大声长叹。《类经》口问十二邪刺注：“太息者，息长而大，即叹息也。”

② 面微尘：形容面色灰暗，像颜面部蒙着灰尘。

③ 阳厥：足少阳经经气厥逆所致的病症。

④ 髯：两颊处的胡须。

⑤ 爪枯：即手指如干枯状。

⑥ 下知：据文义应作“下之”，或“下至”。

⑦ 马刀挟瘿：即瘰疬，生于颈旁结核连续如串珠者。其生于腋下者为“马刀”，生于颈旁者为“挟瘿”。两者一在腋下，一在颈旁，常相并而生。

⑧ 振寒：全身振战的同时感到有股寒气袭来。

⑨ 疟：人体感受疟邪，邪居半表半里，出现以寒热往来、休作有时为主证的一类病症。

足少阳胆经左右共八十六穴[①]

窍阴[②]二穴（在足小指次指端，去爪甲如韭叶）。

侠溪[③]二穴（在足小指次指歧骨间，本节前）。

地五会[④]二穴（在足小指次指本节之后）。

临泣[⑤]二穴（在足小指次指本节后间陷中，去侠溪一寸半）。

丘墟[⑥]二穴（在足外廉踝下，如前去临泣三寸）。

悬钟[⑦]二穴（在外踝上三寸）。

阳辅[⑧]二穴（在外踝上四寸，辅骨前绝骨端，如前三分）。

光明[⑨]二穴（在外踝上五寸）。

外丘[⑩]二穴（在外踝上七寸）。

阳交[⑪]二穴（一名别阳，在外踝上七寸）。

阳陵泉[⑫]二穴（在膝下一寸外廉陷中）。

阳关[⑬]二穴（在阳陵泉上三寸）。

中渎[⑭]二穴（在髀骨外，膝上五寸）。

【校注】

① 足少阳胆经左右共八十六穴：足少阳胆经共有经穴 43 个，左右两侧共有经穴 86 个。与现代经穴数目相比，缺少“风市”一穴。

② 窍阴：足少阳胆经“井”穴。在第四趾末节外侧，距趾甲角 0.1 寸。

③ 侠溪：足少阳胆经“荥”穴。在足背外侧，当第四、五趾间，趾蹼缘后方赤白肉际处。

④ 地五会：足少阳胆经穴。在足背外侧，当足四趾本节（第四趾关节）的后方，第四、五趾骨之间，小趾伸肌腱的内侧缘。

⑤ 临泣：足少阳胆经“输”穴，八脉交会穴通“带脉”。在足背外侧，当足四趾本节（第四趾关节）的后方，小趾伸肌腱的外侧凹陷处。

⑥ 丘墟：足少阳胆经“原”穴。在外踝的前下方，当趾长伸肌腱的外侧凹陷处。

⑦ 悬钟：足少阳胆经穴，八会穴之“髓会”。在小腿外侧，当外踝尖上 3 寸，腓骨前缘稍前方。

⑧ 阳辅：足少阳胆经“经”穴。在小腿外侧，当外踝尖上 4 寸，腓骨前缘稍前方。

⑨ 光明：足少阳胆经“络”穴。在小腿外侧，当外踝尖上 5 寸，腓骨前缘。

⑩ 外丘：足少阳胆经“郄”穴。在小腿外侧，当外踝尖上 7 寸，腓骨前缘。

⑪ 阳交：足少阳胆经穴，阳维脉“郄”穴。在小腿外侧，当外踝尖上 7 寸，腓骨后缘。

⑫ 阳陵泉：足少阳胆经“合”穴，胆腑“下合”穴，八会穴之“筋会”。在小腿外侧，当腓骨小头前下方凹陷处。

⑬ 阳关：足少阳胆经穴。在膝外侧，当股骨外上髁上方的凹陷处。

⑭ 中渎：足少阳胆经穴。在大腿外侧，当风市下 2 寸，或腘横纹上 5 寸，股外肌与股二头肌之间。

环跳[①]二穴（在髀枢中）。

居髎[②]二穴（在章门下八寸三分）。

维道[③]二穴（在章门下五寸三分）。

五枢[④]二穴（在带脉下三寸，水道旁一寸五分）。

带脉[⑤]二穴（在季胁下一寸五分）。

京门[⑥]二穴（一名气府，一名气俞，在监骨[⑦]腰中挟脊季肋本外）。

日月[⑧]二穴（在期门下五分，直乳，第二肋下）。

辄筋[⑨]二穴（在腋下三寸，腹前行一寸著胁）。

渊腋[⑩]二穴（在腋下三寸宛宛[⑪]中）。

肩井[⑫]二穴（在肩上陷解中，缺盆上大骨前，手足少阳、阳维之会）。

风池[⑬]二穴（在颞颥[⑭]后发际陷中）。

脑空[⑮]二穴（一名颞颥，在承灵后寸半，挟玉枕骨下陷中）。

承灵[⑯]二穴（在正营后一寸五分）。

正营[⑰]二穴（在目窗后一寸）。

目窗[⑱]二穴（一名至荣，在临泣后一寸）。

临泣[⑲]二穴（在目上，直入发际五分）。

【校注】

① 环跳：足少阳胆经穴，足少阳、太阳交会穴。在股外侧部，侧卧屈股，当股骨大转子最凸点与骶管裂孔连线的外 1/3 与中 1/3 交点处。

② 居髎：足少阳胆经穴，足少阳、阳跷交会穴。在髋部，当髂前上棘与股骨大转子最凸点连线的中点处。

③ 维道：足少阳胆经穴，足少阳、带脉交会穴。在侧腹部，当髂前上棘的前下

方，五枢前下 0.5 寸。

④ 五枢：足少阳胆经穴，足少阳、带脉交会穴。在侧腹部，当髂前上棘的前方，横平脐下 3 寸处。

⑤ 带脉：足少阳胆经穴，足少阳、带脉交会穴。在侧腹部，章门下 1.8 寸，当第十二肋骨游离端下方垂线与脐水平线的交点上。

⑥ 京门：足少阳胆经穴，肾脏“募”穴。在侧腰部，章门后 1.8 寸，当第十二肋骨游离端的下方。

⑦ 监骨：即“髂骨”。

⑧ 日月：足少阳胆经穴，足太阴、少阳交会穴，胆腑“募”穴。在上腹部，当乳头直下，第七肋间隙，前正中线旁开 4 寸。

⑨ 辄筋：足少阳胆经穴。在侧胸部，渊腋前 1 寸，平乳头，第四肋间隙中。

⑩ 渊腋：足少阳胆经穴。在侧胸部，举臂，当腋中线上，腋下 3 寸，第四肋间隙中。

⑪ 宛宛：指窝儿，即凹陷处。

⑫ 肩井：足少阳胆经穴，手足少阳、足阳明、阳维交会穴。在肩上，前直乳中，当大椎与肩峰端连线的中点上。

⑬ 风池：足少阳胆经穴，足少阳、阳维交会穴。在项部，当枕骨之下，与风府相平，胸锁乳突肌与斜方肌上端之间的凹陷处。

⑭ 颞颥（niè　rú　聂　如）：头部的两侧靠近耳朵上方的部位。

⑮ 脑空：足少阳胆经穴，足少阳、阳维交会穴。在头部，当枕外隆凸的上缘外侧，头正中线旁开 2.25 寸，平脑户。

⑯ 承灵：足少阳胆经穴，足少阳、阳维交会穴。在头部，当前发际上 4 寸，头正中线旁开 2.25 寸。

⑰ 正营：足少阳胆经穴，足少阳、阳维交会穴。在头部，当前发际上 2.5 寸，头正中线旁开 2.25 寸。

⑱ 目窗：足少阳胆经穴，足少阳、阳维交会穴。在头部，当前发际上 1.5 寸，头正中线旁开 2.25 寸。

⑲ 临泣：足少阳胆经穴，足太阳、少阳与阳维交会穴。在头部，当瞳孔直上入前

发际 0.5 寸，神庭与头维连线的中点处。

阳白[①]二穴（在眉上一寸，直目瞳子）。

本神[②]二穴（在曲差旁一寸五分，入发际）。

完骨[③]二穴（在耳后入发际四分）。

窍阴[④]二穴（在完骨上，枕骨下）。

浮白[⑤]二穴（在耳后入发际一寸）。

天冲[⑥]二穴（在耳后入发际二寸）。

率谷[⑦]二穴（在耳上入发际一寸五分）。

曲鬓[⑧]二穴（在耳上发际曲隅陷中，鼓颔有空）。

悬厘[⑨]二穴（在曲周上，颞颥下[⑩]）。

悬颅[⑪]二穴（在曲周下，颞颥中）。

颔厌[⑫]二穴（在曲周下，颞颥上廉）。

客主人[⑬]二穴（一名上关，在耳前上廉起骨，开口有空）。

听会[⑭]二穴（在耳前陷中，开口有空）。

瞳子髎[⑮]二穴（在目外眦五分）。

【校注】

① 阳白：足少阳胆经穴，足少阳、阳维交会穴。在前额部，当瞳孔直上，眉上 1 寸。

② 本神：足少阳胆经穴，足少阳、阳维交会穴。在头部，当前发际上 0.5 寸，神庭旁开 3 寸，神庭与头维连线的内 2/3 与外 1/3 交点处。

③ 完骨：足少阳胆经穴，足太阳、少阳交会穴。在头部，当耳后乳突的后下方凹陷处。

④ 窍阴：足少阳胆经穴，足太阳、少阳交会穴。在头部，当耳后乳突的后上方，

天冲与完骨的弧形连线的中 1/3 与下 1/3 交点处。

⑤ 浮白：足少阳胆经穴，足太阳、少阳交会穴。在头部，当耳后乳突的后上方，天冲与完骨的弧形连线的中 1/3 与上 1/3 交点处。

⑥ 天冲：足少阳胆经穴，足太阳、少阳交会穴。在头部，当耳根后缘直上入发际 2 寸，率谷后 0.5 寸。

⑦ 率谷：足少阳胆经穴，足太阳、少阳交会穴。在头部，当耳尖直上入发际 1.5 寸，角孙直上方。

⑧ 曲鬓：足少阳胆经穴，足太阳、少阳交会穴。在头部，当耳前鬓角发际后缘的垂线与耳尖水平线交点处。

⑨ 悬厘：足少阳胆经穴，手足少阳、足阳明交会穴。在头部鬓发上，当头维与曲鬓弧形连线的上 3/4 与下 1/4 交点处。

⑩ 曲周上，颞颥下：曲周，也称曲角、曲隅，位于额角下方，耳前上的发际。颞颥，鬓角。

⑪ 悬颅：足少阳胆经穴。在头部鬓发上，当头维与曲鬓弧形连线的中点处。

⑫ 颔厌：足少阳胆经穴，手足少阳、足阳明交会穴。在头部鬓发上，当头维与曲鬓弧形连线的上 1/4 与下 3/4 交点处。

⑬ 客主人：即“上关”，足少阳胆经穴，手足少阳、足阳明交会穴。在耳前，下关直下，当颧弓的上缘凹陷处。

⑭ 听会：足少阳胆经穴。在面部，当耳屏间切迹的前方，下颌骨髁突的后缘，张口有凹陷处。

⑮ 瞳子髎：足少阳胆经穴，手、足少阳和手太阳交会穴。在面部，目外眦旁，当眶外侧缘处。

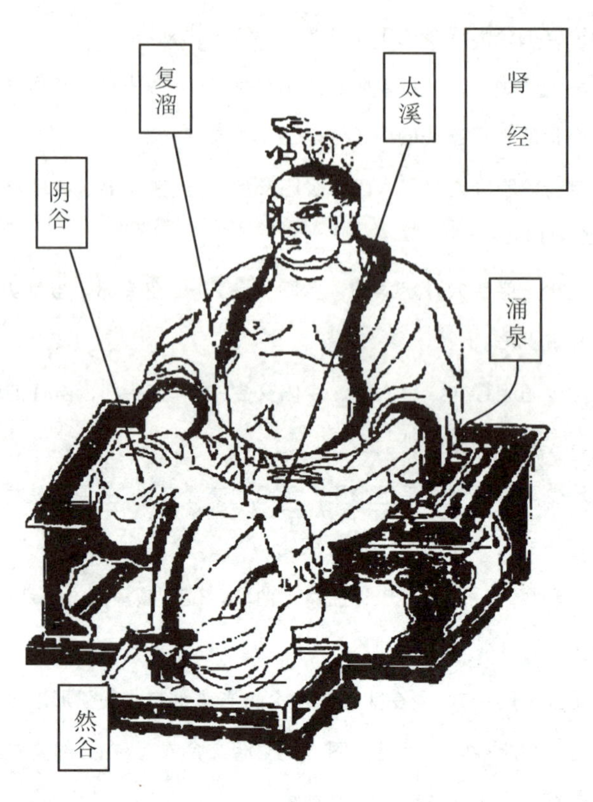

足少阴肾经[①]

足少阴之脉，起于小趾之下，斜趣[②]足心（足心，涌泉穴分也。《素问》曰：少阴之根，起于涌泉穴也），出然谷[③]之下（然谷所居，《素问》云：刺足下布络中脉，血不出为肿），循内踝之后（大溪[④]穴分也），别[⑤]入根[⑥]中（大钟在此跟中，足少阴之络，别入太阳之络），以上踹[⑦]内（复溜在内踝上，同身中之二寸腨分中），出腘内廉（阴谷居此腘内廉），上股内后廉，贯脊属肾[⑧]（足少阴肾之经，故其脉属于肾），络膀胱（膀胱为肾之雄[⑨]，故脉络膀胱）。其直者从肾上贯肝膈，入肺中，循喉咙，挟舌本[⑩]。

其支者从肺出，络心，注胸中（足少阴自此交入手心主）。

【校注】

① 足少阴肾经：十二经脉之第八经。足少阴肾经基本走向是“从足走腹”，在体内联系肾、膀胱、肝、肺、心、喉咙、舌等脏腑和器官，在体外分布于下肢内侧后缘、胸腹。

② 斜趣：即为斜行。趣，通“趋”。斜趣即为斜行，斜行走过足心部。

③ 然谷：“谷”作“骨”解，即然骨。《太素》：“然骨，在内踝下近前起骨也。”内踝之下，前方隆起大骨，即为“舟骨”。足少阴经“然谷”穴居于舟骨粗隆下方，故然谷在此处指舟骨粗隆。

④ 大溪：太溪，指足少阴肾经“太溪”穴。

⑤ 别：转行，指经脉转行入于足跟之内。

⑥ 根：足跟，因其负任身体之重而着地，犹如人之根本，故称“跟”。

⑦ 踹（shuàn 涮）：又称“腓”，小腿肚。《灵枢·寒热篇》：“腓者，腨也。”

⑧ 贯脊属肾：贯脊，此为贯穿脊柱里面。足少阴经脉由大腿内侧至尾骨端长强穴处交会于督脉，然后贯穿于脊柱里面而上行腹内，统属肾脏。《十四经发挥》注：“由阴谷上股内后廉，贯脊会于脊之长强穴。还出于前，循横骨、大赫、气穴、四满、中注、肓俞之所，脐之左右属肾。”

⑨ 膀胱为肾之雄：肾与膀胱相表里，肾属阴经而为雌，膀胱属阳经而为雄，故膀胱为肾之雄。

⑩ 舌本：舌根部。

是动则病（足少阴常少血多气，今气先病，是谓是动也），饥不欲食，面黑如炭色（一作地色，《素问》曰：所谓面黑如地者，和气内夺，故变于色也），咳唾则有血（《素问》所谓咳则有血者，阳脉伤也，阳气未盛于上而脉满，满则咳，故血见于鼻也），喉鸣而喘（以其脉入肺中，循喉咙故尔），坐而欲起，目𥆨𥆨[①]如无所见（《素问》所谓不能久立久坐，明目𥆨𥆨无所见者，万物阴阳不定，未有生也，秋气始至，微霜始下，而方杀万物，阴阳内夺，目𥆨𥆨无所见也），心悬若饥状[②]，气不足则善恐，心惕惕[③]若人将捕之（《素问》所谓善恐如人将捕之者，秋气满未有毕去，阴气少，阳气入，阴阳相薄故恐也），是谓骨厥。是主肾（肾主骨，骨厥则肾气逆也）所生病者（血受病也，血是气之所生也，故云所生病也），口热舌干，咽肿上气，嗌干及痛，烦心心痛，黄疸肠澼[④]，脊臀股内后廉痛，痿厥[⑤]嗜卧（人冒暑热之毒，舍于肾。肾乃水藏也，水不胜火，则骨与髓虚，故足不任身，而痿厥生焉。痿则无力，故嗜卧也），足下热而痛。灸则强食生肉，缓带[⑥]被发[⑦]，大杖[⑧]重履而步[⑨]。盛者寸口大再倍于人迎，虚者寸口反小于人迎也。

【校注】

① 𥆨𥆨（huāng　荒）：眼目昏暗不明，视物不清。

② 心悬若饥状：自觉心下胃脘部发空，心有悬吊感，饥饿而不欲食。

③ 心惕惕：惊恐不安、心绪不宁的情状。

④ 肠澼：即痢疾。《太素》卷八首篇注："肾主下焦，少阴为病，下焦大肠不和，故为肠澼也。"

⑤ 痿厥：痿证和厥证的合称。 症见手足痿软无力而不温。

⑥ 缓带：《太素》："带若急则肾气不适，故须缓带，令腰肾通畅，火气宣行。"

⑦ 被发：《太素》："足太阳脉从顶下腰至脚，今灸肾病，须开顶被发，阳气上通，火气宣流。"

⑧ 大杖：《太素》："足太阳脉循于肩髆下络于肾，今疗肾病，可策大仗而行，牵引肩髆火气流通。"

⑨ 重履而步：喻为穿着沉重的鞋子行步而走。《太素》："重履引腰脚，故为履重者，可用磁石分著履中，上弛其带令重，履之而行。"

足少阴肾之经左右凡五十四穴[①]

涌泉[②]二穴（一名地冲，在足心陷中，屈足卷指宛宛中）。
然谷[③]二穴（一名龙渊，在足内踝前起大骨下陷中）。
太溪[④]二穴（在足内踝后，跟骨上动脉陷中）。
大钟[⑤]二穴（在足跟后冲中）。
照海[⑥]二穴（在足内踝下，阴跷脉所生）。
水泉[⑦]二穴（去太溪下一寸，在内踝下）。
复溜[⑧]二穴（一名伏白，一名冒阳，在足内踝上二寸）。
交信[⑨]二穴（在内踝上二寸，少阴前，太阴后）。
筑宾[⑩]二穴（在内踝上腨分中，阴维之郄）。
阴谷[⑪]二穴（在膝内辅骨后，大筋下，小筋上）。
横谷[⑫]二穴（在大赫下一寸）。
大赫[⑬]二穴（一名阴维，一名阴关，在气穴下一寸）。
气穴[⑭]二穴（一名子户，在四满下一寸）。

【校注】

① 足少阴肾之经左右凡五十四穴：足少阴肾经共有经穴 27 个，左右两侧共有经穴 54 个，与现代经穴数目相同。

② 涌泉：足少阴肾经“井”穴。在足底部，蜷足时足前部凹陷处，约当第二、三趾趾缝纹头端与足跟连线的前 1/3 与后 2/3 交点。

③ 然谷：足少阴肾经“荥”穴。在足内侧缘，足舟骨粗隆下方，赤白肉际。

④ 太溪：足少阴肾经“输”穴、“原”穴。在足内侧，内踝后方，当内踝尖与跟腱之间的凹陷处。

⑤ 大钟：足少阴肾经“络”穴。在足内侧，内踝下方，当跟腱附着部的内侧前方凹陷处。

⑥ 照海：足少阴肾经穴，八脉交会穴，通“阴跷脉”。在足内侧，内踝尖下方凹陷处。

⑦ 水泉：足少阴肾经“郄”穴。在足内侧，内踝后下方，当太溪直下 1 寸，跟骨结节的内侧凹陷处。

⑧ 复溜：足少阴肾经“经”穴。在小腿内侧，太溪直上 2 寸，跟腱的前方。

⑨ 交信：足少阴肾经穴，阴跷脉“郄”穴。在小腿内侧，当太溪直上 2 寸，复溜前 0.5 寸，胫骨内侧缘的后方。

⑩ 筑宾：足少阴肾经穴，阴维脉“郄”穴。在小腿内侧，当太溪与阴谷的连线上，太溪上 5 寸，腓肠肌肌腹的内下方。

⑪ 阴谷：足少阴肾经“合”穴。在腘窝内侧，屈膝时，当半腱肌肌腱与半膜肌肌腱之间。

⑫ 横谷：足少阴肾经穴，足少阴、冲脉交会穴。在下腹部，当脐中下 5 寸，前正中线旁开 0.5 寸。

⑬ 大赫：足少阴肾经穴，足少阴、冲脉交会穴。在下腹部，当脐中下 4 寸，前正中线旁开 0.5 寸。

⑭ 气穴：足少阴肾经穴，足少阴、冲脉交会穴。在下腹部，当脐中下 3 寸，前正

中线旁开 0.5 寸。

四满①二穴（一名髓府，在中注下一寸）。
中注②二穴（在肓腧下一寸）。
肓腧③二穴（在商曲下一寸，去脐旁五分）。
商曲④二穴（在石关下一寸）。
石关⑤二穴（在阴都下一寸，足少阴之会）。
阴都⑥二穴（一名食宫，在通谷下一寸）。
通谷⑦二穴（在幽门下一寸）。
幽门⑧二穴（一名上门，在巨阙旁相去各五分）。
步郎⑨二穴（在神封下一寸六分）。
神封⑩二穴（在灵墟下一寸六分）。
灵墟⑪二穴（在神藏下一寸六分）。
神藏⑫二穴（在或中下一寸六分）。
或中⑬二穴（在俞府下一寸六分陷中）。
腧府⑭二穴（在巨骨下，去璇玑旁二寸陷中）。
新刊补注铜人腧穴针灸图经卷一

【校注】

① 四满：足少阴肾经穴，足少阴、冲脉交会穴。在下腹部，当脐中下 2 寸，前正中线旁开 0.5 寸。

② 中注：足少阴肾经穴，足少阴、冲脉交会穴。在下腹部，当脐中下 1 寸，前正中线旁开 0.5 寸。

③ 肓腧：足少阴肾经穴，足少阴、冲脉交会穴。在腹中部，当脐中旁开 0.5 寸。

④ 商曲：足少阴肾经穴，足少阴、冲脉交会穴。在上腹部，当脐中上 2 寸，前正

中线旁开 0.5 寸。

⑤ 石关：足少阴肾经穴，足少阴、冲脉交会穴。在上腹部，当脐中上 3 寸，前正中线旁开 0.5 寸。

⑥ 阴都：足少阴肾经穴，足少阴、冲脉交会穴。在上腹部，当脐中上 4 寸，前正中线旁开 0.5 寸。

⑦ 通谷：足少阴肾经穴，足少阴、冲脉交会穴。在上腹部，当脐中上 5 寸，前正中线旁开 0.5 寸。

⑧ 幽门：足少阴肾经穴，足少阴、冲脉交会穴。在上腹部，当脐中上 6 寸，前正中线旁开 0.5 寸。

⑨ 步郎：即步廊，足少阴肾经穴。在胸部，当第 5 肋间隙，前正中线旁开 2 寸。

⑩ 神封：足少阴肾经穴。在胸部，当第 4 肋间隙，前正中线旁开 2 寸。

⑪ 灵墟：足少阴肾经穴。在胸部，当第 3 肋间隙，前正中线旁开 2 寸。

⑫ 神藏：足少阴肾经穴。在胸部，当第 2 肋间隙，前正中线旁开 2 寸。

⑬ 或中：即“彧中”，足少阴肾经穴。在胸部，当第 1 肋间隙，前正中线旁开 2 寸。

⑭ 腧府：即“俞府”，足少阴肾经穴。在胸部，当锁骨下缘，前正中线旁开 2 寸。

卷二

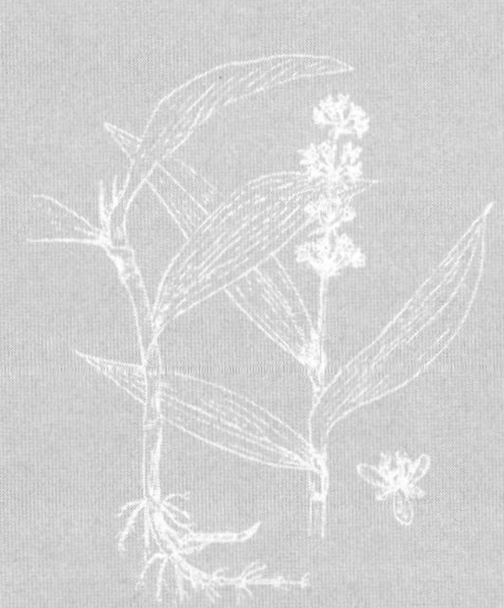

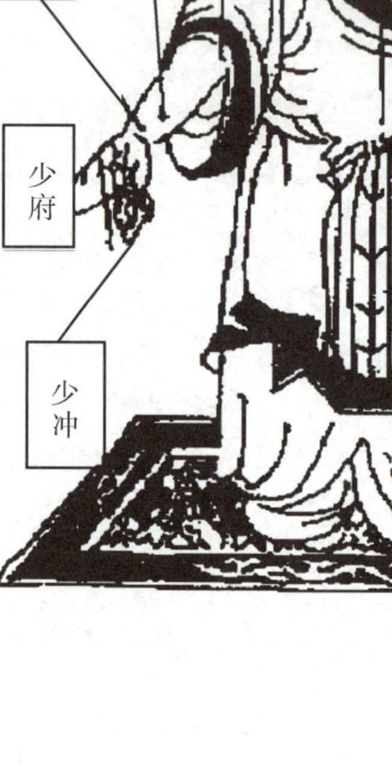

手少阴心之经[1]

手少阴之脉，起于心中[2]，出属心系[3]，下膈，络小肠（小肠，心之雄[4]，故心脉络小肠也）。其支者从心系，上挟咽喉，目系[5]。其直者，复从心系却[6]上肺，下出腋下，下循臑内后廉，行手太阴、心主[7]之后（太阴、心主行臑之前，而少阴出其后也），下肘内廉（肘内横文[8]，少海所居），循臂内后廉，抵掌后（灵道在掌后，同身寸之一寸五分）锐骨[⑨]之端（神门穴分也），入掌内后廉（少府所居），循小指之内，出其端（少冲居此小指内侧，手少阴脉自此交入手少阳也）。

【校注】

① 手少阴心之经：十二经脉之第五经。手少阴心经基本走向是"从胸走手"，在体内联系心、肺、小肠、目系、咽等脏腑和器官，在体外分布于腋下、上肢内侧后缘。

② 起于心中：手少阴心经直接由心脏发起。十二经脉中唯手少阴经出于其所属之脏，其余十一经均起于他处而入于其所属之脏或腑。

③ 心系：指心脏与其他脏器相联系的脉络，直接与心脏相连的大血管及某些功能性的联系。张介宾《类经》注："（心）其系有五，上系连肺，肺下系心，心下三系，连脾肝肾，故心通五脏之气而为之主也。"《十四经发挥》："五脏系皆通于心，而心通五脏系也。"手少阴心经不言隶属心脏，而言出属心系，说明心与五脏六腑之气相通，而为所有脏腑的主宰。

④ 小肠，心之雄：心与小肠相表里，心属阴经而为雌，小肠属阳经而为雄，故小肠为心之雄。

⑤ 目系：《灵枢・经脉篇》为"系目系"，即联系于目系。"目系"即"目瞳"，又名眼系、目本，为眼睛的周围组织，眼球内连于脑的脉络。《灵枢・大惑论》："裹撷筋骨血气之精而与脉并为系，上属于脑。"

⑥ 却：退转出来。

⑦ 心主：指手厥阴心包经。

⑧ 横文：文，纹。此指肘关节内侧的横纹。

⑨ 锐骨：又名"腕前起骨"，掌后小指侧的高骨。在手腕内尺侧面与手掌相接处有骨突，且较锐利，故名掌后锐骨，即豌豆骨。

是动则病（手少阴常少血多气，今气先病，是谓是动也），嗌干[1]心痛，渴而欲饮，是谓臂厥[2]。是主心所生病者（血受病于气，是气之所生，故云所生病也），目黄胁痛，臑臂内后廉痛厥，掌中热。盛者寸口大再倍[3]于人迎，虚者寸口反小于人迎也（心者君主，大宜其实坚固不受诸邪，邪客[4]之则死矣。其有病，乃在心之包络也，故治病者，治包络之经，无绝其君焉。故《灵枢经》曰：少阴无愈外经受邪者，正谓此也）。

【校注】

① 嗌干：出《五十二病方·阴阳十一脉灸经》，系指咽干的病症，分为虚、实两类。

② 臂厥：手少阴经经气逆乱而致的厥证。

③ 再倍：二倍。

④ 客：中，伤。

手少阴心经左右凡一十八穴[1]

少冲[2]二穴（一名经始，在手小指内廉端，去爪甲如韭叶）。

少府[3]二穴（在手小指本节后陷中，直劳宫）。

神门[4]二穴（一名兑冲，一名中都，在掌后锐骨端）。

阴郄[5]二穴（在掌后脉中，去腕五分）。

通里[6]二穴（在腕后一寸）。

灵道[7]二穴（在掌后一寸五分，或又曰一寸也）。

少海[8]二穴（一名曲节，在肘内廉节后陷中）。

青灵[9]二穴（在肘上三寸）。

极泉[10]二穴（在臂内腋下筋间，动脉入胸）。

【校注】

① 手少阴心经左右凡一十八穴：手少阴心经共有经穴 9 个，左右两侧共有经穴 18 个，与现代经穴数目相同。

② 少冲：手少阴心经“井”穴。在小指末节桡侧，距指甲角 0.1 寸。

③ 少府：手少阴心经“荥”穴。在手掌面，第四、五掌骨之间，握拳时，当小指尖处。

④ 神门：手少阴心经“输”穴、“原”穴。在腕部，腕掌侧横纹尺侧端，尺侧腕屈肌腱的桡侧凹陷处。

⑤ 阴郄：手少阴心经“郄”穴。在前臂掌侧，当尺侧腕屈肌腱的桡侧缘，腕横纹上 0.5 寸。

⑥ 通里：手少阴心经“络”穴。在前臂掌侧，当尺侧腕屈肌腱的桡侧缘，腕横纹上 1 寸。

⑦ 灵道：手少阴心经“经”穴。在前臂掌侧，当尺侧腕屈肌腱的桡侧缘，腕横纹上 1.5 寸。

⑧ 少海：手少阴心经“合”穴。屈肘，当肘横纹内侧端与肱骨内上髁连线的中点处。

⑨ 青灵：手少阴心经穴。在臂内侧，当极泉与少海的连线上，肘横纹上 3 寸，肱二头肌的内侧沟中。

⑩ 极泉：手少阴心经穴。在腋窝顶点，腋动脉搏动处。

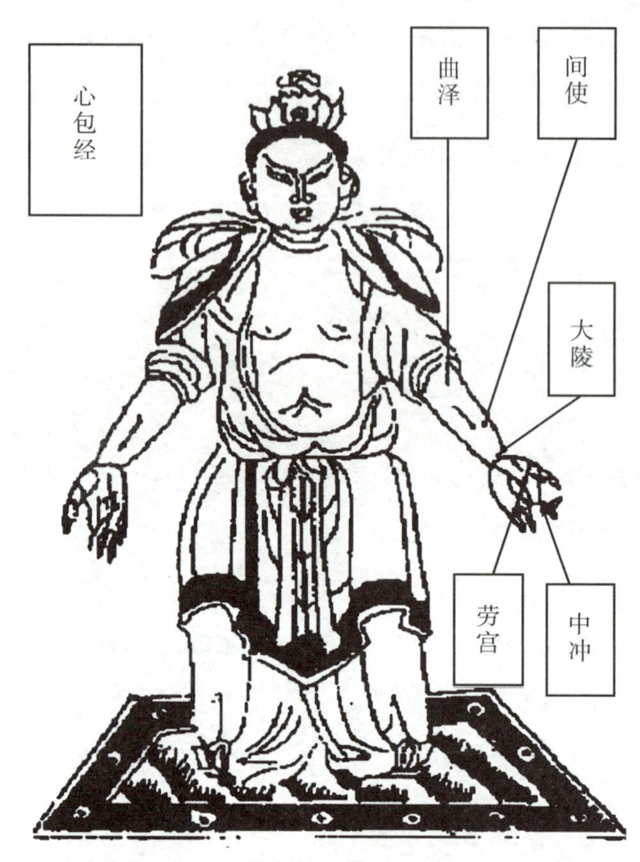

手厥阴心包经[①]

手厥阴心主[②]之脉，起于胸中，出属心包[③]，下膈，历络三焦[④]（三焦为心包之雄[⑤]，故心包脉历络三焦之经）。其支者循胸出胁[⑥]，下腋三寸，上抵腋[⑦]下，下循臑内，行太阴、少阴之间（太阴行臑之前，少阴行臑之后，而心主行其中也），入肘中（曲泽穴分也），下臂行两筋[⑧]之间（两筋之间，间使所居），入掌中[⑨]（劳宫所在也），循中指出其端（中冲在此中指之端）。其支者别掌中，循小指次指[⑩]出其端（手心主自此交入手少阳）。

【校注】

① 手厥阴心包经：十二经脉之第九经。手厥阴心包经基本走向是“从胸走手”，在体内联系心包、三焦等脏腑和器官，在体外分布于胸壁、上肢内侧中间。

② 心主：心包络。《类经》：“然心为君主之官，而包络亦心所主，故称心主。”

③ 心包：亦称心包络，因包绕心脏的筋膜细小如丝而得名。

④ 历络三焦：历，经过，历经。三焦，胸腹体腔按部位划分为三，分别称为上焦、中焦、下焦，是中医理论中一个有名无形的脏腑。

⑤ 三焦为心包之雄：心包与三焦相表里，心包属阴经而为雌，三焦属阳经而为雄，故三焦为心包之雄。

⑥ 胁：腋下至肋骨尽处统称为胁，即侧胸部。

⑦ 腋：又名腋窝，俗称“胳肢窝”，在胁以上、肩以下的凹陷处。

⑧ 两筋：也称“掌后两筋”，在前臂内侧下部，握拳时可见劲起之两筋，即掌长肌腱和桡侧腕屈肌腱。

⑨ 掌中：又名掌心、掌内，即手掌的中央部位。

⑩ 小指次指：即小指一侧的次指，现称无名指。

是动则病（手厥阴常多血少气，今气先病，是谓是动也），手心热，肘臂挛急[①]（肘臂挛急。盖谓屈而不伸也），腋肿，甚则胸胁支满，心中澹澹[②]（席延赏云：澹澹，水摇也）大动，面赤目黄，喜笑不休。是主心包脉所生病者（血受病于气，是气之所生，故云所生病也），烦心，心痛，掌中热。盛者寸口大一倍于人迎，虚者寸口反小于人迎也。

【校注】

① 挛急：拘急挛缩不能屈伸，此指屈而不伸。

② 澹澹（dàn 旦）：形容心跳不安的样子。

手厥阴心包经左右凡一十八穴[①]

中冲[②]二穴（在手中指之端，去爪甲如韭叶）。

劳宫[③]二穴（在掌中央，屈无名指取之[④]）。

大陵[⑤]二穴（在掌后两筋间陷中是）。

内关[⑥]二穴（在掌后，去腕两寸）。

间使[⑦]二穴（在掌后三寸，两筋间陷中）。

郄门[⑧]二穴（在掌后，去腕五寸）。

曲泽[⑨]二穴（在肘内廉下陷中，屈肘取之）。

天泉[⑩]二穴（一名天湿，在曲腋下，去臂二寸，举臂得之）。

天池[⑪]二穴（一名天会，在腋下乳后一寸，著胁撅肋[⑫]间）。

【校注】

① 手厥阴心包经左右凡一十八穴：手厥阴心包经共有经穴 9 个，左右两侧共有经穴 18 个，与现代经穴数目相同。

② 中冲：手厥阴心包经“井”穴。在手中指末节尖端中央。

③ 劳宫：手厥阴心包经“荥”穴。在手掌心，当第二、三掌骨之间偏于第 3 掌骨，握拳屈指的中指尖处。

④ 屈无名指取之：现一般为“屈中指取之”，即屈指时中指尖处。劳宫穴取法不一，有以“屈无名指取之”者，有以“屈中指取之”者，也有主张“莫若屈中指、无名指，两指之间取之为妥”。因劳宫在手掌心，偏于第三掌骨，取时屈指握拳，以中指指尖切压在掌心横纹，当第二、三掌之间，紧靠第三掌骨的桡侧缘取穴。

⑤ 大陵：手厥阴心包经“输”穴、“原”穴。在腕掌横纹的中点处，当掌长肌腱与桡侧腕屈肌腱之间。

⑥ 内关：手厥阴心包经“络”穴，八脉交会穴通“阴维脉”。在前臂掌侧，当曲泽与大陵的连线上，腕横纹上 2 寸，掌长肌腱与桡侧腕屈肌腱之间。

⑦ 间使：手厥阴心包经“经”穴，在前臂掌侧，当曲泽与大陵的连线上，腕横纹上 3 寸，掌长肌腱与桡侧腕屈肌腱之间。

⑧ 郄门：手厥阴心包经“郄”穴。在前臂掌侧，当曲泽与大陵的连线上，腕横纹上 5 寸。

⑨ 曲泽：手厥阴心包经“合”穴。在肘横纹中，当肱二头肌腱的尺侧缘。

⑩ 天泉：手厥阴心包经穴。在臂内侧，当腋前纹头下 2 寸，肱二头肌的长、短头之间。

⑪ 天池：手厥阴心包经穴，手厥阴、足少阳之交会穴。在胸部，当第四肋间隙，乳头外 1 寸，前正中线旁开 5 寸。

⑫ 撅（juē 噘）肋：第十二肋既短而游离似折，当腰脊前屈时，似有肋缘翘起之象，因此称之撅肋。撅，有折、翘之意。

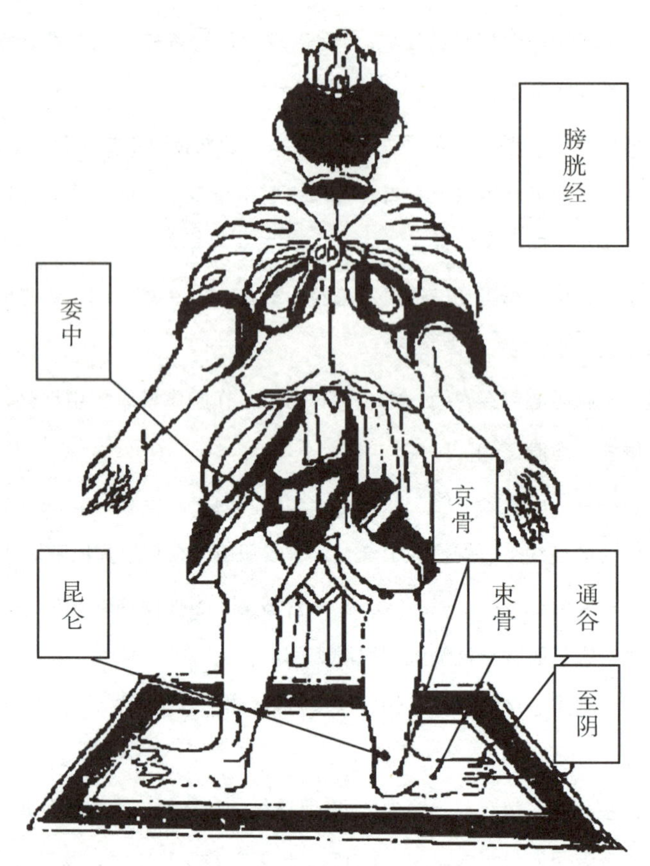

足太阳膀胱经[①]

足太阳之脉，起于目内眦（内眦，谓目之大眦也），上额，交巅[②]上（巅，顶也，顶中央有旋毛，可容豆，乃三阳五会也）。其支者，从巅至耳上角[③]。其直者，从巅入络脑（顶为中，顶前曰囟，顶后曰脑，顶左右曰角），还出别下项[④]，循肩髆[⑤]内，侠脊，抵腰中，入循膂[⑥]，络肾（肾为膀胱之雌[⑦]，故膀胱脉络于肾），属膀胱（足太阳为膀胱之经，故其脉属膀胱）。其支者循腰中，下会于后阴，下贯臀[⑧]，入腘[⑨]中（腘谓膝解之后，曲脚之中，委中穴分也）。其支者从髆内左右，别下贯胛[⑩]（胛中，两髀骨下竖起肉也），挟脊内，过髀枢[⑪]（环跳穴有此髀枢中[⑫]，《素问》曰：髀枢中各一者，正谓此焉），循髀外后廉下合腘中[⑬]，以下贯腨[⑭]内，出外踝之后（外踝之后，昆仑所居焉），循京骨[⑮]（京骨，穴名也，太阳之原，在外侧大骨下），至小指外侧端（小指外则，至阴穴分也，《素问》云：太阳之根，起于至阴，足太阳自此交入足少阴也）。

【校注】

① 足太阳膀胱经：十二经脉之第七经。足太阳膀胱经基本走向是“从头走足”，在体内联系膀胱、肾、脑、眼等脏腑和器官，在体外分布于头项、背腰部及下肢后面。

② 上额，交巅：巅，头顶部。《十四经发挥》注：“自通天斜行，左右相交于巅上之百会也。”

③ 从巅至耳上角：耳上角，耳尖的上方。支脉从头顶部分出，走向耳尖上方，与足少阳会于曲鬓、率谷、浮阳、头窍阴。

④ 别下项：项，头与躯干相连的后部。《十四经发挥》注：“脑，头髓也，颈上为脑，脑后为项。此直行者，由通天穴后循络却、玉枕入络脑，复出下项抵天柱也。”足太阳经“别下项”，指在项后分成二支，分别下行到躯干后部。

⑤ 肩髆：同“膊”，肩髆即肩胛骨。

⑥ 膂（lǚ 旅）：背腰部脊椎两边的肌肉。《医宗金鉴・刺灸心法要诀》：“膂者，夹脊骨两旁肉也。”

⑦ 肾为膀胱之雌：肾与膀胱相表里，肾属阴经而为雌，膀胱属阳经而为雄，故肾为膀胱之雌。

⑧ 臀：腰以下，尾骶骨两旁的丰厚肌肉。

⑨ 腘：膝部后方，屈膝时的凹陷处。

⑩ 别下贯胛：别，另。足太阳在背腰部循行的第二条侧线，另行从左右肩胛骨分出。

⑪ 髀枢：髀，股部，大腿或其上端；枢，枢纽、机关。"髀枢"出自《灵枢·骨度》，骨盆外方中央髋臼的股关节部位，此指股骨大转子。《太素》卷八首篇注："谓髀骨尻骨相抵相入转动处也。"

⑫ 有此髀枢中：应为"在此髀枢中"，此处疑为传抄错误。

⑬ 下合腘中：《十四经发挥》注："承扶之外一寸五分间而下，与前之入腘中者相合。"

⑭ 臑：应为"腨"，此处疑为传抄错误。

⑮ 京骨：指第五跖骨后端隆起的圆骨，即第五跖骨粗隆。

是动则病（足太阳常多血少气，今气先病，是谓是动也），冲头痛，目似脱[①]，项似拔[②]，脊痛腰似折，髀不可以曲，腘如结，腨如裂，是谓踝厥[③]。是主筋所生病[④]者（血受病于气，是气之所生，故云所生病也。足太阳血多气少，乃人之常数也，亦有异于常者。《灵枢经》曰：足太阳之上，血气盛则美眉[⑤]有毫毛，血多气少则恶眉[⑥]面多少理，血少气多则面多肉，血气和则美色。足太阳之下，血气盛则跟肉满，踵[⑦]坚，气少血多则瘦跟空，血气皆少则喜转筋，踵下痛。只曰美眉者太阳多血，由此足太阳血气多少可得而知也），痔，疟，狂，巅[⑧]疾（《素问》云：所谓狂巅疾者，阳尽在上，而阴气从下），头脑顶痛，目黄泪出，鼽衄，项背、腰、尻、腘、腨、脚皆痛、小指不用[⑨]（足太阳行身之阳，故头脑、项、背、腰、尻、腘、腨、脚皆痛，小指不用也）。盛者人迎大再倍于寸口，虚者人迎反小于寸口也。

【校注】

① 目似脱：眼珠子似乎掉出来的感觉。

② 项似拔：人的整个后脖颈僵硬。

③ 踝厥：由外邪侵犯足太阳膀胱经而致气上冲而产生的病症。

④ 主筋所生病：太阳属水，水亏则筋失所养，所以主筋所生病。

⑤ 美眉：眉毛秀美而修长浓密。

⑥ 恶眉：眉毛无华彩而枯瘁。

⑦ 踵：脚后跟。

⑧ 巅：同"癫"。

⑨ 小指不用：足小脚趾不灵活、麻木、疼痛。

足太阳膀胱经左右凡一百二十六穴[①]

至阴[②]二穴（在足小指外侧，去爪甲角如韭叶）。
通谷[③]二穴（在足小指外侧本节前陷中）。
束骨[④]二穴（在足小指外侧本节后陷中）。
金门[⑤]二穴（一名关梁，在足外踝下）。
京谷[⑥]二穴（在足外侧大骨下赤白肉际）。
申脉[⑦]二穴（在外踝下陷中，阳跷脉所生）。
仆参[⑧]二穴（一名安邪，在跟骨下陷中）。
昆仑[⑨]二穴（在足外踝后，跟骨上陷中）。
附阳[⑩]二穴（在外踝上三寸）。
飞扬[⑪]二穴（一名厥阳，在外踝上七寸）。

承山[12]二穴（一名鱼腹，一名肠山，一名肉柱，在兑腨肠下分肉间）。

承筋[13]二穴（一名腨肠，在腨肠中央陷中）。

合阳[14]二穴（在膝约中央下三寸）。

委中[15]二穴（在腘中约文中动脉）。

委阳[16]二穴（在承扶下六寸，屈伸取之）。

浮郄[17]二穴（在委阳上一寸）。

殷门[18]二穴（在肉郄下六寸）。

承扶[19]二穴（一名肉郄，一名阴关，一名皮部，在尻臀下，股阴冲上文中央）。

【校注】

① 足太阳膀胱经左右凡一百二十六穴：足太阳膀胱经共有经穴 63 个，左右两侧共有经穴 126 个。与现代经穴数目相比，缺少“眉冲”“督俞”“气海俞”“关元俞”四穴。

② 至阴：足太阳膀胱经“井”穴。在足小趾末节外侧，距趾甲角 0.1 寸。

③ 通谷：足太阳膀胱经“荥”穴。在足外侧，足小趾本节（第五跖趾关节）的前方，赤白肉际处。

④ 束骨：足太阳膀胱经“输”穴。在足外侧，足小趾本节（第五跖趾关节）的后方，赤白肉际处。

⑤ 金门：足太阳膀胱经“郄”穴。在足外侧部，当外踝前缘直下，骰骨下缘处。

⑥ 京谷：即京骨穴，足太阳膀胱经第 64 穴，膀胱经原穴。在足外侧部，第五跖骨粗隆下方，赤白肉际处。

⑦ 申脉：足太阳膀胱经穴，八脉交会穴通“阳跷脉”。在足外侧部，外踝直下方凹陷中。

⑧ 仆参：足太阳膀胱经穴。在足外侧部，外踝后下方，昆仑直下，跟骨外侧，赤

白肉际处。

⑨ 昆仑：足太阳膀胱经“经”穴。在足部外踝后方，当外踝尖与跟腱之间的凹陷处。

⑩ 附阳：即跗阳穴，足太阳膀胱经穴，阳跷脉郄穴。在小腿后面，外踝后，昆仑穴直上3寸。

⑪ 飞扬：足太阳膀胱经“络”穴。在小腿后面，外踝后，昆仑直上7寸，承山穴外下方1寸处。

⑫ 承山：足太阳膀胱经穴。在小腿后面正中，委中与昆仑之间，当伸直小腿或足跟上提时，腓肠肌肌腹下出现尖角凹陷处。

⑬ 承筋：足太阳膀胱经穴。在小腿后面，当委中与承山的连线上，腓肠肌肌腹中央，委中下5寸。

⑭ 合阳：足太阳膀胱经穴。在小腿后面，当委中与承山的连线上，委中下2寸。

⑮ 委中：足太阳膀胱经穴，膀胱经“合”穴，膀胱“下合”穴。在腘横纹中点，当股二头肌腱与半腱肌肌腱的中间。

⑯ 委阳：足太阳膀胱经穴，三焦“下合”穴。在腘横纹外侧端，当股二头肌腱的内侧。

⑰ 浮郄：足太阳膀胱经穴。在腘横纹外侧端，委阳上1寸，股二头肌腱的内侧。

⑱ 殷门：足太阳膀胱经穴。在大腿后面，当承扶与委中的连线上，承扶下6寸。

⑲ 承扶：足太阳膀胱经穴。在大腿后面，臀下横纹的中点。

秩边[1]二穴（在第二十一椎下两旁各三寸陷中）。

胞肓[2]二穴（在第十九椎下两旁各三寸）。

志室[3]二穴（在第十四椎下两旁各三寸）。

肓门[4]二穴（在第十三椎下两旁各三寸）。

胃仓[5]二穴（在第十二椎下两旁各三寸）。

意舍[6]二穴（在第十一椎下两旁各三寸）。

阳纲[7]二穴（在第十椎下两旁各三寸）。

魂门[8]二穴（在第九椎下两旁各三寸）。

膈关[9]二穴（在第七椎下两旁各三寸陷中）。

譩譆[10]二穴（在肩髆内廉，挟脊第六椎下两旁各三寸）。

神堂[11]二穴（在第五椎下两旁各三寸）。

膏肓俞[12]二穴（在第四椎下近第五椎上两旁各三寸，出《千金》《外台》《内经》）。

魄户[13]二穴（在第三椎下两旁各三寸）。

附分[14]二穴（在第二椎下内廉，两旁相去各三寸）。

会阳[15]二穴（一名利机，在阴尾骶骨两旁）。

下髎[16]二穴（在第四空挟脊陷中）。

中髎[17]二穴（在第三空挟脊陷中）。

次髎[18]二穴（在第二空挟脊陷中）。

上髎[19]二穴（在第一空腰髁下一寸，挟脊陷中，下同）。

【校注】

① 秩边：足太阳膀胱经穴。在臀部，平第四骶后孔，骶正中嵴旁开 3 寸。

② 胞肓：足太阳膀胱经穴。在臀部，平第二骶后孔，骶正中嵴旁开 3 寸。

③ 志室：足太阳膀胱经穴。在腰部，当第二腰椎棘突下，旁开 3 寸。

④ 肓门：足太阳膀胱经穴。在腰部，当第一腰椎棘突下，旁开 3 寸。

⑤ 胃仓：足太阳膀胱经穴。在背部，当第十二胸椎棘突下，旁开 3 寸。

⑥ 意舍：足太阳膀胱经穴。在背部，当第十一胸椎棘突下，旁开 3 寸。

⑦ 阳纲：足太阳膀胱经穴。在背部，当第十胸椎棘突下，旁开 3 寸。

⑧ 魂门：足太阳膀胱经穴。在背部，当第九胸椎棘突下，旁开 3 寸。

⑨ 膈关：足太阳膀胱经穴。在背部，当第七胸椎棘突下，旁开 3 寸。

⑩ 譩譆：足太阳膀胱经穴。在背部，当第六胸椎棘突下，旁开 3 寸。

⑪ 神堂：足太阳膀胱经穴。在背部，当第五胸椎棘突下，旁开 3 寸。

⑫ 膏肓俞：足太阳膀胱经穴。在背部，当第四胸椎棘突下，旁开 3 寸。

⑬ 魄户：足太阳膀胱经穴。在背部，当第三胸椎棘突下，旁开 3 寸。

⑭ 附分：足太阳膀胱经穴，手、足太阳经交会穴。在背部，当第二胸椎棘突下，旁开 3 寸。

⑮ 会阳：足太阳膀胱经穴。在骶部，尾骨端旁开 0.5 寸。

⑯ 下髎：足太阳膀胱经穴，足太阳、足太阴、足厥阴和足少阳四脉交会穴。在骶部，当中髎下内方，适对第四骶后孔处。

⑰ 中髎：足太阳膀胱经穴，足太阳、足厥阴、足少阳三脉交会穴。在骶部，当次髎内下方，适对第三骶后孔处。

⑱ 次髎：足太阳膀胱经穴。在骶部，当髂后上棘内下方，适对第二骶后孔处。

⑲ 上髎：足太阳膀胱经穴。在骶部，当髂后上棘与中线之间，适对第一骶后孔处。

白环俞[①]二穴（在第二十一椎下两旁各一寸五分）。

中膂俞[②]二穴（在第二十椎下挟脊两旁各一寸五分，上同）。

膀胱俞[③]二穴（在第十九椎下两旁各一寸五分）。

小肠俞[④]二穴（在第十八椎下两旁各一寸五分）。

大肠俞[⑤]二穴（在第十六椎下两旁各一寸五分）。

肾俞[⑥]二穴（在第十四椎下两旁各一寸五分）。

三焦俞[7]二穴（在第十三椎下两旁各一寸五分）。

胃俞[8]二穴（在第十二椎下两旁各一寸五分）。

脾俞[9]二穴（在第十一椎下两旁各一寸五分）。

胆俞[10]二穴（在第十椎下两旁各一寸五分）。

肝俞[11]二穴（在第九椎下两旁各一寸五分）。

膈俞[12]二穴（在第七椎下两旁各一寸五分）。

心俞[13]二穴（在第五椎下两旁各一寸五分）。

厥阴俞[14]二穴（在第四椎下两旁各一寸五分。出《山眺附经》）。

肺俞[15]二穴（在第三椎下挟脊相去各一寸五分）。

风门[16]二穴（一名热府，在第二椎下两旁各一寸五分）。

大杼[17]二穴（在第一椎下两旁相去各一寸五分。下同）。

【校注】

① 白环俞：足太阳膀胱经穴。在骶部，当骶正中嵴旁1.5寸，平第四骶后孔。

② 中膂俞：足太阳膀胱经穴。在骶部，当骶正中嵴旁1.5寸，平第三骶后孔。

③ 膀胱俞：足太阳膀胱经穴，膀胱“俞”穴。在骶部，当骶正中嵴旁1.5寸，平第二骶后孔。

④ 小肠俞：足太阳膀胱经穴，小肠“俞”穴。在骶部，当骶正中嵴旁1.5寸，平第一骶后孔。

⑤ 大肠俞：足太阳膀胱经穴，大肠“俞”穴。在腰部，当第四腰椎棘突下，旁开1.5寸。

⑥ 肾俞：足太阳膀胱经穴，肾脏“俞”穴。在腰部，当第二腰椎棘突下，旁开1.5寸。

⑦ 三焦俞：足太阳膀胱经穴，三焦“俞”穴。在腰部，当第一腰椎棘突下，旁开1.5寸。

⑧ 胃俞：足太阳膀胱经穴，胃腑“俞”穴。在背部，当第十二胸椎棘突下，旁开1.5寸。

⑨ 脾俞：足太阳膀胱经穴，脾脏“俞”穴。在背部，当第十一胸椎棘突下，旁开1.5寸。

⑩ 胆俞：足太阳膀胱经穴，胆腑“俞”穴。在背部，当第十胸椎棘突下，旁开1.5寸。

⑪ 肝俞：足太阳膀胱经穴，肝脏“俞”穴。在背部，当第九胸椎棘突下，旁开1.5寸。

⑫ 膈俞：足太阳膀胱经穴，八会穴之“血会”。在背部，当第七胸椎棘突下，旁开1.5寸。

⑬ 心俞：足太阳膀胱经穴，心脏“俞”穴。在背部，当第五胸椎棘突下，旁开1.5寸。

⑭ 厥阴俞：足太阳膀胱经穴，心包“俞”穴。在背部，当第四胸椎棘突下，旁开1.5寸。

⑮ 肺俞：足太阳膀胱经穴，肺脏“俞”穴。在背部，当第三胸椎棘突下，旁开1.5寸。

⑯ 风门：足太阳膀胱经穴，太阳、督脉交会穴。在背部，当第二胸椎棘突下，旁开1.5寸。

⑰ 大杼：足太阳膀胱经穴，督脉，手、足太阳经交会穴，八会穴之骨会。在背部，当第一胸椎棘突下，旁开1.5寸。

天柱[①]二穴（挟项后发际，大筋外廉陷中）。

玉枕[②]二穴（在络却后一寸五分，挟脑户旁一寸三分）。

络却[③]二穴（一名强阳，一名脑盖，在通天后一寸五分）。

通天[④]二穴（一名天伯，在承光后一寸五分）。

承光[⑤]二穴（在五处后一寸五分）。

五处[⑥]二穴（挟上星旁一寸五分）。

曲差[⑦]二穴（挟神庭旁一寸五分，入发际）。

攒竹[⑧]二穴（一名始光，一名光明，一名员柱，在两眉头陷中）。

睛明[⑨]二穴（在目内眦，五脉之会）。

【校注】

① 天柱：足太阳膀胱经穴。在项部大筋（斜方肌）外缘之后发际凹陷中，约当后发际正中旁开 1.3 寸。

② 玉枕：足太阳膀胱经穴。在后头部，当后发际正中直上 2.5 寸，旁开 1.3 寸平枕外隆凸上缘的凹陷处。

③ 络却：足太阳膀胱经穴。在头部，当前发际正中直上 5.5 寸，旁开 1.5 寸。

④ 通天：足太阳膀胱经穴。在头部，当前发际正中直上 4 寸，旁开 1.5 寸。

⑤ 承光：足太阳膀胱经穴。在头部，当前发际正中直上 2.5 寸，旁开 1.5 寸。

⑥ 五处：足太阳膀胱经穴。在头部，当前发际正中直上 1 寸，旁开 1.5 寸。

⑦ 曲差：足太阳膀胱经穴。在头部，当前发际正中直上 0.5 寸，旁开 1.5 寸，即神庭与头维连线的内 1/3 与中 1/3 交点。

⑧ 攒竹：足太阳膀胱经穴。在面部，当眉头陷中，眶上切迹处。

⑨ 睛明：足太阳膀胱经穴，手太阳、足太阳、足阳明、阴跷、阳跷五脉交会穴。在面部，目内眦角稍上方凹陷处。

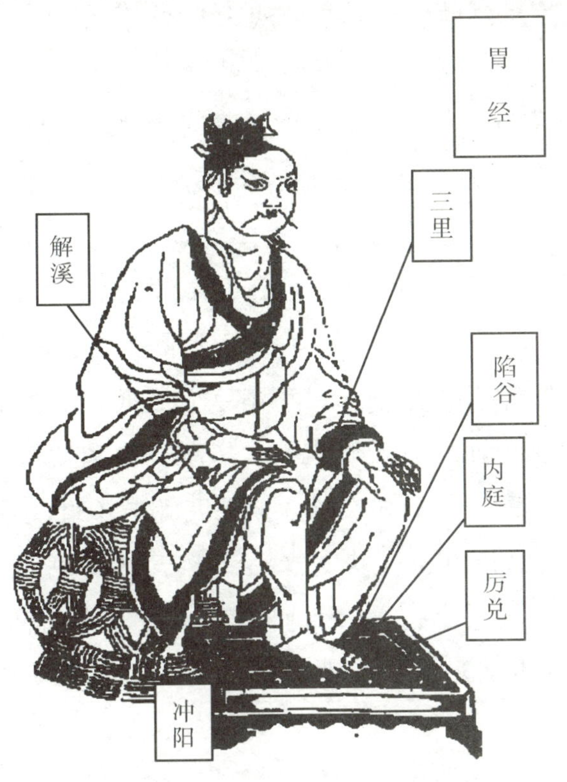

胃经[1]

足阳明之脉，起于鼻交颏[2]中（两目之间鼻拗深处谓之颏中），旁约太阳之脉[3]（足太阳起于目眦，而阳明旁行约之），下循鼻外（迎香穴分也），上入齿中，还出挟口，环唇，下交承浆[4]（承浆，穴名也，在颐前唇下宛宛中），却循颐[5]后下廉，出大迎[6]（大迎之穴，在曲颔前，同身寸之一寸二分陷者中），循颊车[7]（颊车，谓颊之牙车也，言足阳明脉循此颊车而行，故颊车穴在耳下曲颊之端陷中），上耳前，过客主人[8]（客主人在耳前起骨，开口有空处)，循发际，至额颅[9]。其支者从大迎前下人迎[10]（人迎在结喉两傍，大脉动应手是也)，循喉咙入缺盆，下膈属胃（足阳明胃之经，故其脉属于胃也)，络脾（脾者胃之雌[11]，故胃脉络于脾也)。其直者从缺盆下乳内廉，下挟脐，入气冲中（气冲，穴名也，在股下，挟脐两旁相去同身寸之四寸，鼠鼷[12]上。或云在毛际两旁鼠鼷上，乃三焦之道路，故云气冲。或曰在归来下，同身寸之一寸)。其支者起胃下口[13]（胃下口，即小肠上口也，此处名幽门)，循腹里[14]，下至气冲中而合。以下髀关[15]，抵伏兔[16]（伏兔穴，在膝上同身寸之六寸)，下入膝膑[17]中（膑，谓膝之盖骨也)，下循胻[18]外廉（胻外廉，三里穴分也)，下足跗[19]（跗，谓足上也，冲阳穴在焉)，入中指内间。其支者，下膝三寸而别[20]，以下入中指外间。其支者，别跗上，入大指间，出其端（大指间次指之端也，厉兑所居焉。《素问》云：阳明根起于厉兑。足阳明自此交入足太阴)。

【校注】

① 胃经：应为“足阳明胃经”，十二经脉之第三经。足阳明胃经基本走向是“从头走足”，在体内联系胃、脾、鼻、口、眼、齿、乳房等脏腑和器官，在体外分布于头面、胸腹及下肢前面。

② 頞（è 恶）中：又称鼻梁、鼻茎、山根，即鼻根部。位于两眉间之下、两侧内眼角之间，即鼻柱之上的凹陷部位。

③ 旁约太阳之脉：旁，同“傍”，左右。约：纳，入，交会。太阳之脉，是指足太阳膀胱经，起始于内眼角。足阳明胃经上行到鼻根部后，与旁侧内眼角处的足太阳经脉相交会。

④ 下交承浆：承浆，任脉穴名，位于颏唇沟中央。经脉从上齿退转出来后，向下

挟着口角的两旁，环绕口唇，在下唇处交会于任脉的承浆穴。《十四经发挥》注："循地仓，挟两口吻，环绕唇下，左右相交于承浆之分也。"

⑤ 却循颐：却，进而退转。"颐"字义为"养"，上下咀嚼以养人之处，指颏的外上方、口角的外下方和腮的前下方的部位，俗称"下巴"。《类经》十二经注："腮下为颔，颔下为颐，由地仓以下大迎也。"

⑥ 大迎：足阳明胃经穴名，在下颌角前下方，闭口鼓腮时下颌角边缘出现的沟形凹陷处。

⑦ 颊车：此指下牙床，即现代解剖学上的下颌骨，因其骨可以辅持其口，如车轮转动而名，足阳明胃经"颊车"穴即在此处。

⑧ 客主人：足少阳胆经"上关"穴别名，在颧骨弓上方的空软处，也指上关穴所居周围部位。

⑨ 循发际，至额颅："发际"，头发边缘，覆盖于全头之发，其周围皆有边际，位于前额者称前发际，位于后项者称后发际，位于前额两侧上角头发边缘屈曲向下者称为角发际。 额颅，前额部位，俗称"额头"，前发际以下至眉上处，《十四经发挥》注："发际前为额颅。"足阳明经脉循鬓发而行，至额角发际。

⑩ 人迎：结喉两旁动脉搏动处，即古代切诊"人迎脉"的部位，足阳明经"人迎"穴居于此处。

⑪ 脾者胃之雌：脾与胃相表里，脾属阴经而为雌，胃属阳经而为雄，故脾为胃之雌。

⑫ 鼠鼷（xì　郄）：腹股沟，下腹部与双侧下肢连接的部位。

⑬ 胃下口：胃的下口，七冲门之一，即幽门部位。《难经・四十四难》："太仓下口为幽门。"杨玄操注："胃之下口，在脐上三寸，既幽隐之处，故曰幽门。"

⑭ 腹里：指腹腔深层。

⑮ 髀关：大腿的上方、腹股沟处腹与股交界的下方，即股四头肌近侧端的部位，足阳明经"髀关"穴居于此处。

⑯ 伏兔：大腿前面正中的肌肉隆起，即股四头肌肌腹丰满隆起处，状若兔伏之背，足阳明经"伏兔"穴居于此处。

⑰ 膝膑：髌骨，又称"膝盖骨"，膝关节上覆盖有圆形可移动的扁厚骨。

⑱ 胻：指胫骨，又名"胻骨"，膝下踝上内侧的小腿骨。

⑲ 足跗：足背，俗称“脚背”“脚面”，《医宗金鉴·正骨心法要诀》：“跗者，足背也。”

⑳ 下膝三寸而别：三里，即足三里穴，在膝下三寸处。足阳明经在小腿部的一条支脉，由膝下三寸下行至中趾的外侧，说明足三里穴直接与下肢的经脉联系。《十四经发挥》注：“此支自膝下三寸循三里穴之外别行而下。”

是动则病（足阳明常多气多血，今气先病，是谓是动也），凄凄[①]然（凄凄然，不乐之貌），振寒（寒气客于经，则阴气盛，阳气虚，故为振寒），善伸（伸，谓伸努筋骨也）数欠[②]，颜黑（颜，额也），病至[③]则恶人（足阳明厥则喘，而惋惋[④]则恶人也）与火（足阳明气血常盛，邪客之则热，热盛则恶火），闻木音则惕然[⑤]而惊（胃，土也，木能克土，故闻木音则惕然而惊），心动（谓心不安也）欲独闭户牖[⑥]而处（处，居也。阴阳相薄，阳尽阴盛，故欲独闭户牖而居，以其恶喧尔），甚则欲上高而歌（甚谓盛也，阳盛则四肢实，实则能登高也。歌者以阳主喜，故其声为歌耳），弃衣而走[⑦]（热盛于身故弃衣也，以阳主动，故走也），贲响腹胀[⑧]，是谓骭[⑨]厥。是主血（骭，胫之别名也[⑩]）所生病者[⑪]（血受病于气，是气之所生，故云所生病也。足阳明血气常多，乃人之常数也，亦有异于常者。《灵枢经》曰：足阳明之上，血气盛则髯美长，血少气多则髯短，气少血多则髯少，血气皆少则无髯，两吻多尽。足阳明之下，血气盛则下毛美，长至胸。血多气少则下毛美，短至脐。行则善高举足[⑫]，足指少肉，足善寒。血少气多则肉面善瘃[⑬]，血气皆少则无毛，有则稀枯悴，善痿厥足痹。又云美髯者，阳明多血，由此则足阳明血气多少可得而知也），狂疟[⑭]（足阳明病发则多狂妄），温淫[⑮]汗出（其体温壮，浸淫可止，汗出乃已，然已而复起），鼽衄，口㖞[⑯]，唇胗[⑰]（胗，谓唇疡也），颈肿，喉痹，大腹水肿（胃为水谷之海，气虚弱则不能传化水谷，令水肿；因而留滞肠胃之间，其肿大，故曰大腹水肿），膝膑肿痛，循膺乳（胸傍曰膺，膺下曰乳），街股[18]、伏兔（街谓气冲，股谓膝上也）、骭外廉、足跗上皆痛，中指不用。气盛则身以前[19]皆热（气盛身热说在下文），其有余于胃则消谷善饥[20]（胃为水谷之海，其气有余则能消化水谷，故病善饥），溺色黄。气不足则身以前皆寒（腹为阴，背为阳，足阳明行身之阴，其气盛故身以前皆热，气不足故身以前皆寒栗。善行身之阳者，足太阳之谓也），胃中寒，则胀满（寒者阴气也，阴主下，若阴气盛则复上行，故病胀满）。盛者人迎大三倍于寸口也，然虚者乃人迎而反小于寸口也。

【校注】

① 凄凄：形容寒凉，或形容悲伤凄凉。

② 善伸数欠：伸腰、呵欠，皆为体倦表现。

③ 至：《太素》注："至，甚也。"

④ 惋惋（wǎn　晚）：抑郁消沉。

⑤ 惕然：惊惧之状。

⑥ 闭户牖（yǒu　有）：户，门。牖，窗。指关闭门窗。

⑦ 弃衣而走：脱去衣服行走跑步。

⑧ 贲响腹胀：《太素》注："谓阳气贲聚虚满为腹胀也。"

⑨ 骭（gàn　干）：胫骨。

⑩ 骭，胫之别名也：此句为错简，应在前"是谓骭厥"文后。

⑪ 主血所生病者：《类经》注："中焦受谷，变化而赤为血，故阳明为多气多血之经，而主血所生病者。"

⑫ 高举足：走路时将脚抬得很高。

⑬ 瘃（zhú　竹）：冻疮。《说文》注："瘃，中寒肿核。"

⑭ 狂疟：《类经》注："阳明热盛则狂，风胜则疟。"

⑮ 温淫：指温病炽盛的热象。淫，过也。

⑯ 口㖞（wāi 歪）：㖞，同"歪"，指口唇歪斜。

⑰ 唇胗（zhěn 疹）：嘴唇疮疡。

⑱ 街股：街，即气街，此指气冲穴所在的腹股沟部位。股，大腿。

⑲ 身以前：躯干之前，即腹部。

⑳ 消谷善饥：食欲亢进，进食量多，易感饥饿的症状，多由于胃火亢盛而致。

足阳明胃经左右凡九十穴[①]

厉兑[②]二穴（在足大指次指端，去爪甲如韭叶）。

内庭[③]二穴（在足大指次指外间陷中）。

陷谷[④]二穴（在足大指次指之间，本节后陷中，去内庭二寸）。

冲阳[⑤]二穴（一名会原，在足跗上五寸，骨间动脉上，去陷谷三寸）。

解溪[⑥]二穴（在冲阳后一寸半，腕上陷中）。

丰隆[⑦]二穴（在外踝上八寸，下廉骱外廉间，别走太阴）。

下巨虚[⑧]二穴（一名下廉，在上廉下三寸）。

条口[⑨]二穴（在下廉上一寸）。

上巨虚[⑩]二穴（一名上廉，在三里下三寸）。

三里[⑪]二穴（在膝下三寸，胻骨外大筋内宛宛中）。

犊鼻[⑫]二穴（在膝膑下胻骨上，挟解大筋中）。

梁丘[⑬]二穴（在膝上三寸，两筋间）。

阴市[14]二穴（一名阴鼎，在膝上三寸，伏兔下）。
伏兔[15]二穴（在膝上六寸，起肉是）。
髀关[16]二穴（在膝上伏兔后交分是）。

【校注】

① 足阳明胃经左右凡九十穴：足阳明胃经共有经穴 45 个，左右两侧共有经穴 90 个，与现代经穴数目相同。

② 厉兑：足阳明胃经“井”穴。在足第二趾末节外侧，距趾甲角 0.1 寸。

③ 内庭：足阳明胃经“荥”穴。在足背当第二、三跖间，趾蹼缘后方赤白肉际处。

④ 陷谷：足阳明胃经“输”穴。在足背，当第二、三跖骨结合部前方凹陷处。

⑤ 冲阳：足阳明胃经“原”穴。在足背最高处，当跗长伸肌腱和趾长伸肌腱之间，足背动脉搏动处。

⑥ 解溪：足阳明胃经“经”穴。在足背与小腿交界处的横纹中央凹陷处，当跗长伸肌腱与趾长伸肌腱之间。

⑦ 丰隆：足阳明胃经“络”穴。在小腿前外侧，当外踝尖上 8 寸，条口外，距胫骨前缘二横指。

⑧ 下巨虚：足阳明胃经穴，小肠“下合”穴。在小腿前外侧，当犊鼻下 9 寸，距胫骨前缘一横指。

⑨ 条口：足阳明胃经穴。在小腿前外侧，当犊鼻下 8 寸，距胫骨前缘一横指。

⑩ 上巨虚：足阳明胃经穴，大肠“下合”穴。在小腿前外侧，当犊鼻下 6 寸，距胫骨前缘一横指。

⑪ 三里：即足三里，足阳明胃经“合”穴，胃腑“下合”穴，为保健要穴。在小腿前外侧，当犊鼻下 3 寸，距胫骨前缘一横指。

⑫ 犊鼻：足阳明胃经穴。屈膝，在膝部，髌骨与髌韧带外侧凹陷中。

⑬ 梁丘：足阳明胃经“郄”穴。屈膝，大腿前面，当髂前上棘与髌底外侧端的连

线上，髌底上 2 寸。

⑭ 阴市：足阳明胃经穴。在大腿前面，当髂前上棘与髌底外侧端的连线上，髌底上 3 寸。

⑮ 伏兔：足阳明胃经穴。在大腿前面，当髂前上棘与髌底外侧端的连线上，髌底上 6 寸。

⑯ 髀关：足阳明胃经穴。在大腿前面，当髂前上棘与髌底外侧端的连线上，屈髋时，平会阴，居缝匠肌外侧凹陷处。

气冲①二穴（在归来下，鼠鼷上一寸动脉中）。

归来②二穴（在水道下二寸③）。

水道④二穴（在大巨下三寸⑤）。

大巨⑥二穴（在外陵下一寸）。

外陵⑦二穴（在天枢下一寸）。

天枢⑧二穴（一名长溪，一名谷门，在肓腧旁一寸五分，挟脐二寸）。

滑肉门⑨二穴（在大一下一寸）。

大一⑩二穴（在关门下一寸）。

关门⑪二穴（在梁门下一寸）。

梁门⑫二穴（在承满下一寸）。

承满⑬二穴（在不容下一寸）。

不容⑭二穴（在幽门旁相去各一寸五分，下同）。

乳根⑮二穴（在乳中下一寸六分陷中，仰而取之）。

乳中⑯二穴（当乳中是也）。

膺窗⑰二穴（在屋翳下一寸六分）。

屋翳⑱二穴（在库房下一寸六分陷中）。

库房⑲二穴（在气户下一寸六分陷中）。

气户⑳二穴（在巨骨下腧府两旁，相去各二寸陷中，下同）。

【校注】

① 气冲：足阳明胃经穴，冲脉之所起。 在腹股沟稍上方，当脐中下 5 寸，距前正中线 2 寸。

② 归来：足阳明胃经穴。 在下腹部，当脐中下 4 寸，距前正中线 2 寸。

③ 在水道下二寸：应为“在水道下一寸”，此处疑为传抄错误。

④ 水道：足阳明胃经穴。 在下腹部，当脐中下 3 寸，距前正中线 2 寸。

⑤ 在大巨下三寸：应为“在大巨下一寸”，此处疑为传抄错误。

⑥ 大巨：足阳明胃经穴。 在下腹部，当脐中下 2 寸，距前正中线 2 寸。

⑦ 外陵：足阳明胃经穴。 在下腹部，当脐中下 1 寸，距前正中线 2 寸。

⑧ 天枢：足阳明胃经穴，大肠募穴，足阳明、足少阴及冲脉的交会穴。 在腹中部，平脐中，距脐中 2 寸。

⑨ 滑肉门：足阳明胃经穴。 在上腹部，当脐中上 1 寸，距前正中线 2 寸。

⑩ 大一：即“太乙”， 足阳明胃经穴。 在上腹部，当脐中上 2 寸，距前正中线 2 寸。

⑪ 关门：足阳明胃经穴。 在上腹部，当脐中上 3 寸，距前正中线 2 寸。

⑫ 梁门：足阳明胃经穴。 在上腹部，当脐中上 4 寸，距前正中线 2 寸。

⑬ 承满：足阳明胃经穴。 在上腹部，当脐中上 5 寸，距前正中线 2 寸。

⑭ 不容：足阳明胃经穴。 在上腹部，当脐中上 6 寸，距前正中线 2 寸。

⑮ 乳根：足阳明胃经穴。 在胸部，当乳头直下，乳房根部，当第五肋间隙，距前正中线 4 寸。

⑯ 乳中：足阳明胃经穴。 在胸部，当第四肋间隙，乳头中央，距前正中线 4 寸。

⑰ 膺窗：足阳明胃经穴。 在胸部，当第三肋间隙，距前正中线 4 寸。

⑱ 屋翳：足阳明胃经穴。 在胸部，当第二肋间隙，距前正中线 4 寸。

⑲ 库房：足阳明胃经穴。 在胸部，当第一肋间隙，距前正中线 4 寸。

⑳ 气户：足阳明胃经穴。 在胸部，当锁骨中点下缘，距前正中线 4 寸。

缺盆[1]二穴（一名天盖，在肩下横骨陷中）。

气舍[2]二穴（在颈，直人迎下，挟天突陷中）。

水突[3]二穴（一名水门，在颈大筋前，直人迎下，气舍上）。

人迎[4]二穴（一名五会，在颈，大脉动应手，挟结喉旁一寸五分，以候五脏气）。

大迎[5]二穴（在曲颔前一寸二分，骨陷中动脉）。

地仓[6]二穴（一名胃维，挟口吻旁四分外，跷脉、足阳明之交会）。

巨髎[7]二穴（挟鼻孔旁八分，直目瞳子）。

四白[8]二穴（在目下一寸，直目瞳子）。

承泣[9]二穴（在目下七分，直目瞳子）。

颊车[10]二穴（在耳下，曲颊端陷中）。

下关[11]二穴（在上关下，合口有空）。

头维[12]二穴（在额角入发际，本节旁一寸五分）。

【校注】

① 缺盆：足阳明胃经穴。在锁骨上窝中央，距前正中线4寸。

② 气舍：足阳明胃经穴。在颈部，当锁骨内侧端的上缘，胸锁乳突肌的胸骨头与锁骨头之间。

③ 水突：足阳明胃经穴。在颈部，胸锁乳突肌的前缘，当人迎与气舍连线的中点。

④ 人迎：足阳明胃经穴，足阳明、足少阳经交会穴。在颈部，喉结旁，当胸锁乳突肌的前缘，颈总动脉搏动处。

⑤ 大迎：足阳明胃经穴。在下颌角前方，咬肌附着部前缘，当面动脉搏动处。

⑥ 地仓：足阳明胃经穴，手足阳明经、阳跷脉交会穴。在面部，口角外侧，上直

对瞳孔。

⑦ 巨髎：足阳明胃经穴，足阳明经、阳跷脉交会穴。在面部，瞳孔直下，平鼻翼下缘处，当鼻唇沟外侧。

⑧ 四白：足阳明胃经穴。在面部，瞳孔直下，当眶下孔凹陷处。

⑨ 承泣：足阳明胃经穴，足阳明经、阳跷脉、任脉交会穴。在面部，瞳孔直下，当眼球与眶下缘之间。

⑩ 颊车：足阳明胃经穴。在面颊部，下颌角前上方约一横指（中指），当咀嚼时咬肌隆起，按之凹陷处。

⑪ 下关：足阳明胃经穴，足阳明经、足少阳经交会穴。在面部耳前方，当颧弓与下颌切迹所形成的凹陷中。

⑫ 头维：足阳明胃经穴，足阳明经、足少阳经、阳维脉交会穴。在头侧部，当额角发际 0.5 寸，头正中线旁 4.5 寸。

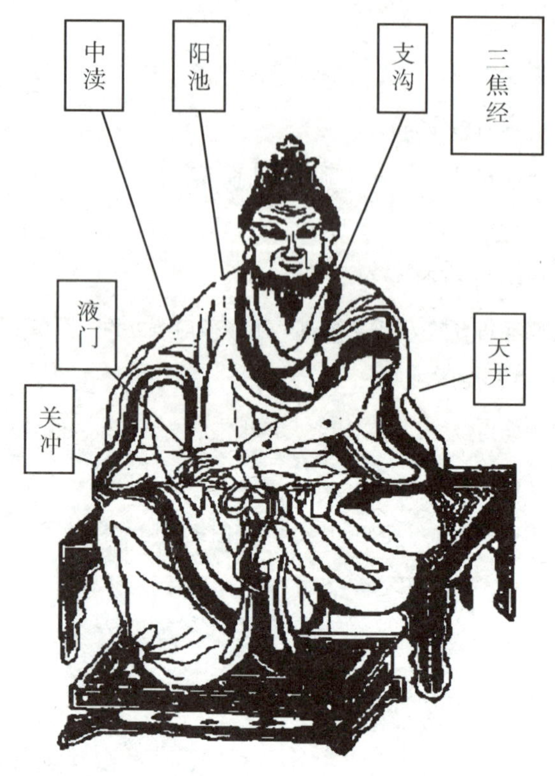

手少阳三焦经[①]

手少阳之脉，起于小指次指[②]之端，（次指端，关冲之位也），上出两指之间[③]，（本节前液门，后中渚穴也），循手表腕[④]（阳池穴分也），出臂外两骨[⑤]之间（两骨间，支沟所在焉），上贯肘（肘后，天井穴分也），循臑外上肩，而交出足少阳之后[⑥]（足少阳在手少阳之后，上肩，而手少阳复在其后），入缺盆，交膻中[⑦]（《难经》云：膻中在玉堂下，同身寸之一寸六分，直两乳内间是也），散络心包[⑧]（心包为三焦之雌[⑨]，故三焦脉络心包也），下膈，偏[10]属三焦（手少阳为三焦之经，故其脉偏属三焦）。其支者从膻中上出缺盆，上项[11]，挟耳后，直上出耳上角[12]，以屈下颊至䪼[13]。其支者，从耳后入耳中，出走耳前，过客主人[14]前，交颊至目锐眦[15]（手少阳自此交入足少阳）。

【校注】

① 手少阳三焦经：十二经脉之第十经。手少阳三焦经基本走向是“从手走头”，在体内联系三焦、心包、眼、耳等脏腑和器官，在体外分布于上肢内侧中间、肩部及侧头部。

② 小指次指：小指一侧的次指，即无名指。

③ 两指之间：指第四、五掌骨之间。

④ 手表腕：手的表面，即腕背，又名“手背”，手掌部的背侧面。

⑤ 臂外两骨：前臂外侧面可扪得两长骨，直达腕部，即现在的尺骨、桡骨。若在前臂内侧扪得两骨，名为“臂内两骨”，亦指尺骨、桡骨。

⑥ 交出足少阳之后：手少阳经脉行至肩胛骨后下方天髎穴，经肩关节后方上肩交于手太阳小肠经秉风穴，从足少阳后面交会于胆经肩井穴，向前穿过足少阳胆经。

⑦ 膻中：前胸部正中，两乳之间的部位，为心主之宫城。

⑧ 散络心包：脉气散布，联络于心包。

⑨ 心包为三焦之雌：心包与三焦相表里，心包属阴经而为雌，三焦属阳经而为雄，故心包为三焦之雌。

⑩ 偏：通“遍”，统遍。

⑪ 项：后项部，此指项后第七颈椎处大椎穴，手少阳经与之交会。

⑫ 耳上角：耳轮的上方。

⑬ 以屈下颊至䪼：屈下，由耳上角曲折而下。䪼，指眼眶的下方。手少阳经行至耳角上方后，再屈而下行到面颊，抵达眼眶下缘的部位。

⑭ 客主人：颧骨弓上方的空软处，足少阳经“上关”穴所居的周围部位，也是上关穴的别称。

⑮ 交颊至目锐眦：目锐眦，外眼角。其义为与前脉（屈而下行至面颊部的脉）交叉于面颊部，到达外眼角。《类经》十二经脉注：“此支从耳后翳风入耳中，过手太阳之听宫，出走耳前之耳门，过足少阳之客主人，交颊循和髎，上丝竹空，至目锐眦，会于瞳子髎穴。手少阳经止于此，而接乎足少阳经也。”

是动则病（手少阳常少血多气，今气先病，是为是动也），耳聋浑浑焞焞[1]，嗌肿，喉痹。是主气所生病[2]者（血受病于气，是气之所生，故云所生病也。手少阳血少气多，乃人之常数也，亦有异于常者。《灵枢经》曰：手少阳之上，血气盛则眉美以长，耳色美，血气皆少则耳焦恶色。手少阳之下，血气盛则手捲[3]多肉以温，血气少则寒以瘦，气少血多则瘦而多脉，由此则手少阳血气多少可得而知之也），汗出，目锐眦痛，耳后、肩、臑、肘、臂外皆痛，小指次指不用。盛者人迎大一倍于寸口，虚者人迎反小于寸口也。

【校注】

① 浑浑焞焞（tūn　吞）：《太素》卷八首篇注：“耳聋声也。”《类经》：“不明貌。”在此引申为不清利。

② 主气所生病：《太素》卷八首篇注：“气谓三焦气液。”《类经》：“三焦为水渎之府，水病必由乎气也。”

③ 捲（quán　权）：通“拳”，握拳。

手少阳三焦经左右凡四十六穴[1]

关冲[2]二穴（在手少指[3]次指之端，去爪甲如韭叶）。

液门[4]二穴（在手小指次指间陷中）。

中渚[5]二穴（在手小指次指本节后间）。

阳池[6]二穴（一名别阳，在手表腕上陷中）。

外关[7]二穴（在腕后二寸，别走心主）。

支沟[8]二穴（在腕后三寸，两骨之间）。

会宗[9]二穴（在腕后三寸空中）。

三阳络[10]二穴（在臂上大交脉，支沟上一寸）。

四渎[11]二穴（在肘前五寸，外廉陷中）。

天井[12]二穴（在肘外大骨之后，肘上一寸陷中）。

清冷渊[13]二穴（在肘上二寸）。

消泺[14]二穴（在肩下臂外间，腋斜肘分下行）。

臑会[15]二穴（在肩前廉，去肩头三寸）。

肩髎[16]二穴（在肩端臑上，举臂取之）。

【校注】

① 手少阳三焦经左右凡四十六穴：手少阳三焦经共有经穴 23 个，左右两侧共有经穴 46 个，与现代经穴数目相同。

② 关冲：手少阳三焦经“井”穴。在手环指末节尺侧，距指甲角 0.1 寸。

③ 手少指：即手小指。

④ 液门：手少阳三焦经“荥”穴。在手背部，当第四、五指间，指蹼缘后方赤白肉际处。

⑤ 中渚：手少阳三焦经“输”穴。在手背部，当环指本节（掌指关节）后方，第四、五掌骨间凹陷处。

⑥ 阳池：手少阳三焦经“原”穴。在腕背横纹中，当指总伸肌腱的尺侧缘凹陷处。

⑦ 外关：手少阳三焦经“络”穴，八脉交会穴通“阳维脉”。在前臂背侧，当阳池与肘尖的连线上，腕背横纹上 2 寸，尺骨与桡骨之间。

⑧ 支沟：手少阳三焦经“经”穴。在前臂背侧，当阳池与肘尖的连线上，腕背横纹上 3 寸，尺骨与桡骨之间。

⑨ 会宗：手少阳三焦经“郄”穴。在前臂背侧，当腕背横纹上 3 寸，支沟尺侧，尺骨的桡侧缘。

⑩ 三阳络：手少阳三焦经穴。在前臂背侧，腕背横纹上 4 寸，尺骨与桡骨之间。

⑪ 四渎：手少阳三焦经穴。在前臂背侧，当阳池与肘尖的连线上，肘尖下 5 寸，尺骨与桡骨之间。

⑫ 天井：手少阳三焦经“合”穴。在臂外侧，屈肘时，当肘尖直上 1 寸凹陷处。

⑬ 清冷渊：手少阳三焦经穴。在臂外侧，屈肘时，当肘尖直上 2 寸，即天井上 1 寸。

⑭ 消泺：手少阳三焦经穴。在臂外侧，当清冷渊与臑会连线中点处。

⑮ 臑会：手少阳三焦经穴。在臂外侧，当肘尖与肩髎的连线上，肩髎下 3 寸，三角肌的后下缘。

⑯ 肩髎：手少阳三焦经穴。在肩部，肩髃后方，当臂外展时，于肩峰后下方呈现凹陷处。

天髎[①]二穴（在肩缺盆中上毖骨[②]之际陷中）。

天牖[③]二穴（在颈大筋外缺盆上，天容后，天柱前，完骨下发际上）。

翳风[④]二穴（在耳后尖角陷中）。

瘈脉[⑤]二穴（在耳本后鸡足青脉[⑥]耳中）。

颅息[⑦]二穴（在耳后青脉中）。

丝竹空[⑧]二穴（一名目髎，在眉后陷中）。

角孙[⑨]二穴（在耳郭中间上，开口有空）。

和髎[⑩]二穴（在耳前兑发陷中）。

耳门[⑪]二穴（在耳前起肉[⑫]，当耳中缺者）。

【校注】

① 天髎：手少阳三焦经穴。在肩胛部，肩井与曲垣的中间，当肩胛骨上角处。

② 毖骨：即肩胛骨的肩胛冈。

③ 天牖：手少阳三焦经穴。在颈侧部，当乳突的后下方，平下颌角，胸锁乳突肌的后缘。

④ 翳风：手少阳三焦经穴。在耳垂后方，当乳突与下颌角之间的凹陷处。

⑤ 瘈脉：手少阳三焦经穴。在头部，耳后乳突中央，当角孙与翳风之间，沿耳轮连线的中、下 1/3 交点处。

⑥ 耳本后鸡足青脉：耳本，即耳根。耳根后面的青色络脉，因其形多如鸡爪而名。

⑦ 颅息：手少阳三焦经穴。在头部，当角孙与翳风之间，沿耳轮连线的上、中 1/3 交点处。

⑧ 丝竹空：手少阳三焦经穴。在面部，当眉梢凹陷处。

⑨ 角孙：手少阳三焦经穴。在头部，折耳郭向前，当耳尖直上入发际处。

⑩ 和髎：手少阳三焦经穴，手少阳、足少阳与手太阳的交会穴。在头侧部，当鬓发后缘，平耳郭根之前方，颞浅动脉的后缘。

⑪ 耳门：手少阳三焦经穴。在面部，当耳屏上切迹的前方，下颌骨髁状突后缘，

张口有凹陷处。

⑫ 耳前起肉：此指耳珠。

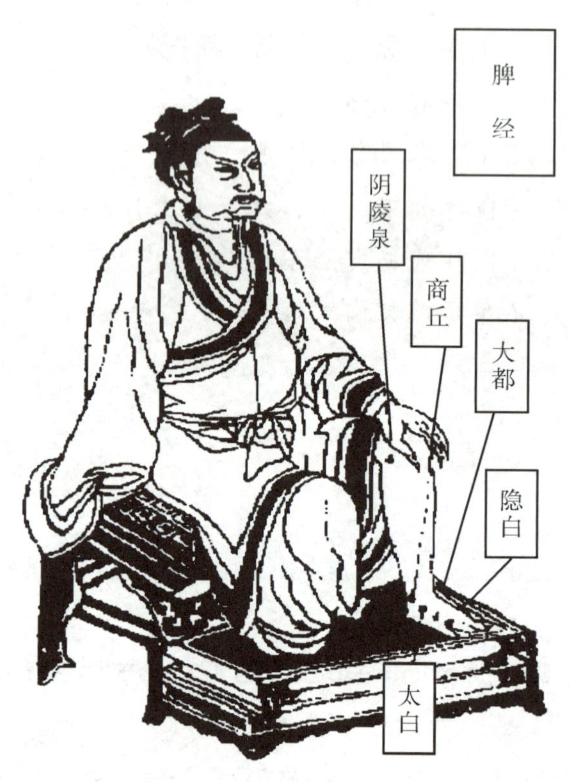

足太阴脾经[1]

足太阴之脉，起于大指之端，循指内侧（大指内侧，隐白所居。《素问》曰：太阴之根，起于隐白），白肉际[2]，过核骨[3]后（核骨之下，太白所居焉），上内踝前廉（商丘居此，内踝之前），上踹[4]内（踹，谓胫之鱼腹也），循骺骨[5]后，交出厥阴之前[6]（厥阴行太阴之前，至骺骨之后，而太阴复在其前），上循膝（膝下内侧，阴陵泉所在焉）、股内前廉，入腹，属脾（足太阴脾之经，故其脉属于脾），络胃（胃者脾之雄[⑦]，故脾脉络于胃也），上膈，挟咽，连舌本（舌本与会厌相连，发泄声音之所也），散舌下[⑧]（舌下有泉焉，乃脾之灵津也，道家饮此以延生，号曰华池。仲长统曰：漱舌下泉而咽之，名曰台仓）。其支者，复从胃，别上膈，注心中[⑨]（足太阴自此交入手少阴）。

【校注】

① 足太阴脾经：十二经脉之第四经。足太阴脾经基本走向是“从足走腹”，在体内联系脾、胃、心、舌、咽等脏腑和器官，在体外分布于下肢内侧前缘、胸腹。

② 白肉际：又称“赤白肉际”，指手足两侧阴阳面的分界处，即掌（蹠）面与背面皮肤的边缘。掌（蹠）面皮肤较厚而色浅，称白肉；背面的皮肤较薄而色深，称赤肉。掌（蹠）面与背面皮肤的交界处即为“赤白肉际”。

③ 核骨：足部第一跖趾关节后内侧凹出的圆骨，形如半个果核而名，即第一蹠骨头部突起，现称第一跖骨小头。

④ 踹：通“腨”，腘窝下胫骨后肌肉隆起处，因其中似有肠在内，现代称之为“腓肠肌”，俗称“小腿肚”。

⑤ 骱骨：指胫骨，也称胻骨。

⑥ 交出厥阴之前：《十四经发挥》注：“由三阴交上腨内，循胻骨后之漏谷上行二寸交出足厥阴经之前，至地机、阴陵泉。”

⑦ 胃者脾之雄：脾与胃相表里，脾属阴经而为雌，胃属阳经而为雄，故胃为脾之雄。

⑧ 连舌本，散舌下：舌的根部称为“舌本”，舌的下面称为“舌下”。

⑨ 复从胃，别上膈，注心中：《十四经发挥》注：“此支由腹哀别行，再从胃部中脘穴之外上膈，注于膻中之里心之分，以交于手少阴。”

是动则病（足太阴常多气少血，今气先病，是为是动），舌本强[①]，食则呕（《素问》所谓食则呕者，物盛满而上溢，故呕也），胃脘痛（以其脉络胃故耳），腹胀（《素问》所谓病胀者，太阴子也，十一月万物之气皆藏于中，故曰病胀），善噫（《素问》曰：心为噫[②]，今足太阴之阴气盛，而上走于心，故为噫耳，以其脉支者复从胃别上膈，注心中故也），得后与气[③]则快然如衰[④]（《素问》所谓得后与气则快然如衰者，十二月阴气下衰，而阳气自出，故病如是），身体皆重[⑤]（以脾主肉，故脾病则身体重）。是主脾所生病者（血受病于气，是气之所生，故云所生病也），舌本痛，体不能动摇，食不下，烦心，心下急痛，寒疟[⑥]（凡疟先寒而后热者，谓之寒疟；先热而后寒者，谓之温疟[⑦]；但热而不寒者，谓之瘅疟[⑧]），溏瘕泄[⑨]水下（按《甲乙经》作溏泄疾，水闷溏泄谓如鸭之溏也。《素问》所谓鹜溏[⑩]者是矣），黄疸[⑪]，不能卧，强立[⑫]股膝内肿厥[⑬]（按《甲乙经》作好卧不能食肉，唇青，强立股膝内[⑭]），足大指不用。盛者寸口大三倍于人迎，虚者寸口反小于人迎也。

【校注】

① 舌本强（jiàng 匠）：强，僵硬，不柔和。指舌根僵硬，失于灵活。

② 噫（ài 爱）：即嗳气，指饱食后的逆气。《景岳全书》："噫者，饱食之息，即嗳气也。"

③ 得后与气：后，此指大便；气，此指矢气（放屁）。

④ 衰：失去，意指犹如失去重负之感。

⑤ 重：重著，沉滞不利。

⑥ 寒疟：因寒气内伏，再感风邪而诱发的一种疟病。表现为寒多热少，日发一次，或间日发作，发时头痛，无汗或微汗，脉弦紧有力。

⑦ 温疟：内有伏邪，至夏季感受暑热而发的一种疟病。表现为先热后寒、热重寒轻、汗或多或少、口渴喜凉饮、舌红、脉轻按浮数重按无力。

⑧ 瘅疟：疟病由于感邪后里热炽盛而发，表现为发作时只发热不寒战、烦躁气粗、胸闷欲呕。

⑨ 溏瘕泄：《太素》卷八首篇注："溏，食消利也；瘕，食不消，瘕而为积病也；泄，食不消飧泄也。"《类经》十二经病注："脾寒则为溏泻，脾滞则为癥瘕，脾病不能制水，则为泄。"

⑩ 鹜溏：鹜，野鸭。大便水粪相杂，青黑如鸭粪者。

⑪ 黄疸：以目黄、身黄、小便黄为主要临床表现的病症，其中以目睛黄染为本病特征。

⑫ 强立：勉强站立。

⑬ 厥：厥冷。

⑭ 强立股膝内：此处似为断语，文下应有"肿厥"。

足太阴脾经左右凡四十二穴[①]

隐白[②]二穴（在足大指内侧端，去爪甲角如韭叶）。

大都[③]二穴（在足大指本节后陷中）。

太白[④]二穴（在足内侧核骨下陷中）。

公孙[⑤]二穴（在足大指本节之后一寸）。

商丘[⑥]二穴（在足内踝下微前陷中）。

三阴交[⑦]二穴（在内踝上三寸，骨下陷中）。

漏谷[⑧]二穴（在内踝上六寸，骨下陷中）。

地机[9]二穴（一名脾舍，在别走上一寸空中，膝下五寸）。
阴陵泉[10]二穴（在膝下内侧，辅骨下陷中）。
血海[11]二穴（在膝膑上内廉，白肉际二寸）。
箕门[12]二穴（在鱼腹上越筋间，阴股内动脉中）。

·

【校注】

① 足太阴脾经左右凡四十二穴：足太阴脾经共有经穴 21 个，左右两侧共有经穴 42 个，与现代经穴数目相同。

② 隐白：足太阴脾经“井”穴。在足大趾末节内侧，距趾甲角 0.1 寸。

③ 大都：足太阴脾经“荥”穴。在足内侧缘，当足大趾本节（第一跖趾关节）前下方赤白肉际凹陷处。

④ 太白：足太阴脾经“输”穴、“原”穴。在足内侧缘，当足大趾本节（第一跖骨关节）后下方赤白肉际凹陷处。

⑤ 公孙：足太阴脾经“络”穴，八脉交会穴通“冲脉”。在足内侧缘，当第一跖骨基底部的前下方。

⑥ 商丘：足太阴脾经“经”穴。在足内踝前下方凹陷中，当舟骨结节与内踝尖连线的中点处。

⑦ 三阴交：足太阴脾经穴，足太阴、少阴、厥阴经交会穴。在小腿内侧，当足内踝尖上 3 寸，胫骨内侧缘后方。

⑧ 漏谷：足太阴脾经穴。在小腿内侧，当内踝尖与阴陵泉的连线上，距内踝尖 6 寸，胫骨内侧缘后方。

⑨ 地机：足太阴脾经“郄”穴。在小腿内侧，当内踝尖与阴陵泉的连线上，阴陵泉下 3 寸。

⑩ 阴陵泉：足太阴脾经“合”穴。在小腿内侧，当胫骨内侧髁后下方凹陷处。

⑪ 血海：足太阴脾经穴。屈膝，在大腿内侧，髌底内侧端上 2 寸，当股四头肌内侧头的隆起处。

⑫ 箕门：足太阴脾经穴。在大腿内侧，当血海与冲门连线上，血海上 6 寸。

冲门[①]二穴（去大横五寸，在府舍下，横骨端）。
府舍[②]二穴（在腹结下三寸）。
腹结[③]二穴（一名肠屈，在大横下三寸）。
大横[④]二穴（在腹哀下三寸五分）。
腹哀[⑤]二穴（在日月下一寸五分）。
食窦[⑥]二穴（在天溪下一寸六分）。
天溪[⑦]二穴（在胸乡下一寸六分）。
胸乡[⑧]二穴（在周荣下一寸六分）。
周荣[⑨]二穴（在中府下一寸六分陷中）。
大包[⑩]二穴（在渊腋下三寸，九肋间）。

【校注】

① 冲门：足太阴脾经穴，足太阴、足厥阴经交会穴。在腹股沟外侧，距耻骨联合上缘中点 3.5 寸，当髂外动脉搏动处的外侧。

② 府舍：足太阴脾经穴，足太阴、足厥阴、阴维脉交会穴。在下腹部，当脐中下 4 寸，冲门上方 0.7 寸，距前正中线 4 寸。

③ 腹结：足太阴脾经穴，足太阴、阴维脉交会穴。在下腹部，大横下 1.3 寸，距前正中线 4 寸。

④ 大横：足太阴脾经穴，足太阴、阴维脉交会穴。在腹中部，距脐中 4 寸。

⑤ 腹哀：足太阴脾经穴，足太阴、阴维脉交会穴。在上腹部，当脐中上 3 寸，距前正中线 4 寸。

⑥ 食窦：足太阴脾经穴。在胸外侧部，当第五肋间隙，距前正中线 6 寸。

⑦ 天溪：足太阴脾经穴。在胸外侧部，当第四肋间隙，距前正中线 6 寸。

⑧ 胸乡：足太阴脾经穴。在胸外侧部，当第三肋间隙，距前正中线6寸。

⑨ 周荣：足太阴脾经穴。在胸外侧部，当第二肋间隙，距前正中线6寸。

⑩ 大包：足太阴脾经穴，“脾之大络”。在侧胸部，腋中线上，当第六肋间隙处。

督脉[①]

督脉者，起于下极之腧[②]，并于脊里[③]，上至风府[④]，入脑[⑤]，上巅，循额，至鼻柱[⑥]。属阳脉之海[⑦]也。中行凡二十七穴[⑧]。

【校注】

① 督脉：奇经八脉之一，督脉是统率全身阳气、行于人体后正中线而具有专穴的奇经经脉。起于少腹胞中，经背腰而上行至头项面部。因其行于背腰，虽不直接内属脏腑，但在循行过程中与各个内应的脏腑相关，并与奇恒之腑脑、骨髓、胞宫和鼻、唇等器官联系密切。体表循行主要在腰背部正中、头项、面部。原书中无“督脉”标题，现据全书体例增补。

② 下极之腧：一说是会阴部；一说是长强穴。督脉起于胞宫，出于会阴，其穴始于尾骨端长强。

③ 脊里：脊柱里面。

④ 风府：督脉穴名，在项后发际正中直上1寸。督脉沿脊柱上行于腰背正中，直至项后风府穴处。

⑤ 入脑：此为络脑，深入颅内联络大脑。

⑥ 鼻柱：鼻梁。督脉循前额正中到鼻柱下方，终止于唇内龈交穴处。

⑦ 阳脉之海：督脉联系手足三阳经，全身六阳经都在大椎穴与督脉发生交会。因此，督脉为人体阳气之总汇，是阳气功能集中表现的地方，称为“阳脉之海”，为阳脉之督纲。能够统摄全身阳气，维系人身元阳。

⑧ 中行凡二十七穴：督脉共有经穴27个，分布在背腰骶部后正中线、头项和面部正中，均为单穴，不左右对称排列。与现代经穴数目相比，缺少“中枢”一穴。

鼻柱下①

素髎②一穴（在鼻柱上端）。

水沟③一穴（一名人中，在鼻柱下，督脉、手阳明之交会，直唇取之也）。

兑端④一穴（在唇上端）

龈交⑤一穴（在唇内，齿上龈缝筋中，督、任二脉之会）

额上行⑥

神庭⑦一穴（直鼻上，入发际五分，督脉、足太阳、阳明三脉之会）

上星⑧一穴（在神庭后，入发际一寸）

囟会⑨一穴（在上星后一寸）

前顶⑩一穴（在囟会后一寸五分）

百会⑪一穴（一名三阳五会⑫，在前顶后一寸五分，顶中央旋毛中陷容豆⑬，督脉、足太阳之交会）

顶后至项⑭

后顶⑮一穴（一名交冲，在百会后一寸五分）

强间⑯一穴（一名大羽，在后顶后一寸五分）

脑户⑰一穴（一名匝风，一名合颅，在枕骨上，强间后一寸五

分，督脉、足太阳之会）

风府[18]一穴（一名舌本，入顶发际一寸，脑户后一寸五分，顶大筋肉宛宛中）

哑门[19]一穴（在风府后五分，入发际五分，入系舌本，阳维之会，仰头取之）

【校注】

① 鼻柱下：督脉在鼻柱下方正中，共有素髎、水沟、兑端、龈交 4 穴。

② 素髎：督脉经穴。在面部，当鼻尖的正中央。

③ 水沟：督脉经穴，督脉、手足阳明经交会穴。在面部，当人中沟的上 1/3 与中 1/3 交点处。

④ 兑端：督脉经穴。在面部，当上唇的尖端，人中沟下端的皮肤与唇的移行部。

⑤ 龈交：督脉经穴，督脉、任脉、足阳明胃经交会穴。在上唇内，唇系带与上齿龈的相接处。

⑥ 额上行：督脉在额部正中上行至头项，共有神庭、上星、囟会、前顶、百会 5 穴。

⑦ 神庭：督脉经穴，督脉、足太阳、足阳明经交会穴。在头部，当前发际正中直上 0.5 寸。

⑧ 上星：督脉经穴。在头部，当前发际正中直上 1 寸。

⑨ 囟会：督脉经穴。在头部，当前发际正中直上 2 寸（百会前 3 寸）。

⑩ 前顶：督脉经穴。在头部，当前发际正中直上 3.5 寸（百会前 0.5 寸）。

⑪ 百会：督脉经穴，手足少阳、足太阳、督脉、足厥阴经交会穴。在头部，当前发际正中直上 5 寸，或两耳尖连线中点处。

⑫ 三阳五会：指百会穴，因其贯通诸经而治百病，为手少阳、足少阳、足太阳、足厥阴、督脉五脉之交会穴，故名。

⑬ 顶中央旋毛中陷容豆：虽《铜人》取此穴有"顶中央旋毛"的记载，但个体差

异较大，旋毛有单、有双者，也有旋毛不正者，不能为据。百会穴在两顶骨结节中间，按压颅骨有明显凹陷处，《针灸甲乙经》所谓“陷可容指”。

⑭ 项后至项：督脉在头顶正中下行到项后，共有后顶、强间、脑户、风府、哑门5穴。

⑮ 后顶：督脉经穴。在头部，当后发际正中直上5.5寸（脑户上3寸）。

⑯ 强间：督脉经穴。在头部，当后发际正中直上4寸（脑户上1.5寸）。

⑰ 脑户：督脉经穴，督脉、足太阳经交会穴。在头部，后发际正中直上2.5寸，风府上1.5寸，枕外隆凸的上缘凹陷处。

⑱ 风府：督脉经穴，督脉、阳维脉交会穴。在项部，当后发际正中直上1寸，枕外隆凸直下，两侧斜方肌之间凹陷处。

⑲ 哑门：督脉经穴，督脉、阳维脉交会穴。在项部，当后发际正中直上0.5寸，第一颈椎下。

背脊下[①]

大椎[②]一穴（在第一椎[③]上陷中，三阳、督脉所发）

陶道[④]一穴（在顶大椎节下间，督脉、足太阳之会，俛而取之）

身柱[⑤]一穴（在第三椎节下间，俛而取之）。

神道[⑥]一穴（在第五椎节下间，俛而取之）。

灵台[⑦]一穴（在第六椎下间，俛而取之）。

至阳[⑧]一穴（在第七椎节下间，俛而取之）。

筋缩[⑨]一穴（在第九椎节下间，俛而取之）。

脊中[⑩]一穴（在第十一椎节下间，俛而取之。禁不可灸，令人伛偻[⑪]）。

悬枢[⑫]一穴（在第十三椎节下间，伏[⑬]而取之）。

命门[⑭]一穴（在第十四椎节下间，伏而取之）。

阳关[⑮]一穴（在第十六椎节下间，伏而取之）。

腰腧[16]一穴（在第二十一椎节下间，伏而取之）。

长强[17]一穴（在脊骶端）。

【校注】

① 背脊下：督脉在背部脊柱下方正中，共有大椎、陶道、身柱、神道、灵台、至阳、筋缩、脊中、悬枢、命门、阳关、腰俞、长强 13 穴。

② 大椎：督脉经穴，督脉、手三阳经、足三阳经交会穴。在后正中线上，第七颈椎棘突下凹陷中，与肩平齐。

③ 椎：脊柱骨。

④ 陶道：督脉经穴，督脉、足太阳经交会穴。在背部，当后正中线上，第一胸椎棘突下凹陷中。

⑤ 身柱：督脉经穴。在背部，当后正中线上，第三胸椎棘突下凹陷中。

⑥ 神道：督脉经穴。在背部，当后正中线上，第五胸椎棘突下凹陷中。

⑦ 灵台：督脉经穴。在背部，当后正中线上，第六胸椎棘突下凹陷中。

⑧ 至阳：督脉经穴。在背部，当后正中线上，第七胸椎棘突下凹陷中。

⑨ 筋缩：督脉经穴。在背部，当后正中线上，第九胸椎棘突下凹陷中。

⑩ 脊中：督脉经穴。在背部，当后正中线上，第十一胸椎棘突下凹陷中。

⑪ 伛偻（yǔ lǚ 语 吕）：腰背弯曲。

⑫ 悬枢：督脉经穴。在腰部，当后正中线上，第一腰椎棘突下凹陷中。

⑬ 伏：通“俯”，俯伏。

⑭ 命门：督脉经穴。在腰部，当后正中线上，第二腰椎棘突下凹陷中。

⑮ 阳关：督脉经穴。在腰部，当后正中线上，第四腰椎棘突下凹陷中。

⑯ 腰腧：即腰俞穴，督脉经穴。在骶部，当后正中线上，适对骶管裂孔。

⑰ 长强：督脉经“络”穴，督脉、足少阳、足少阴经交会穴。在尾骨端下，当尾骨端与肛门连线的中点处。

任脉[①]

任脉者，起于中极之下[②]，以上毛际，循腹里[③]，上关元[④]，至咽喉。属阴脉之海[⑤]也。中行凡二十四穴[⑥]。

【校注】

① 任脉：奇经八脉之一，任脉是统揽全身阴气、行于人体前正中线而具有专穴的奇经经脉。起于少腹胞中，经胸腹正中上达于面部。因其行于胸腹，虽不直接内属脏腑，但在循行过程中与各个内应的脏腑相关，并与胞宫、口唇、眼发生联系。体表循行主要在胸腹部和面部。原书中无“任脉”标题，现据全书体例增补。

② 中极之下：脐下四寸中极穴下方深部，即胞宫之所。

③ 腹里：少腹之里，即腹腔内。

④ 关元：任脉穴名，在小腹部脐下三寸。任脉与督脉、冲脉同出而“一源三岐”，起始于少腹胞中，下出于会阴部，沿阴毛向上进入腹中，行至关元。

⑤ 阴脉之海：任脉联系三阴经，足三阴经直接在中极、关元穴处与任脉发生交会，并通过上交手三阴，使全身阴经与任脉联系起来。故任脉为人体阴气之总汇，是阴经气血集中汇聚的地方，称为“阴脉之海”。

⑥ 中行凡二十四穴：任脉共有经穴 24 个，分布在胸腹前正中线、颈部和面部正中，均为单穴，不左右对称排列，与现代经穴数目相同。

颐前[①]

承浆[②]一穴（一名天池，在颐前唇下陷中，足阳明、任脉之会）。

颔下[③]

廉泉[④]一穴（在颐下结喉上，一名舌本，阴维、任脉之会，仰而取之）。

膺腧[⑤]

天突[⑥]一穴（一名五户，在颈，结喉下四寸宛宛中）。

璇玑[⑦]一穴（在天突下一寸陷中）。

华盖[⑧]一穴（在璇玑下一寸）。

紫宫[⑨]一穴（在华盖下一寸六分）。

玉堂[⑩]一穴（一名玉英，在紫宫下一寸六分）。

膻中[⑪]一穴（一名元儿，在玉堂下一寸六分，两乳间）。

中庭[⑫]一穴（在膻中下一寸六分）。

【校注】

① 颐前：任脉在面颊正中，有承浆1穴。

② 承浆：任脉经穴，任脉、足阳明经交会穴。在面部，当颏唇沟的正中凹陷处。

③ 颔下：任脉在下颌正中，有廉泉1穴。

④ 廉泉：任脉经穴，任脉、阴维脉交会穴。在颈部，当前正中线上，结喉上方，舌骨上缘凹陷处。

⑤ 膺腧：任脉在胸膺正中，共有天突、璇玑、华盖、紫宫、玉堂、膻中、中庭7穴。

⑥ 天突：任脉经穴，任脉、阴维脉交会穴。在颈部，当前正中线上胸骨上窝中央。

⑦ 璇玑：任脉经穴。在胸部，当前正中线上，天突下1寸。

⑧ 华盖：任脉经穴。在胸部，当前正中线上，平第一肋间。

⑨ 紫宫：任脉经穴。在胸部，当前正中线上，平第二肋间。

⑩ 玉堂：任脉经穴。在胸部，当前正中线上，平第四肋间。

⑪ 膻中：任脉经穴，心包"募"穴，八会穴之"气会"。在胸部，当前正中线上，平第四肋间，两乳头连线的中点。

⑫ 中庭：任脉经穴。在胸部，当前正中线上，平第五肋间，即胸剑结合部。

腹中行[①]

鸠尾[②]一穴（在蔽骨[③]之端，言其骨垂下如鸠尾形，故以为名。臆前蔽骨下五分，人无蔽骨者，从歧骨之际下行一寸是）。

巨阙[④]一穴（在鸠尾下一寸，心之募也）。

上脘[⑤]一穴（在巨阙下一寸五分，去蔽骨三寸，任脉、手太阳、足阳明之会也）。

中脘[⑥]一穴（在脐上四寸，胃募，三阳、任脉之会，谓上纪[⑦]也）。

建里[⑧]一穴（在中脘下一寸）

下脘[⑨]一穴（在建里下一寸，足太阴、任脉之会，为幽门）。

水分[⑩]一穴（在下脘下一寸）。

神阙[⑪]一穴（在脐中，禁不可针，若刺使人脐中恶汗出）。

阴交[⑫]一穴（在脐下一寸）。

气海[⑬]一穴（一名脖胦，一名下肓，在阴交下五分）。

石门[⑭]一穴（在脐下二寸，三焦募，女子禁灸）。

关元[⑮]一穴（在脐下三寸，小肠募，谓下纪[⑯]也，三阴、任脉之会）。

中极[17]一穴（在脐下四寸，一名气原，一名玉泉，足三阴之会[18]）。

曲骨[19]一穴（一名回骨，在横骨之上毛际陷中，动脉应手，任脉、足厥阴之会）。

会阴[20]一穴（在大便前小便后，一名屏翳，两阴间是）。

新刊补注铜人腧穴针灸经卷二终

【校注】

① 腹中行：任脉在腹部正中，共有鸠尾、巨阙、上脘、中脘、建里、下脘、水分、神阙、阴交、气海、石门、关元、中极、曲骨、会阴 15 穴。

② 鸠尾：任脉经“络”穴。在上腹部，前正中线上，当胸剑结合部下 1 寸。

③ 蔽骨：又名“心蔽骨”，或“臆前蔽骨”，即胸骨剑突。

④ 巨阙：任脉经穴，心脏“募”穴。在上腹部，前正中线上，当脐中上 6 寸。

⑤ 上脘：任脉经穴，任脉、足阳明、手太阳交会穴。在上腹部，前正中线上，当脐中上 5 寸。

⑥ 中脘：任脉经穴，胃腑“募”穴，八会穴之“腑会”，手太阳、手少阳、足阳明、任脉交会穴。在上腹部，前正中线上，当脐中上 4 寸。

⑦ 上纪：中脘穴别名。《素问·气穴论》：“上纪者，胃脘也。”

⑧ 建里：任脉经穴。在上腹部，前正中线上，当脐中上 3 寸。

⑨ 下脘：任脉经穴，足太阴、任脉交会穴。在上腹部，前正中线上，当脐中上 2 寸。

⑩ 水分：任脉经穴。在上腹部，前正中线上，当脐中上 1 寸。

⑪ 神阙：任脉经穴。在腹中部，脐中央。

⑫ 阴交：任脉经穴，足少阴经、任脉、冲脉交会穴。在下腹部，前正中线上，当脐中下 1 寸。

⑬ 气海：任脉经穴，肓之“原”穴。在下腹部，前正中线上，当脐中下 1.5 寸。

⑭ 石门：任脉经穴，三焦“募”穴。在下腹部，前正中线上，当脐中下2寸。

⑮ 关元：任脉经穴，足三阴、任脉交会穴，小肠“募”穴。在下腹部，前正中线上，当脐中下3寸。

⑯ 下纪：关元穴别名。《素问·气穴论》：“下纪者，关元也。”

⑰ 中极：任脉经穴，足三阴、任脉交会穴，膀胱“募”穴。在下腹部，前正中线上，当脐中下4寸。

⑱ 足三阴之会：应为“足三阴、任脉之会”。

⑲ 曲骨：任脉经穴，任脉、足厥阴交会穴。在下腹部，当前正中线上，耻骨联合上缘的中点处。

⑳ 会阴：任脉经“络”穴，任脉、督脉、冲脉交会穴。在会阴部，男性当阴囊根部与肛门连线的中点，女性当大阴唇后联合与肛门连线的中点。

卷三

黄帝曰：余闻九针[①]于夫子，众多不可胜数，余推而论之，以为一纪[②]。余试诵[③]之，子听其理。非则语余。请受其道，令可久传，后世无患[④]。得其人乃传，非其人勿言。岐伯稽首再拜曰：请听圣王之道。帝曰：用针之理，必知形气之所在，左右上下[⑤]，阴阳表里，血气多少[⑥]，行之逆顺[⑦]，出入之会，诛伐[⑧]有过，雪汙解结[⑨]，知补虚写[⑩]实，上下之气门[⑪]，通于四海[⑫]，审其所在，寒热淋露[⑬]，荥腧异处，审于调气，明于经隧[⑭]，左右支络，尽知其会，寒与热争，能合而调之[⑮]。虚与实邻，决而通之[⑯]，左右不调，犯而行之，明于逆顺，乃可治之，阴阳不奇[⑰]。故知起时，审于本末[⑱]，察其寒热，知邪所在[⑲]，万刺不殆，知官九针，刺道毕矣[⑳]。

【校注】

① 九针：古代创制的针具有九种，而称“九针”。一曰镵针，二曰员针，三曰鍉针，四曰锋针，五曰铍针，六曰员利针，七曰毫针，八曰长针，九曰大针。九针各不同形，长短不一，粗细有别，功用殊异，是能够适应不同病候、不同部位、不同程度的，作用各异、深浅适度的九种针具。

② 一纪：即通过归纳整理，使之完整系统，条理分明。古人以理丝屦而使之不乱为“纪”。

③ 试诵：尝试述说、陈述。

④ 患：担忧，忧虑。

⑤ 左右上下：杨上善谓："肝生于左，肺藏于右，心部于表，肾治于里。男左女右，阴阳上下，并得知之。"

⑥ 血气多少：指十二经脉中气血的或多或少，如阳明经气血俱多，少阳经、少阴经、太阴经多气少血，太阳经、厥阴经多血少气等。

⑦ 行之逆顺：杨上善谓："营气顺脉，卫气逆行。"张景岳谓："阴气从足上行，至头而下行循臂；阳气从手上行至头，而下行至足。故阳病者，上行极而下；阴病者，下行极而上。反此者，皆谓之逆。"

⑧ 诛伐：伤害，损害，折伐。

⑨ 雪汙（wū 乌）解结：雪，洗涤。汙，污，停积不流的水。解结，刺去其邪或疏通经络，《灵枢》作"知解结"。

⑩ 写：通"泻"。

⑪ 上下之气门：指分布在上下的气穴。马元台："气门，即气穴也。素问有气穴论，凡穴皆可以气穴称。"张景岳："手经为上足经为下，气脉必由之处，是为门户。"

⑫ 四海：脏腑经脉气血精髓汇聚之所。据《灵枢·海论》，人身有四海，即脑为"髓海"；膻中为"气海"；胃为"水谷之海"；冲脉为"十二经之海"，又称"血海"。

⑬ 寒热淋露：此作疲劳困倦的症状解。《外台秘要》："劳极之病，吴楚谓之淋沥。"丹波元简曰："淋露与淋沥同义，谓病经久不止也。"

⑭ 经隧：经脉流行之通道。

⑮ 合而调之：杨上善谓"阴阳之气不合者，皆能和之"。

⑯ 决而通之：杨上善谓"虚实二气不和，通之使平"，孙鼎宜谓"此谓虚实疑似之证，当决其是非也。"

⑰ 阴阳不奇：即阴阳不偏之义。《周礼·大祝》杜注："奇，读曰倚。"倚，有"偏"义。

⑱ 本末：即标本。标本是经脉之气集中与扩散的部位，标为末梢而在上，本为根本而在下，"标"部在头面躯干；"本"都在四肢。

⑲ 所在：此指三部九候之病脉处。

⑳ 知官九针，刺道毕矣：张景岳："官，任也。九针不同，各有所宜，能和以上之法而任用之，则刺道毕矣。"

针灸避忌之法

《黄帝内经》《灵枢经》《甲乙经》云：子午为经，卯酉为纬[①]，二十八宿[②]为制度，太阴亏盈[③]为法则，并太一血忌，纂成一图，有所治疗，悉皆避忌。若遇暴卒[④]之疾，仍须急速救疗，洞[⑤]达名工，亦不拘于此法，即如禁穴，诸医未愈，明堂中亦许灸一壮至三壮[⑥]。

凡针灸避忌法度谨按《灵枢》《甲乙经》。

【校注】

① 子午为经，卯酉为纬：经是直线，纬是横线。《周礼·体国经》野疏："南北之道谓经，东西之道谓纬。"在十二地支所分配的方位中，子在北位，午在南位，卯在东位，酉在西位，因子午卯酉分别配属于自南至北的直线和自东至西的横线，故以"子午为经，卯酉为纬"。张景岳："天象定者为经，动者为纬，子午当南北二极，居其所而不移，故为经；卯酉常东升西降，列宿周旋无已，故为纬。"

② 二十八宿：东、南、西、北的每一方向各有七个星宿，东方七宿为角、亢、氐、房、心、尾、箕，称"东方青龙"；南方七宿为井、鬼、柳、星、张、翼、轸，称"南方朱雀"；西方七宿为奎、娄、胃、昴、毕、觜、参，称"西方白虎"；北方七宿为斗、牛、女、虚、危、室、壁，称"北方玄武"。东、

南、西、北四方，合共二十八个星宿。

③ 太阴亏盈：太阴此指“月相”，即月亮盈亏之象。

④ 卒：同“猝”，突然，骤然，忽然。

⑤ 洞：透彻，清楚。

⑥ 壮：古今施灸，艾炷的数量是以“壮”为单位计算，灸时用一个灸炷，叫一壮。“壮”的确立是以壮年人为标准，即以成年人身体强壮者能耐受为依据，《梦溪笔谈》：“医用艾一灼谓之一壮者，以壮人为法，其言若干壮，壮人当依此法，老幼羸弱，量力减之。”《东医宝鉴》：“着艾一炷，如人丁壮之力，故谓之壮。”灸法属阳，其壮多单数，如一、三、五、七壮。

针灸避忌太一之图序

经曰：太一[①]日游以冬至之日始，居于叶蛰之宫[②]，从其宫数所在，日徙一处，至九日复反于一[③]，常如是无已，周而复始，此乃大一[④]日游之法也。其旨甚明，别无所隐，奈行针之士无有知者，纵有知者秘而不传，致使圣人之法罕行于世[⑤]，良可叹哉。仆[⑥]虽非医流，平昔尝留心于医书之言，备知其详，知而不述，岂仁乎！辄以短见[⑦]，遂将逐节太一所直之日[⑧]，编次[⑨]成图。其图始自八节得主之日，从其宫至所在之处，首一终九，日徙一宫，至九日复反于一，周而复始，如是次而行之。计每宫各得五日，九九则一，节之日悉备，今一一条次备细，开具于逐宫之内。使观者临图[⑩]即见逐节太一所直之日，在何宫内，乃知人之身体所忌之处。庶得行针之士知避之，俾人无忤犯太一之凶。此仆之本意也。仆诚非沽名者，以年齿衰朽，恐身殁之后，圣人之法湮没于世。因编此图，发明厥[⑪]旨，命工镌石[⑫]，传其不朽，贵得古法与时偕[13]行焉，览者勿以自衒见诮[14]。

时大定丙午岁[15]上元日[16]，平水[17]闲邪[18]聩叟[19]述，书轩陈氏印行。

【校注】

① 太一：张景岳："太一，北辰也。按《西至》曰：中宫，天极星，其一明者，太一之常居也。盖太者，至尊之称，一者，万数之始，为天元之主宰，故曰太一，即北极也。北极居中不动而斗运于外，斗有七星，附者一星，自一至四为魁，自五至七为杓，斗杓旋指十二辰，以建时节，而北极统之，故曰北辰。"

② 叶蛰之宫：即坎宫。冬令主蛰封藏，一阳初动之时即冬至之节，蛰虫始振，故名叶蛰。

③ 至九日复反于一：张景岳谓："太一始于坎，终于乾，乃八宫之日也，八尽而九，则复反于一，而循环无已矣。"

④ 大一：即太一。

⑤ 罕行于世：罕，少。指流行于世间者甚少。

⑥ 仆：我，自己的谦称。

⑦ 短见：短浅的见解，为作者自谦之说法。

⑧ 所直之日：直，指，主。即每节太一所属之日。

⑨ 编次：按顺序排列。

⑩ 临图：临，面对。即看到图。

⑪ 厥：通"掘"，挖掘。

⑫ 镌石：凿，开掘。此意为凿刻石碑。

⑬ 偕：共同，同时。

⑭ 自衒（xuán 玄）见诮（qiào 翘）：自衒，炫耀，自夸；见诮，责备，讥笑。

⑮ 大定丙午岁：大定，金代世宗完颜雍（1161—1189）年号。丙午岁，公元1186年。

⑯ 上元日：农历正月十五，即元宵节，为一年中第一个月圆之夜，也是一元复始、大地回春的夜晚，故称“上元节”。

⑰ 平水：地名，现在浙江省绍兴县南部。

⑱ 闲邪：原指防止邪恶，《易·乾》：“闲邪存其诚”，在此仅为人的名号。

⑲ 聩叟：聩，本义为“耳聋”，引申为糊涂无知。聩叟即老朽无用之人，此为作者谦辞。

新刊黄帝铜人腧穴针灸

避忌人神之图

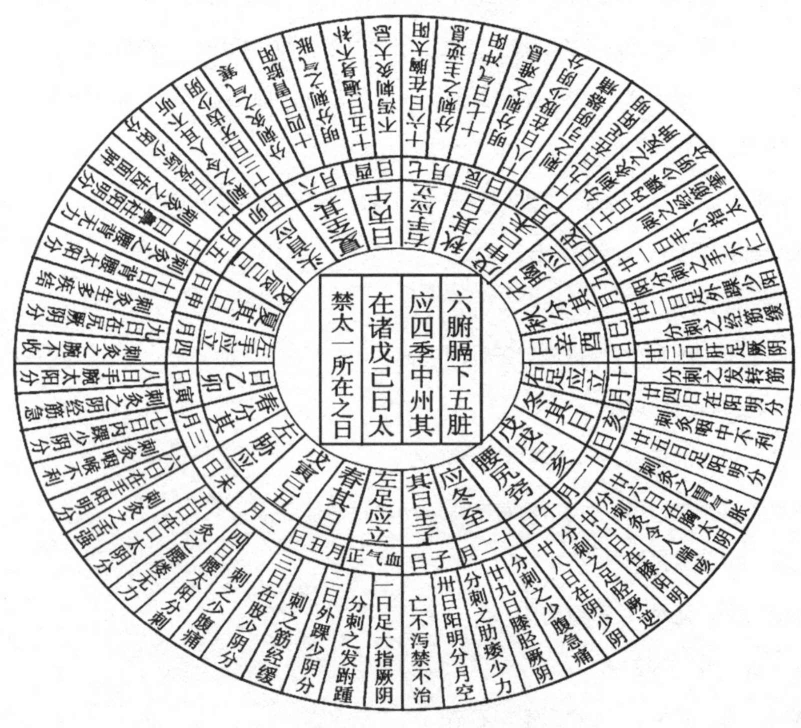

立春天留宫

阴洛宫	上天宫	玄委宫
六日 十五日 二十四日 三十三日 四十二日	二日 十一日 二十日 二十九日 三十八日	四日 十三日 二十三日 三十一日 四十日
仓门宫	**招摇宫**	**仓果宫**
五日 十四日 二十三日 三十二日 四十一日	七日 十六日 二十五日 三十四日 四十三日	九日 十八日 二十七日 三十六日 四十五日
天留宫	**叶蛰宫**	**新洛宫**
一日 十日 十九日 二十八日 三十七日	十三日 十二日 二十一日 三十日 三十九日	八日 十七日 二十六日 三十五日 四十四日

冬至叶蛰宫

阴洛宫	上天宫	玄委宫
四日 十三日 二十二日 三十一日 四十日	九日 十六日 二十七日 三十六日 四十五日	二日 十一日 二十日 二十九日 三十八日
仓门宫	**招摇宫**	**仓果宫**
三日 十二日 二十一日 三十日 三十九日	五日 十四日 二十三日 三十二日 四十一日	七日 十六日 二十五日 三十四日 四十三日
天留宫	**叶蛰宫**	**新洛宫**
八日 十七日 二十六日 三十五日 四十四日	一日 十日 十九日 二十八日 三十七日	六日 十五日 二十四日 三十三日 四十二日

立夏阴洛宫

阴洛宫	上天宫	玄委宫
一日 十日 十九日 二十八日 三十七日	六日 十五日 二十四日 三十三日 四十二日	八日 十七日 二十六日 三十五日 四十四日
仓门宫	**招摇宫**	**仓果宫**
九日 十八日 二十七日 三十六日 四十五日	二日 十一日 二十日 二十九日 三十八日	四日 十三日 二十二日 三十一日 四十日
天留宫	**叶蛰宫**	**新洛宫**
五日 十四日 二十三日 三十二日 四十一日	七日 十六日 二十五日 三十四日 四十三日	三日 十二日 二十一日 三十日 三十九日

春分仓门宫

阴洛宫	上天宫	玄委宫
二日 十一日 二十日 二十九日 三十八日	七日 十六日 二十五日 三十四日 四十三日	九日 十八日 二十七日 三十六日 四十五日
仓门宫	**招摇宫**	**仓果宫**
一日 十日 十九日 二十八日 三十一日	三日 十二日 二十一日 三十日 三十九日	五日 十四日 二十三日 三十二日 四十一日
天留宫	**叶蛰宫**	**新洛宫**
六日 十五日 二十四日 三十三日 四十二日	八日 十七日 二十六日 三十五日 四十四日	四日 十三日 二十二日 三十一日 四十日

夏至上天宫

阴洛宫	上天宫	玄委宫
五日 十四日 二十三日 三十二日 四十一日	一日 十日 十九日 三十三日 四十二日	三日 十二日 二十一日 三十日 三十四日
仓门宫 四日 十三日 二十二日 三十一日 四十日	**招摇宫** 六日 十一日 二十日 二十九日 三十八日	**仓果宫** 八日 十七日 二十六日 三十五日 四十四日
天留宫 九日 十八日 二十七日 三十六日 四十二日	**叶蛰宫** 二日 十一日 二十日 二十九日 三十八日	**新洛宫** 七日 十六日 二十五日 三十四日 四十三日

立秋玄委宫

阴洛宫	上天宫	玄委宫
三日 十二日 二十一日 三十日 三十九日	八日 十七日 二十六日 三十五日 四十四日	一日 十日 十九日 二十八日 三十七日
仓门宫 二日 十一日 二十日 二十九日 三十八日	**招摇宫** 四日 十三日 二十二日 三十一日 四十日	**仓果宫** 六日 十五日 二十四日 三十三日 四十二日
天留宫 七日 十六日 二十五日 三十四日 四十三日	**叶蛰宫** 九日 十八日 二十七日 三十六日 四十五日	**新洛宫** 五日 十四日 二十三日 三十二日 四十一日

秋分仓果宫

阴洛宫	上天宫	玄委宫
七日 十六日 二十五日 三十四日 四十三日	三日 十二日 二十一日 三十日 三十九日	五日 十四日 二十三日 三十二日 四十一日
仓门宫 六日 十五日 二十四日 三十三日 四十二日	**招摇宫** 八日 十七日 二十六日 三十五日 四十四日	**仓果宫** 一日 十日 十九日 二十八日 三十七日
天留宫 二日 十一日 二十日 二十九日 三十八日	**叶蛰宫** 四日 十三日 二十二日 三十一日 四十日	**新洛宫** 九日 十八日 二十七日 三十六日 四十五日

立冬新洛宫

阴洛宫	上天宫	玄委宫
八日 十七日 二十六日 三十五日 四十四日	四日 十三日 二十二日 三十一日 四十日	六日 十五日 二十四日 三十三日 四十二日
仓门宫 七日 十六日 二十五日 三十四日 四十三日	**招摇宫** 九日 十八日 二十七日 三十六日 四十五日	**仓果宫** 二日 十一日 二十日 二十九日 三十八日
天留宫 三日 十二日 二十一日 三十日 三十九日	**叶蛰宫** 五日 十四日 二十三日 三十二日 四十一日	**新洛宫** 一日 十日 十九日 二十八日 三十七日

中州招摇宫

《经》曰：身形之应九野[①]，左足应立春，其日戊寅巳丑[②]；左胁应春分，其日乙卯；左手应立夏，其日戊辰巳巳[③]；膺[④]喉首头应夏至，其日丙午；右手应立秋，其日戊申巳未[⑤]；右胁应秋分，其日辛酉；右足应立冬，其日戊戌己妄[⑥]；腰尻下窍应冬至，其日壬子。六腑膈下五藏应中州[⑦]，其大[⑧]既小禁[⑨]。太一所在之日，及诸戊巳[⑩]。凡此九者，善候八正所在之处[⑪]，所主左右上下，身体有疾病、疮肿，欲治无以其所直之日刺之，是谓大忌[⑫]日。

【校注】

① 九野：指九宫位置的分野。

② 戊寅巳丑："巳"应为"己"字，根据天干地支相合配属关系和"避忌人神之图"，此处为"戊寅己丑"，即戊寅日、己丑日。

③ 戊辰巳巳："巳"应为"己"字，根据天干地支相合配属关系和"避忌人神之图"，此处为"戊辰己巳"，即戊辰日、己巳日。

④ 膺：前胸部两侧的肌肉隆起处。

⑤ 戊申巳未："巳"应为"己"字，根据天干地支相合配属关系和"避忌人神之图"，此处为"戊申己未"，即戊申日、己未日。

⑥ 戊戌己妄："妄"应为"亥"字，根据天干地支相合配属关系和"避忌人神之图"，此处为"戊戌己亥"，即戊戌日、己亥日。

⑦ 六腑膈下五藏应中州：《灵枢》作“六腑膈下三藏应中州”，疑为传抄之误。膈下，指腹腔。三藏，是指肝、脾、肾三脏，因五脏的位置，心、肺二脏在胸腔，称为膈上。肝、脾、肾三脏在腹腔，称为膈下，而六腑都在腹腔，所以为“六腑膈下三藏”。

⑧ 大：普遍，重要。

⑨ 禁：指禁忌针刺的日期。

⑩ 太一所在之日，及诸戊巳：诸戊巳《灵枢》作“诸戊己”。太一所在之日，是指四时八节中，太一移居于各宫的那一天，戊己在天干的五行中属于土，土为中央，所以与中宫相应。诸戊己，就是指每一个戊日、己日，包括戊子、戊寅、戊辰、戊午、戊申、戊戌日和己丑、己卯、己巳、己未、己酉、己亥日。

⑪ 八正所在之处：指八方风向的来处。八正，指八方的正位，即代表季节时令。张景岳曰：“八正，即八方旺气之所在，太一之谓也。九宫定，则八正之气可候矣。”

⑫ 大忌：《灵枢》作“天忌”。指天时的宜忌，也就是不符合时令季节，失时反候的叫作天忌。

偃伏头部中行凡一十穴[①]

神庭　上星　囟会　前顶　百会　后顶　强间　脑户　风府　哑门

偃伏第二行左右凡一十四穴[②]

曲差　五处　承光　通天　络却　玉枕　天柱

偃伏第三行左右凡一十二穴[③]

临泣　目窗　正营　承灵　脑空　风池

侧头部左右凡二十六穴[④]

颔厌　悬颅　悬厘　大冲[⑤]　率谷　曲鬓　角孙　窍阴　浮白　颅息　瘈脉　完骨　翳风

正面部中行凡六穴[⑥]

素髎　水沟　兑端　龈交　承浆　廉泉

面部第二行左右凡一十穴⑦

攒竹　睛明　巨髎　迎香　禾髎

面部第三行左右凡一十穴⑧

阳白　承泣　四白　地仓　大迎

面部第四行左右凡八穴⑨

本神　丝竹空　瞳子髎　颧髎

侧面部左右凡十六穴⑩

头维　客主人　下关　和髎　听会　耳门　听宫　颊车

【校注】

① 偃伏头部中行凡一十穴：偃，仰，高，此指头顶。在头顶部发际区域正中，从前到后分布有神庭、上星、囟会、前顶、百会、后顶、强间、脑户、风府、哑门 10 穴，均属督脉经穴，呈单穴分布。

② 偃伏第二行左右凡一十四穴：在头顶部发际区域正中线旁第二行，从前到后分布有曲差、五处、承光、通天、络却、玉枕、天柱 7 穴，均属足太阳膀胱经穴，左右计 14 穴。但考之现代经穴，此处缺少足太阳膀胱经“眉冲”1 穴。

③ 偃伏第三行左右凡一十二穴：在头顶部发际区域正中线旁第三行，从前到后分布有头临泣、目窗、正营、承灵、脑空、风池 6 穴，均属足少阳胆经穴，左右计 12 穴。

④ 侧头部左右凡二十六穴：在侧头部从前到后分布有颔厌、悬颅、悬厘、天冲、率谷、曲鬓、角孙、窍阴、浮白、颅息、瘈脉、完骨、翳风 13 穴，分别属于足少阳胆经、手少阳三焦经穴，左右计 26 穴。

⑤ 大冲：此疑为传抄错误，应为“天冲”。

⑥ 正面部中行凡六穴：在面部正中，从上到下分布有素髎、水沟、兑端、龈交、承浆、廉泉 6 穴，分别属于督脉、任脉经穴，呈单穴分布。

⑦ 面部第二行左右凡一十穴：在面部正中线旁第二行，从上到下分布有攒竹、睛明、巨髎、迎香、禾髎 5 穴，分别属于足太阳膀胱经、足阳明胃经和手阳明大肠经穴，左右计 10 穴。

⑧ 面部第三行左右凡一十穴：在面部正中线旁第三行，从上到下分布有阳白、承泣、四白、地仓、大迎 5 穴，分别属于足少阳胆经、足阳明胃经穴，左右计 10 穴。

⑨ 面部第四行左右凡八穴：在面部正中线旁第四行，从上到下分布有本神、丝竹空、瞳子髎、颧髎 4 穴，分别属于足少阳胆经、手少阳三焦经和手太阳小肠经穴，左右计 8 穴。

⑩ 侧面部左右凡十六穴：在侧面部从上到下分布有头维、客主人、下关、和髎、

听会、耳门、听宫、颊车8穴，分别属于足阳明胃经、手少阳三焦经、足少阳胆经、手太阳小肠经穴，左右计16穴。

偃伏头部中行凡一十穴

神庭一穴，在鼻直入发际五分[①]，督脉、足太阳、阳明三脉之会[②]。治癫疾[③]，风痫[④]，戴目上不识人[⑤]，头风目眩[⑥]，鼻出清涕不上[⑦]，目泪出，惊悸[⑧]不得安寝，可灸二七壮至七七壮[⑨]止。岐伯曰：凡欲疗风，勿令灸多，缘风性轻，多即伤，唯宜灸七壮至三七壮止。禁不可针[⑩]，针即发狂。忌生冷、鸡、猪、酒、面、动风物等。

上星一穴，在鼻直上入发际一寸陷中，督脉气所发。治头风面虚肿，鼻塞不闻香臭目眩[⑪]，痎疟[⑫]，振寒[⑬]，热病汗不出，目睛痛，不能远视，以细三稜针[⑭]刺之，即宣泄诸阳热气，无令上冲头目。可灸七壮，不宜多灸。若频灸即拔气上，令人目不明。忌如前法。

囟会一穴，在上星后一寸陷中，可容豆[⑮]，督脉气所发。治目眩面肿，鼻塞不闻香臭，惊痫，戴目上不识人，可灸二七壮至七七壮。初灸即不痛，病去即痛，痛即罢灸，若是鼻塞，灸至四日渐退，七日顿愈。针入二分，留三呼[⑯]，得气即写。头风，生白屑[⑰]，多睡，针之弥佳。针讫[⑱]，以末盐、生麻油相和，揩发根下，头风即永除[⑲]。若八岁巳下，即不得针，盖缘囟门未合，刺之不幸令人夭[⑳]，忌热面、猪、鱼物等。

【校注】

① 鼻直入发际五分：鼻直，向下与鼻垂直。发际，头发的边际。

② 督脉、足太阳、阳明三脉之会：神庭穴属督脉，《十四经发挥》："（足太阳之脉）上额过神庭"；"（足阳明之脉）经头维，会于额颅之神庭。"

③ 癫疾：以神志错乱、精神抑郁、表情淡漠、沉默呆滞、语无伦次、静而少动为主要表现的癫狂病。

④ 风痫：痫病之一，《圣济总录》："风痫病者，由心气不足，胸中蓄热，而又风邪乘之。病间作也。其候多惊，目瞳子大，手足颤掉，梦中叫呼，身热瘛疭，摇头噤，多吐涎沫，无所觉知是也。"

⑤ 戴目上不识人：戴目，仰视貌，形容望着远处。上，望向上面。识，知道，认识。

⑥ 头风目眩：头风，头痛病经久不愈者，以其痛作止无常，发作则持续不已，愈后遇触复发为主要表现的疾病，多由痰涎风火，郁遏经络，气血壅滞所致。目眩，自觉眼前发黑，视物昏花晃动的表现。《玉龙歌》："头风呕吐眼昏花，穴取神庭始不差。"

⑦ 鼻出清涕不上：清涕，透明而稀薄的鼻腔分泌液，即水样鼻涕。不上，应为"不止"，此疑为传抄错误。

⑧ 惊悸：自觉易惊善恐的心悸。

⑨ 二七壮至七七壮：二七壮，即二个七壮，十四壮。七七壮，即七个七壮，四十九壮。古代施灸壮数因以"七"为多，超过则称二七壮、三七壮、五七壮、七七壮。

⑩ 禁不可针：《行针总要歌》："上星会前一寸斟，神庭星前发际寻，诸风灸庭为最妙，庭星宜灸不宜针。"

⑪ 鼻塞不闻香臭目眩：鼻塞，鼻腔堵塞，通气不畅的表现。《玉龙歌》："鼻流清涕名鼻渊，先泻后补疾可痊，若是头风并眼痛，上星穴内刺无偏；"《胜玉歌》："头风眼痛上星专；"《针灸歌》："鼻中息肉气难通，灸取上星辨

香臭。”

⑫ 痎疟：疟疾病之一。发作时寒热交作，热多寒少，头痛眩晕，痰多呕逆，脉弦滑。严重者可出现昏迷抽搐。《证治汇补·疟疾》：“痎疟，因夏月多食瓜果油面，郁结成痰，热多寒少，头疼心跳，吐食呕沫，甚则昏迷卒倒。”

⑬ 振寒：证名，发冷时全身颤动。《证治准绳》：“振寒，谓寒而颤振也。”

⑭ 三稜针：即今三棱针，古称“锋针”，系九针之一。三棱针宗锋针之制，针体为圆柱形，即“筒其身”，针锋呈三棱，三面合而至尖，即“刃三隅”。

⑮ 容豆：指孔穴处稍凹陷，可容纳豆大之物。

⑯ 留三呼：呼，指呼吸而言，古时以呼吸次数作为留针时间。留三呼，即留针约三次呼吸的时间。

⑰ 白屑：又名白屑风。由于肌热当风，风邪侵入毛孔，郁久血燥，肌肤失养所致。症见弥漫而均匀的糠秕干燥白屑，搔抓时脱落，脱落后又生，痒甚，日久毛发易落。

⑱ 讫：终了，完毕。

⑲ 头风即永除：《行针总要歌》：“棱针出血头风愈，盐油楷根病自痊。”

⑳ 刺之不幸令人夭：夭，夭折，指未成年人死去。《行针总要歌》：“囟会顶前寸五深，八岁儿童不可针，囟门未合那堪灸，二者须当记在心。”

前项[①]一穴，在囟会后一寸五分骨陷中，督脉气所发处。甄权[②]《针经》云：是一寸[③]，今即依素问一寸五分为定。疗头风目眩，面赤肿[④]，小儿惊痫，风痫瘈瘲[⑤]，发即无时，鼻多清涕，顶肿痛。针入一分，可灸三壮至七七壮即止。忌如前法。

百会一穴，一名三阳五会[⑥]。在前顶后一寸五分，顶中央旋毛中[⑦]，可容豆，督脉、足太阳交会于巅[⑧]上。治小儿脱肛[⑨]久不差[⑩]，风痫，中风[⑪]，角弓反张[⑫]，或多哭，言语不择，发即无时，盛则吐沫，心烦惊悸健忘[⑬]，痎疟[⑭]，耳鸣耳聋[⑮]，鼻塞不闻香臭。针入二分，得气即写。可灸七壮至七七壮即止。唐秦鸣鹤[⑯]，刺微出血，头痛立愈[17]。凡灸头顶不得过七七壮[18]，缘头顶皮肤浅薄，灸不宜多。

后顶一穴，一名交冲。在百会后一寸五分，枕骨[19]上，督脉气所发。治目䀮䀮，颈项恶风寒[20]，目眩，头偏痛。可灸五壮，针入三分。

【校注】

① 前项：应为"前顶"，此处疑为传抄之误。

② 甄权：唐代名医，许州扶沟（今河南扶沟）人，长于针灸，晚年被唐太宗赐为朝散大夫，撰《脉经》《针方》《明堂人形图》。

③ 一寸：《行针总要歌》："前顶寸五三阳前，甄权曾云一寸言。"

④ 面赤肿：《百症赋》："面肿虚浮，须仗水沟前顶。"

⑤ 瘈疭：指痉挛的症状。《医效秘传》："瘈者，筋脉急也。疭者，筋脉缓也。急则引而缩，缓则纵而伸，或伸动而不止，名曰瘈疭，俗谓之搐是也。"

⑥ 三阳五会："三阳"即太阳、少阳、阳明；"五会"即太阳、少阳、阳明、督脉与足厥阴五脉之所会。

⑦ 顶中央旋毛中：头顶中央旋毛生正中者，正当其处是穴。若旋毛不正或双旋毛者，当凭两耳尖直上，再由前发际向上量五寸处是穴。

⑧ 巅：山顶，此处指头顶。

⑨ 脱肛：直肠脱垂，指肛管直肠外翻而脱垂于肛门外。《百症赋》："脱肛趋百会尾翠之所；"《席弘赋》："小儿脱肛患多时，先灸百会次鸠尾。"

⑩ 差（chài　柴去声）：即"瘥"，指疾病痊愈。

⑪ 中风：《玉龙赋》："卒暴中风，顶门百会；"《玉龙歌》："中风不语最难医，发际顶门穴要知，更向百会明补泻，即时苏醒免灾危。"

⑫ 角弓反张：因背部肌肉抽搐而身体向后挺仰，状如弯弓，为全身剧烈抽搐时的姿态。

⑬ 心烦惊悸健忘：《针灸歌》："心神怔忡多健忘，顶心百会保安康。"

⑭ 痎疟：疟疾的通称，亦指经年不愈的老疟。《素问·四气调神大论》："逆之则伤心，秋为痎疟。"

⑮ 耳鸣耳聋：耳鸣是指病人自觉耳内鸣响，如闻蝉声，或如潮声。耳聋是指不同程度的听觉减退，甚至消失。耳鸣可伴有耳聋，耳聋亦可由耳鸣发展而来。

⑯ 秦鸣鹤：唐代医生，唐高宗侍医，精针术。

⑰ 头痛立愈：《胜玉歌》："头痛眩晕百会好。"

⑱ 凡灸头顶不得过七七壮：头为诸阳之会，皮肤浅薄，凡灸头项壮数不宜多，最多不可超过四十九壮，以免火热上逆冲于头目而致头昏脑涨、目视不明，头顶灸后宜刺血泻热。《行针总要歌》："百会三阳顶之中，五会天满名相同，前顶之上寸五取，百病能祛理中风，灸后火燥冲双目，四畔刺血令宣通。"

⑲ 枕骨：亦名"玉枕骨"，位于头顶部的后方，头颅骨的后下方。

⑳ 恶风寒：怕冷的感觉，在外感及内伤疾病中皆较常见。

强间一穴，一名大羽。在后顶后一寸五分，督脉气所发。治脑旋[①]目运[②]，头痛不可忍[③]，烦心，呕吐涎沫[④]，发即无时，颈项强，左右不得回顾。可灸七壮，针入二分。

脑户一穴，一名合颅。在枕骨上强间后一寸五分，督脉、足太阳之会[⑤]。禁不可针，针之令人哑不能言。治目睛痛，不能远视，面赤，目黄，头肿。可灸七壮，亦不可妄灸令人失瘖[⑥]。

风府一穴，一名舌本。在项发际[⑦]上一寸，大筋内宛宛[⑧]中，疾言其肉立起，言休立下[⑨]，督脉、阳维之会[⑩]。禁不可灸[⑪]，不幸使人失瘖。治头痛颈急不得回顾[⑫]，目眩，鼻衄[⑬]，喉咽痛，狂走，目妄视。针入三分[⑭]。

哑门一穴，一作瘖，一名舌横，一名舌厌。在项中央入发际五分宛宛中，督脉、阳维之会，入系舌本[⑮]，仰头取之[⑯]。禁不可灸，灸之令人哑。治颈项强，舌缓不能言[17]，诸阳热气盛，鼻衄血不止，头痛风，汗不出，寒热风痉[18]，脊强反折，瘈瘲癫疾，头重。针入二分。

【校注】

① 脑旋：即头晕，自觉身体或周围环境旋转，站立不稳。

② 目运：即“目瞤”，眼球转动的感觉。

③ 头痛不可忍：《百症赋》：“强间丰隆之际，头痛难禁。”

④ 涎沫：口水，唾液。其清轻稀薄者为涎；重浊稠厚者为沫。

⑤ 督脉、足太阳之会：《十四经发挥》：“脑户，督脉穴。足太阳、督脉之会。”

⑥ 失瘖：即“失喑”，古称“喉喑”，指喉中嘶哑发不出声音。

⑦ 项发际：脖子后面的发际。

⑧ 宛宛：凹陷。

⑨ 疾言其肉立起，言休立下：谈话过急时其肉立起，不言则其肉立下。

⑩ 督脉、阳维之会：《十四经发挥》：“阳维，……其与督脉会，则在风府。”

⑪ 禁不可灸：风府古书皆列为禁灸穴，而《千金》治“马痫”“鬲痫”有灸风府之法，又有李杲治项疽亦曾用灸法，近亦有云灸三至五壮者，但一般将风府列为禁灸之穴，恐热伤延髓。

⑫ 治头痛颈急不得回顾：急，拘急，挛急。《通玄指要赋》：“风伤项急，始求于风府；”《玉龙歌》：“头项强痛难回顾，牙疼并作一般看，先向承浆明补泻，后针风府即时安。”

⑬ 鼻衄：鼻中出血。

⑭ 针入三分：风府位于项后，只可浅刺二分，不可深刺伤及延髓。《席弘赋》：“从来风府最难针，却用工夫度深浅。”

⑮ 入系舌本：此言督脉自哑门内系于舌根。

⑯ 仰头取之：因低头时项部肌肉隆起，仰头时项部肌肉凹陷，故当仰头取之。

⑰ 舌缓不能言：缓，弛慢徐缓。《百症赋》："哑门关冲，舌缓不语而要紧；"《玉龙歌》："偶尔失音言语难，哑门一穴两筋间，若知浅针莫深刺，言语音和照旧安。"

⑱ 风痉：痉病中的一种，痉病以项背强急、四肢抽搐，甚至口噤、角弓反张为主要表现，多因风寒湿邪所致。

偃伏第二行左右凡十四穴

曲差[①]二穴，在神庭傍[②]一寸五分，入发际，足太阳脉气所发。治心中烦满[③]，汗不出，头顶痛，身体烦热，目视不明。针入二分，可灸三壮。

五处二穴，在上星傍一寸五分，足太阳脉气所发。治目不明，头风目眩，瘈瘲，目戴上不识人。针入三分，留七呼，可灸三壮。

承光二穴，在五处后一寸五分，足太阳脉气所发。治鼻塞不闻香臭，口㖞[④]，鼻多清涕，风眩头痛，呕吐，心烦，目生白膜[⑤]。针入三分，禁不可灸[⑥]。忌如前法。

通天二穴，在承光后一寸五分，足太阳脉气所发。治颈项转侧[⑦]难，鼻塞闷，偏风[⑧]，口㖞，鼻多清涕，衄血，头重[⑨]。针入三分，留七呼，可灸三壮。

络却二穴，一名强阳，又名脑盖。在通天后一寸五分，足太阳脉气所发。治青风内瘴[⑩]，目无所见，头旋耳鸣。可灸三壮。

玉枕二穴，在络却后一寸五分，侠脑户傍一寸三分，起肉枕骨[⑪]，入发际上三寸，足太阳脉气所发。治目痛不能视，脑风[⑫]疼痛不可忍者。可灸三壮。

天柱二穴，侠[13]项后发际大筋外廉[14]陷中，足太阳脉气所发。治足不任[15]，身体、肩背痛欲折，目瞑视[16]。今附治颈项[17]筋急，不得回顾，头旋脑痛，针入五分，得气即写，立愈。

【校注】

① 曲差：足太阳膀胱经穴，一名鼻冲。

② 傍：同“旁”，旁边。

③ 烦满（mèn 闷）：满，通“懑”。烦满，即烦闷。

④ 口㖞：亦称口僻，口唇歪斜于一侧。张景岳注：“㖞，歪也。”

⑤ 白膜：眼生膜障，因其血丝浅淡而稀疏呈灰白色者，故称白膜。

⑥ 禁不可灸：《素问》刺热篇王注：“灸三壮。”

⑦ 颈项转侧：转侧，向一侧转动、翻转；此指转动脖子。

⑧ 偏风：又称“偏枯”，即半身不遂。症见半侧肢体运动障碍，麻木疼重，甚则废而不用。

⑨ 头重：头部自觉重坠，或如布带束裹的感觉。

⑩ 青风内瘴：系指以瞳神微大，色如青烟的一种内障眼病。起病无明显不适，逐渐眼珠变硬，瞳色微混如青山笼淡蛆之状，视野缩窄，终至失明。

⑪ 枕骨：即玉枕骨，位于头顶部的后方，头颅骨的后下方。

⑫ 脑风：风邪上入于脑所引起的病症，属头风一类疾患。其症为项背怯寒，脑户极冷，痛不可忍。《百症赋》：“囟会连于玉枕，头风疗以金针。”

⑬ 侠（jiā 夹）：通“夹”，从两旁通过。

⑭ 大筋外廉：斜方肌外侧。

⑮ 任：听凭。

⑯ 瞑视：凝神注视。

⑰ 颈项：《百症赋》：“项强多恶风，束骨相连于天柱；”《针灸歌》：“项强天井及天柱。”

偃伏第三行左右凡一十二穴

临泣二穴，在目上直入发际五分陷中，足太阳、少阳之会。治卒中风不识人，目眩鼻塞，目生白瞖[1]，多泪[2]。针入三分，留七呼，得气即写。忌如前法。

目窗二穴，在临泣后一寸，足少阳维之会[3]。治头面浮肿，痛引目外眦[4]赤痛，忽头旋，目䀮䀮，远视不明。针入三分，可炙五壮，今附三度刺目大明。

正营二穴，在目窗后一寸，足少阳、阳维之会。治牙齿痛，唇吻急强[5]，齿龋[6]痛，头项偏痛[7]。针入三分，可炙五壮。

承灵二穴，在正营后一寸五分，足少阳、阳维之会。治脑风头疼，恶风寒，鼽[8]，鼻塞，息不利[9]。可炙三壮。

脑空二穴，一名颞颥。在承灵后一寸五分，侠玉枕骨下陷中，足少阳、阳维之会。治脑风头痛不可忍，目瞑心悸，发即为癫，风引目眇[10]，劳疾羸瘦，体热，颈项强，不得回顾。针入五分，得气即写，可炙三壮。魏公苦患头风，发即心闷乱，目眩，华佗当针而立愈。忌如前法。

风池二穴，在颞颥[11]后发际陷中，足少阳、阳维之会。治洒淅[12]寒热，温病汗不出，目眩苦头痛[13]，痎疟，颈项痛不得回顾，目泪出，欠[14]气多，鼻鼽衄，目内眦赤痛，气发耳塞，目不明，腰伛偻[15]，引项筋无力不收。针入七分，留七呼，可炙七壮。

【校注】

① 曰瞖（yì 溢）：应为“白瞖”，此处疑为传抄之误。障蔽眼珠的薄膜，或指目珠被膜蒙蔽，白色的薄膜为白瞖。《兰江赋》：“眼目之症诸疾苦，更须临泣用针担。”

② 多泪：《百症赋》：“泪出刺临泣头维之处”；《通玄指要赋》：“眵蔑冷泪，临泣尤准。”

③ 足少阳维之会：应为“足少阳、阳维之会”，此处疑为传抄阙漏之误。

④ 目外眦：指外眼角。

⑤ 唇吻急强：嘴唇及口角挛急僵硬。

⑥ 齿龋（qǔ 取）：虫牙，蛀牙。

⑦ 头项偏痛：即一侧头项疼痛。

⑧ 鼽（qiú 求）：流清鼻涕，《素问》王冰注：“鼽，谓鼻中水出。”

⑨ 息不利：即气息不利，呼吸困难。

⑩ 目眇（miǎo 秒）：偏盲或眯眼看物。

⑪ 颞颥（niè rú 聂 如）：《类经图翼》：“耳前动处，盖即俗所云两太阳也，一曰鬓角，一为脑室别名”，在此指后者。

⑫ 洒淅（xī 息）：恶风寒栗貌。

⑬ 目眩苦头痛：《通玄指要赋》：“头晕目眩，要觅于风池。”

⑭ 欠：因困乏等原因而张口呼吸。

⑮ 伛偻：《玉龙赋》：“风池绝骨，而疗乎伛偻。”

侧头部左右凡二十六穴

颔厌二穴，在曲周[①]下颞颥上廉，手足少阳、阳明之交会[②]。

治头风眩，目无所见，偏头痛，引目外眦急，耳鸣多嚏，颈项痛。针入七分[③]，留七呼，可灸三壮。忌如前法。

悬颅二穴，在曲周上颞颥中[④]，足少阳脉气所发。治热痛烦满，汗不出，头偏痛[⑤]，引目外眦赤，身热齿痛，面肤赤痛。针入三分，留三呼，可灸三壮。忌如前。

悬厘一穴[⑥]，在曲周上颞颥下廉，手足少阳、阳明之交会。治热病汗不出，头偏痛，烦心不欲食，目锐眦赤痛。针入三分，可灸三壮。

天冲二穴，在耳上如前[⑦]三分。治头痛癫疾，风痉，牙龈[⑧]肿，善惊恐[⑨]。可灸七壮，针入三分。

率谷二穴，在耳上入发际一寸五分，足太阳、少阳之会。治膈胃寒痰，伤酒风，发脑两角[⑩]强痛，不能饮食，烦满呕吐不止。可灸三壮，针入三分。

曲鬓二穴，在耳上发际曲陷中[⑪]，鼓颔有空[⑫]，足太阳、少阳之会。治颊颔肿，引牙车[⑬]不得开，急痛，口噤不能言。灸亦良，可灸七壮，针入三分。

角孙二穴，在耳郭中间上[⑭]，开口有空，手足少阳之会。治目生肤瞖[⑮]，齿龈肿。可灸三壮。明堂别无疗病法。

窍阴二穴，在枕骨下，摇动有空[⑯]，足太阳、少阳之会。治劳疸[⑰]，发厉[⑱]，项痛，引头目痛。针入三分，可灸七壮。

【校注】

① 曲周：即曲角、曲隅，《外台秘要》《素问》气府论王注均作“曲角”，位于额角下方，耳前上的发际。

② 手足少阳、阳明之交会：《外台秘要》卷三十九作“足少阳、阳明之会”；《素问》

气府论王注作“手足少阳、足阳明之会”。

③ 针入七分：《资生经》引《明堂》作“二分”。

④ 颞颥中：《外台秘要》卷三十九作“颞颥上廉”。

⑤ 头偏痛：《百症赋》：“悬颅颔厌之中，偏头痛止。”

⑥ 悬厘一穴：应为“悬厘二穴”，此处疑为传抄之误。

⑦ 如前：稍向前。

⑧ 牙龈：附着在牙颈和牙槽突部分的黏膜组织，呈粉红色，有光泽，质坚韧。

⑨ 善惊恐：善，易。即容易惊恐悲伤，《百症赋》：“反张悲哭，仗天冲大横须精。”

⑩ 发脑两角：头顶骨部之两角。

⑪ 发际曲陷中：《针灸甲乙经》中为“发际曲隅陷中”，颧骨弓之后上方凹陷处发际有高低，当以尺寸与骨空为准，不必拘于发际。

⑫ 鼓颔有空：空，孔。上下牙齿迅速连续叩击若寒栗状时，可摸及凹陷有孔。

⑬ 牙车：又名牙床，即口腔内载齿之骨，分上、下两部分，此指下颌关节。

⑭ 耳郭中间上：耳郭，即耳壳。折耳郭时与平齐耳尖入发际处是穴。

⑮ 目生肤瞖：即“目中肤翳”。因肝风内动，或肝肾阴亏。阴虚火旺，或外伤等所致黑睛混浊或溃陷的外障眼病。

⑯ 摇动有空：取穴时使病人摇动头部，以手按之有空隙处。

⑰ 劳疸：又称“女劳疸”，黄疸类型之一。症见身黄、额上微黑、膀胱急、少腹满、小便通利、大便色黑、傍晚手足心发热而反觉恶寒。

⑱ 发厉：病情严重的体表痈疽叫“发”，生于足背面的叫“厉”。

浮白二穴，在耳后入发际一寸，足太阳、少阳之会。治发寒热喉痹[1]，咳逆[2]痰沫，胸中满不得喘息[3]，耳鸣嘈嘈[4]无所闻，颈项痈肿及瘿气[5]，肩背不举，悉皆治之。针入五分，可灸七壮。

颅息二穴，在耳后间青络脉[6]，足少阳脉气所发[7]。治身热头重，胁痛不得转侧，风痉，耳聋，小儿发痫瘈瘲，呕吐涎沫，惊恐失精，瞻视[8]不明。不宜针，即可灸七壮。

瘈脉二穴，一名资脉。在耳本[9]后，鸡足青络脉[10]。刺出血如豆汁，不宜出血多。治头风耳鸣，小儿惊痫瘈瘲，呕吐，泄痢[11]无时，惊恐，眵瞢[12]，目睛不明。可灸三壮，针入一分。

完骨二穴，在耳后入发际四分。治头痛烦心，癫疾，头面虚肿，齿龋偏风，口眼㖞斜，颈项痛不得回顾，小便赤黄，喉痹颊肿。针入五分，可灸七壮。

翳风二穴，在耳后陷中，桉之引耳中[13]，手、足少阳之会。治耳聋[14]，口眼㖞斜，失欠脱颔[15]，口噤[16]不开，吃不能言，颊肿，牙车急痛。针入七分，可灸七壮。

【校注】

① 喉痹（bì 必）：痹，闭塞不通之义，《素问·阴阳别论》曰："一阴一阳结，谓之喉痹。"喉痹以咽部红肿疼痛，或干燥、异物感，或咽痒不适、吞咽不利等为主要表现。

② 咳（ké）逆：咳嗽而气上逆者。《诸病源候论·咳逆候》："咳逆者，是咳嗽而气逆上也。"

③ 喘息：此指正常呼吸。

④ 聸聸：声音杂乱嘈杂，此处是形容耳内的声音。

⑤ 颈项痈肿及瘿气：指颈项易患之痈、肿、瘿气。"痈"为一种较疮疖为大的肿毒，《灵枢·痈疽》："热盛则腐肉，肉腐则为脓，然不能陷，骨髓不为焦枯，五藏不为伤，故名曰痈。""瘿气"又称"气瘿"，以汗多心悸，易饥消瘦，手指震颤，急躁易怒，眼球外突及颈前肿大为特征。《百症赋》："瘿气须求浮白。"

⑥ 耳后间青络脉：《外台秘要》《西方子灸经》皆作"耳后青脉间"。

⑦ 足少阳脉气所发：颅息穴现认为属手少阳三焦经，应为"手少阳脉气所发"。

⑧ 瞻视：观瞻，观看。

⑨ 耳本：耳根部。

⑩ 鸡足青络脉：指耳后之青色络脉，以其形多如鸡爪故名。

⑪ 泄痢：即泄泻，以腹泻、便溏为主要表现的疾病。

⑫ 瞇䁾：两目视物晦暗不明。

⑬ 桉之引耳中：桉，同“按”。《十四经发挥》《针灸大成》均作“引耳中痛”。

⑭ 耳聋：《玉龙歌》：“耳聋气闭痛难言，须刺翳风穴始痊”；《百症赋》：“耳聋气闭，全凭听会翳风。”

⑮ 失欠脱颔：呵欠时下巴脱臼。

⑯ 口噤：牙关紧闭，张口困难，口合不开的表现。

正面部中行凡六穴

素髎一穴，一名面正。在鼻柱之端，督脉所发。此穴诸方阙[①]治疗法。《外台秘要》云不宜灸[②]，《千金》治鼻塞，息肉[③]不消，多涕，生疮[④]。针入一分。

水沟一穴，在鼻柱下，一名人中[⑤]，督脉手阳明之会。治消渴[⑥]饮水无度，水气[⑦]偏身肿[⑧]，失笑[⑨]无时，癫痫，语不识尊卑[⑩]，乍喜乍哭[⑪]，牙关[⑫]不开，面肿唇动[⑬]，状如虫行，卒中恶。针入四分，留五呼，得气即写，灸亦得，然不及针。若灸可小雀粪大为艾炷，目[⑭]可灸三壮至七壮即罢。风水[⑮]面肿，针此一穴，出水尽即顿愈。忌如前法。

兑端一穴，在唇上端。治癫疾吐沫，小便黄[⑯]，舌干，消渴，衄血不止，唇吻强[⑰]，齿龈痛。针入二分，可灸三壮，炷如大麦。出《千金》《外台秘要》《甲乙经》。

龈交一穴，左唇内齿上龈缝筋中[18]。治面赤，心烦痛，颈项急不得回顾。新附治小儿面疮癣久不除，点烙[19]亦佳，鼻塞不利，目泪眵汁，内眦赤痒痛生白肤瞖，鼻中息肉蚀疮[20]。针入三分，可灸三壮。

【校注】

① 阙：亏损，空缺，缺少。

② 不宜灸：《行针总要歌》："印堂穴并两眉攒，素髎面正鼻柱端，动脉之中定禁灸，若燃此穴鼻鼾酸。"

③ 息肉：赘肉。《素问·病能论》："夫痈气之息者，宜以针开除去之。"

④ 疮："疮疡"的省称，《外科启玄》："夫疮疡者，乃疮之总名也。"

⑤ 一各人中：应为"一名人中"，此处疑为传抄之误。

⑥ 消渴：以多饮、多食、多尿及消瘦、疲乏、尿甜为主要表现的疾病。消渴者，有水尽而口渴，渴欲饮水之义，即口渴善饮水。

⑦ 水气：此处指痰饮，水饮。

⑧ 偏身肿：偏，通"遍"，指全身水肿。

⑨ 失笑：忍不住发笑，不自主地发笑。

⑩ 癫痫，语不识尊卑：语，谈，说话。《灵光赋》："水沟间使治邪癫"；《席弘赋》："人中治癫功最高，十三鬼穴不须饶。"

⑪ 乍喜乍哭：乍，忽然，猛然。指哭笑无常，时喜时哭。

⑫ 牙关：上颌和下颌之间的关节，泛指上下两排牙齿，亦指口腔。

⑬ 面肿唇动：面部肿胀，口唇蠕动。《百症赋》："面肿虚浮，须仗水沟前顶。"

⑭ 目：应为"日"，此处疑为传抄之误。

⑮ 风水：属于水肿的一种。《金匮要略》："风水，其脉自浮，外证骨节疼痛，恶风；风气相击，身体洪肿，汗出乃愈，恶风则虚，此为风水。"

⑯ 小便黄：《百症赋》："小便赤涩，兑端独泻太阳经。"

⑰ 唇吻强：口唇肿硬。

⑱ 左唇内齿上龈缝筋中："左"应为"在"，疑为传抄之误。在上唇内与上齿龈之间，上唇系带中取龈交穴。

⑲ 点烙：一种用灼烫治病的方法。

⑳ 鼻中息肉蚀疮：息肉，即鼻中赘肉。蚀疮，即浸淫疮，一处生疮，其脓水沾染之处亦随之而生疮。另人之各种恶疮亦称"蚀疮"。《百症赋》："鼻痔必取龈交。"

承浆一穴，一名悬浆。在颐前唇下[1]宛宛中，足阳明、任脉之会。疗偏风口㖞，面肿，消渴，口齿疳蚀生疮[2]。灸亦佳，目[3]可灸七壮至七七壮止，灸即血脉通，宣其风，应时[4]立愈。其艾炷不用大，一依小竹筯头作炷，脉粗细状如细线，艾炷破肉，但令当脉灸，亦能愈疾。凡灸脐下久冷、疝瘕[5]、痃癖[6]、气块伏梁[7]、积气，宜艾炷大。故《小品》诸方云：腹背宜灸五百壮，四肢则但去风邪，不宜多灸，七壮至七七壮止，不得过随年数[8]。如巨阙[9]、鸠尾虽是胸腹之穴，灸不过七七壮，艾炷不须大，以竹筯头作炷，正当脉上灸之。若灸胸腹艾炷大灸多，令人永无心力。如头顶穴若灸多，令人失精神。臂脚穴灸多，令人血脉枯竭，四肢细瘦无力。既复失精神，又加于细瘦，即脱人真气。针入三分，得气即写。忌如前法。

廉泉一穴，一名舌本。在颔下结喉[10]上，阴维、任脉之会。治舌下肿难言[11]，舌纵[12]涎出，咳嗽上气[13]，喘息呕沫[14]，口噤，舌根急缩，下食[15]难。可灸三壮，针入三分，得气即写。

以上六穴，忌并如前法。

【校注】

① 颐前唇下：颐，下巴。在下巴之前口唇之下。

② 口齿疳蚀生疮：疳，毒热攻胃上口犯口齿的证候。《百症赋》："承浆泻牙疼而即移。"

③ 目：应为"日"，此处疑为传抄之误。

④ 应时：随时，即刻。

⑤ 疝瘕：又名瘕疝，疝证的一种。症为腹壁隆起，推之可移，腹痛牵引腰背，多由风寒与腹内气血相结而致。《素问·平人气象论》云："寸口脉沉而弱，曰寒热及疝瘕小腹痛……脉急者，曰疝瘕小腹痛。"

⑥ 痃癖：脐腹偏侧或胁肋部时有筋脉攻撑急痛的病症，由气血不和，经络阻滞，食积寒凝所致。痃者，在腹内近脐左右，各有一条筋脉急痛，大者如臂，次者如指，因气而成，如弦之状，名曰痃气也；癖者，侧在两肋间，有时而僻，故曰癖。

⑦ 气块伏梁：伏梁是古病名，指心下至脐部周围有包块（或气块）形成的病症。大多由于气血结滞所致。可分为心积伏梁、风根伏梁、脓血伏梁三种病变。

⑧ 随年数：指施用艾灸的壮数，按年龄岁数多少而定。

⑨ 豆阙：应为"巨阙"，此处疑为传抄错误。

⑩ 结喉：即喉头结节，《行针总要歌》："廉泉宛上定结喉，一名舌本立重楼。"

⑪ 舌下肿难言：《百症赋》："廉泉中冲，舌下肿疼堪取。"

⑫ 舌纵：病症名，系指舌本伸长，吐出口外而不收，肿胀多涎，收缩无力。

⑬ 咳嗽上气：又称咳逆上气，"上气"即"肺气上逆"，此指咳嗽、气喘的病症。

⑭ 喘息呕沫：呼吸急促并呕吐浊沫。

⑮ 下食：本义原指准备食物，此指食物下咽。

面部第二行左右凡一十穴

攒竹二穴，一名始光，一名光明，一名员柱。在两眉头陷中，足太阳脉气所发，治目䀮䀮[①]，视物不明[②]，眼中赤痛[③]及脸瞤动[④]。针入一分，留三呼，泻三吸，徐徐而出针。不宜灸，宜以细三稜针刺之，宣泄热气，三度刺目大明。忌如前法。

睛明二穴，一名泪孔。在目内眦，手足大阳[⑤]、少阳、足足明[⑥]五脉之会，治攀睛[⑦]，瞖膜覆瞳子，恶风泪出，目内眦痒痛，小儿雀目[⑧]疳眼[⑨]，大人气眼冷泪[⑩]，矑目[⑪]，视物不明，大眦努肉侵睛[⑫]。针入一寸五分，留三呼，禁不可灸。雀目者宜可久留针，然后速出针。忌如前法。

巨髎二穴，挟鼻孔傍（一作旁）八分，直目瞳子，跷脉、足阳明之会。治青盲[⑬]目无所见，远视䀮䀮，白瞖覆瞳子面，风寒鼻塞，颇上肿瘫痛[⑭]，瘈瘲口㖞。针入三分，得气而写。灸亦良，可灸七壮。

迎香二穴，在禾髎上一寸，鼻孔傍五分，手、足阳明之会。治鼻有息肉，不闻香臭[⑮]，衄衁[⑯]，偏风口㖞，面痒浮肿，风动叶叶，状如虫行[⑰]，或痒肿痛。针入三分，留三呼，不宜灸。忌如常法。

禾髎二穴，在鼻孔下侠水沟傍五分，手阳明脉气所发。治鼻衄衁不止[⑱]，鼻清涕生疮，口禁[⑲]不开。针入二分。

【校注】

① 目䀮䀮：眼目昏暗不明，视物不清。《百症赋》："目中漠漠，即寻攒竹三间。"

② 视物不明：《针灸歌》："眼昏目赤攒竹穿。"

③ 眼中赤痛：《通玄指要赋》："脑昏目赤，泻攒竹以便宜"；《玉龙歌》："眉间疼痛苦难当，攒竹沿皮刺不妨。"

④ 脸瞤（rùn 闰）动："脸"应为"睑"，此处疑为传抄错误。"睑瞤动"指眼皮轻微跳动或抽搐。

⑤ 大阳：即太阳。

⑥ 足足明：应为"足阳明"，此处疑为传抄错误。

⑦ 攀睛：又名胬肉攀睛、老肉板睛，首见于《银海精微》。本病为目中胬肉由眦角横贯白睛，攀侵黑睛，故名。《灵光赋》："睛明治眼胬肉攀。"

⑧ 雀目：系指夜间视物不清的一类病症，又有鸡蒙眼、鸡盲等别称，现称"夜盲"。《百症赋》："观其雀目肝气，睛明行间而细推。"

⑨ 疳眼：又名疳毒眼、疳疾上目。眼部干涩羞明，黑睛生翳，溃穿可成蟹精、旋螺突起，甚至眼球枯萎失明。

⑩ 气眼冷泪：发怒或情绪激动时，眼目流泪。

⑪ 䁾目：指肝肾阴虚，目失所养而致的视物不明、目昏茫茫的病症。

⑫ 努肉侵睛："努"通"胬"，"努肉侵睛"即胬肉攀睛。

⑬ 青盲：青盲初起视物不清，似有薄纱遮挡，以后日渐加重，犹如隔雾视物，终至失明。但黑睛与瞳神的形态、气色皆如常人。

⑭ 䪼上肿壅痛：指眼眶下缘颧骨及上牙床部位红肿、壅热、疼痛。

⑮ 不闻香臭：《玉龙歌》："不闻香臭从何治？迎香两穴可堪攻，先补后泻分明效，一针未出气先通"；《通玄指要赋》："鼻窒无闻，迎香可引。"

⑯ 衄皿：应为"衄血"，此处疑为传抄错误。

⑰ 状如虫行：血分有热而致的面部发痒，如同皮肤内有小虫爬行一般。《百症赋》："面上虫行有验，迎香可取。"

⑱ 鼻衄皿不止：应为“鼻衄血不止”，《灵光赋》：“两鼻齆衄针禾髎。”

⑲ 口禁：此处应为“口噤”，指牙关紧闭，张口困难，口合不开。

面部第三行左右凡一十穴

阳白二穴，在眉上一寸，直目瞳子[1]，足少阳、阳维之会。治头目痛，目眵，背膄[2]寒慄[3]，重衣[4]不得温。可灸三壮，针入二分。

承泣二穴，在目下七分，直目瞳子陷中，跷脉、任脉、足阳明之会。治曰眼㖞斜[5]，目瞤，面叶叶动[6]牵口眼，目视䀮䀮，冷泪，眼眦赤痛。禁不宜针[7]，针之令人目乌色[8]。可灸三壮，炷如大麦。忌如常法。

四白二穴，在目下一寸，足阳明脉气所发。治头痛目眩，眼生白瞖，微风目瞤动不息。可灸七壮，针入三分。凡用针，稳审[9]方得下针，若针深即令人目乌色。

地仓二穴，侠口吻傍四分，外如近下[10]有脉微微动，跷脉、手阳明之交会，若久患风其脉亦有不动者。治偏风口㖞[11]，目不得闭，失喑不语，饮食不收，水浆漏落[12]，眼瞤动不止。病左治右，病右治左[13]。针入三分。留五呼，得气即写。灸亦得，日可灸二七壮，重者七七壮，其艾作炷大小状如粗钗[14]脚大。灸炷若大，口转㖞却[15]，承浆七七壮即愈。慎猪、鱼、热面、房劳等。

大迎二穴，在曲颔[16]前一寸二分骨陷中动脉，又以口下当两肩[17]，足阳明脉气所发。治寒热颈痛，瘰疬[18]，口㖞，齿龋痛，数欠气[19]，风痉口噤，牙疼颊颔肿，恶寒舌强[20]不能言。针入三分，留七呼，可灸三壮。今附风痈，面浮肿，目不得闭，唇吻瞤动不止，当针之顿愈。

【校注】

① 直目瞳子：阳白穴在眉上，目正视时，正与瞳子相直。

② 背腠（còu 凑）：本义指汗孔、毛窍或皮肤、肌肉、脏腑的纹理，此处指肌肤。

③ 寒慄：因寒冷而战栗，又指因寒冷而肌肤起粟粒状，亦指振寒。

④ 重衣：重，重复。指多穿衣服。

⑤ 曰眼喎斜：应为“口眼喎斜”，此处疑为传抄错误。

⑥ 面叶叶动：对面部抽搐、颤动的形容，如同树的枝叶互相牵动之状。

⑦ 禁不宜针：《明堂》：“针入四分半，得气即泻。”

⑧ 目乌色：针刺引起眼部的皮下或结膜下出血，眼目呈紫乌色。

⑨ 稳审：审察稳妥。

⑩ 外如近下：外方而稍向下。

⑪ 偏风口喎：感受风邪而致口眼喎斜，《玉龙赋》：“地仓颊车疗口喎”；《百症赋》：“颊车地仓穴，正口喎于片时。”

⑫ 水浆漏落：指口角流涎，《灵光赋》：“地仓能止口流涎。”

⑬ 病左治右，病右治左：即《玉龙歌》所谓“喎左泻右依师正，喎右泻左莫令斜。”

⑭ 状如粗钗：形容艾炷细如钗中最粗的一端。

⑮ 口转喎却：转，转正。却，祛除。此处为口眼喎斜得以好转治愈。

⑯ 曲颔：即曲颊，相当于下颌骨角。

⑰ 以口下当两肩：此言大迎穴取法，将头侧扭，使下颌与肩接触，触及处即大迎穴。

⑱ 瘰疬：以颈部缓慢出现豆粒大小圆滑肿块，累累如串珠，不红不痛，溃后脓水清

稀，夹有败絮状物，易成瘘管为主要表现的结核类疾病，又称“鼠瘘”“老鼠疮”。

⑲ 数欠气：频频地打哈欠。

⑳ 恶寒舌强：舌体强硬僵直，活动不灵，使谈吐不利，言语不清的舌象。见于外感热病热入心包，内伤杂病之中风症，亦可由热盛伤津或痰浊壅阻所致。

面部第四行左右凡八穴

本神二穴，在曲差傍一寸五分，一曰直耳上入发际四分，足少阳、阳维之会[①]。治目眩，颈项强急痛，胸胁相引[②]不得转侧，癫疾[③]，呕吐涎沫。针入三分，可灸七壮。

丝竹空二穴，一名目髎，在眉后陷中，足少阳脉气所发[④]。禁不可灸，不幸使人目小，又令人目无所见。治目眩头痛[⑤]，目赤，视物䀮䀮，风痫，目戴上[⑥]不识人，眼睫[⑦]倒，发狂[⑧]吐涎沫，发即无时。针入三分，留三呼，宜写不宜补。

瞳子髎二穴，在目外眦五分，手太阳、手足少阳之会。治青盲无所见，远视䀮䀮，目中肤瞖，白膜头痛，目外眦赤痛[⑨]。可灸三壮，针入三分。

颧髎二穴，在面頄骨[⑩]下廉锐骨端陷中，手少阳、太阳之会。治口㖞，面赤，目黄，眼瞤动不止，顓肿，齿痛。针入二分。

【校注】

① 足少阳、阳维之会：《十四经发挥》：“阳维，……与足少阳会于阳白，上于本神。”

② 胸胁相引：引，牵引，指一处病痛而影响另一处。此指胸、胁疼痛互相影响。

③ 癫疾：《百症赋》："癫疾必身柱本神之令。"

④ 足少阳脉气所发：丝竹空穴现认为属手少阳三焦经，应为"手少阳脉气所发"。《针灸大成》《针灸聚英》皆作"手足少阳之会"。

⑤ 目眩头痛：《通玄指要赋》："丝竹疗头疼不忍"；《玉龙歌》："偏正头风痛难医，丝竹金针亦可施。"

⑥ 目戴上：即戴眼，指病人目上视，不能转动。张景岳注："戴者，戴于上也，谓目睛仰视而不能转也。"

⑦ 睫：同"睫"，睫毛。

⑧ 发狂：出自《灵枢》，症见喧扰不宁，衣被不敛，歌笑不休，甚则逾垣上屋。发狂属于实证，《难经》："重阳者狂。"

⑨ 赤痛：红肿疼痛。

⑩ 頄（qiú 求）骨：眼下颧骨部位，张景岳："目下曰頄，即颧也。"

侧面部左右凡一十六穴

头维二穴，在额角[①]入发际，本神傍一寸五分，足少阳、阳明脉之交会。治头偏痛，目视物不明[②]。今附治微风眼睑瞤动不止，风泪出[③]。针入三分，禁不可灸。

客主人二穴，一名上关。在耳前起骨[④]上廉，开口有空，动脉宛宛中，足阳明、少阳之会[⑤]。治唇吻强，耳聋，瘛瘲[⑥]，口沫出，目眩，牙车不开，口噤，嚼食鸣，偏风口眼㖞斜，耳中状如蝉声[⑦]。可灸七壮，艾炷不用大，筋头作炷。若针必须侧卧，张口取之乃得，禁不可针深。问曰：何以不得针深？岐伯曰：上关若刺深，令人欠而不得劫[⑧]。下关不得久留针，即뇌[⑨]而不得欠，牙

关急。是故上关不得刺深，下关不得久留针也。

下关二穴，在客主人下耳前动脉[⑩]下廉，合口有空，开口即闭[⑪]，足阳明、少阳之会。疗耵耳[⑫]有脓汁出，偏风口目㖞，牙车脱臼[⑬]。其穴侧卧闭口取之，针入四分，得气即写，禁不可灸。牙龈肿处，张口以三稜针出脓血，多含盐汤，即不畏风。慎如前法。

和髎二穴，在耳前锐发下横动脉[⑭]，手少阳脉气所发。治牙车引急头重痛，耳中嘈嘈[⑮]，颔颊肿。针入七分，可三壮。

【校注】

① 额角：额部外上角。

② 目视物不明：《玉龙歌》："若是眼昏皆可治，更针头维即安康。"

③ 风泪出：《百症赋》："泪出刺临泣头维之处。"

④ 耳前起骨：指颧骨弓。

⑤ 足阳明、少阳之会：《针灸大成》作"手足少阳、阳明之会"。《素问·刺禁论》新校正云："按《甲乙经》及气府论注云，手足少阳、足阳明三脉之会。"

⑥ 瘛瘲：即瘈疭，又称"抽搐""抽风"。因热盛伤阴、风火相煽，痰火壅盛，或脾胃虚弱，呕吐泄泻所致的手足伸缩交替而作、抽动不安，或高热，或吐涎的病症。

⑦ 耳中状如蝉声：耳中鸣响，像蝉发出的声音一样。

⑧ 欠而不得劫：张口呵欠而不能强止。

⑨ 故：同"呿"，张口。

⑩ 耳前动脉：指颞浅动脉分出的面横动脉。

⑪ 开口即闭：张口时下颌骨髁状突移向前方，下关穴即被关闭。

⑫ 耵（dīng 丁）耳：病名，见于《诸病源候论》。泛指耳窍化脓性疾病。

⑬ 脱臼（jiù 旧）：臼，一种形状如盆的舂米器具。此指骨头从关节窝中脱出。

⑭ 锐发下横动脉：鬓发后下缘颞浅动脉横过处。锐发，指耳前下延的鬓角。

⑮ 耳中嘈嘈：耳中鸣响，声音嘈杂。

听会二穴，在耳前[1]陷中，上关下一寸动脉宛宛中，张口得之，足少阳脉气所发。治耳聋，耳中状如蝉声[2]，通耳食，牙车脱臼。相离一二寸[3]，其穴侧卧张口取之。针八七分[4]，留三呼，得气即写，不须补。灸亦良，日可灸五壮至二七壮止，十日后依前报灸[5]之即愈。忌食动风、生冷、猪、鱼物等。

耳门二穴，在耳前起肉[6]当耳缺[7]者。治耳有脓汁出，生疮，䏲（都礼切）耳[8]，聤耳，鸣耳如蝉声，重听[9]无所闻，齿龋。针入三分，留三呼，可灸三壮。

听宫二穴，在耳中珠子大如赤小豆[10]，手足少阳、太阳三脉之会。治耳聋，如物填塞无所闻，耳中嘈嘈，心腹满，臂痛失声[11]。针入三分，可灸三壮。

颊车二穴，在耳下曲颊端[12]陷中，足阳明脉气所发。治牙关不问[13]，口噤不语，失喑，牙车疼痛，颔颊肿，颈强不得回顾。其穴侧卧开口取之，针入四分，得气即写。灸亦良，日可灸七壮至七七壮止，炷如大麦。慎入常法。

新刊补注铜人腧穴针灸图经第三

【校注】

① 耳前：《外台秘要》卷三十九作“耳门前”。

② 耳中状如蝉声：《百症赋》：“耳中蝉噪有声，听会堪攻”；《玉龙歌》：“耳聋之症不闻声，痛痒蝉鸣不快情，红肿生疮须用泻，宜从听会用针行。”

③ 相离一二寸：相离，分开。 指分开的距离一二寸。

④ 针八七分：应为“针入七分”，此处疑为传抄错误。

⑤ 报灸：古代将规定的壮数分几次施灸的叫“报灸”，即全程治疗的累计数。

⑥ 耳前起肉：即耳珠，相当于耳屏。

⑦ 耳缺：即耳珠之上缺口处，相当于耳屏上切迹。

⑧ 瞠耳：瞠，即“窒”，塞滞，不通。都礼切，瞠的读音。此指“耳闭”之症，即肝胆热毒上攻而致耳内胀闷如堵，清窍闭塞，不辨五音的病症。

⑨ 重听：听觉迟钝，听音不准确，常引起错觉。

⑩ 耳中珠子大如赤小豆：“耳中珠子”指“耳屏”，《巡经考穴编》曰：“穴在耳中珠子大如赤豆，……谓之宫者，盖言此穴深居于耳轮之内也，珠子如赤豆者，耳郭之内，又有一郭若碗，沿其正中，上有小核，如赤豆子大，得此核者是。”

⑪ 臂痛失声：失声指禁不住发出声音，脱口而出。此处指因臂痛不由自主发出呼痛声。

⑫ 曲颊端：下颌曲角之端。

⑬ 牙关不问：应为“牙关不开”，此处疑为传抄错误。《灵光赋》：“颊车可针牙齿愈。”

卷四

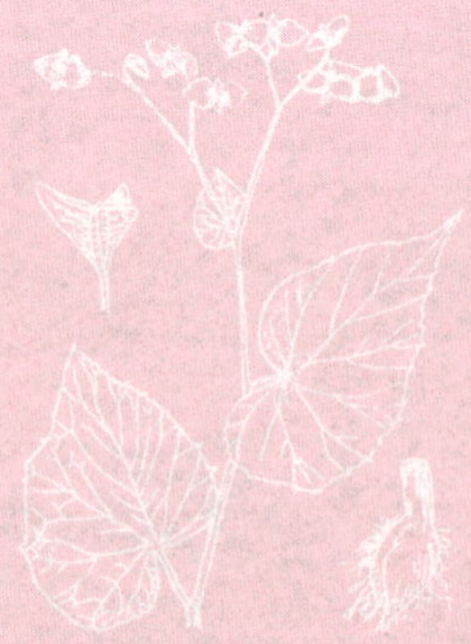

肩髆部左右凡二十六穴[①]

肩井　天髎　巨骨　臑会　肩髃　肩髎　肩贞　臑腧　天宗　秉风　曲垣　肩外腧　肩中腧

背腧部中行凡一十三穴[②]

大顀[③]　陶道　身柱　神道　灵台　至阳　筋缩　脊中　悬枢　命门　阳关　腰腧　长强

背腧部第二行左右凡四十四穴[④]

大杼　风门　肺腧　厥阴腧　心腧　膈腧　肝腧　胆腧　脾腧　胃腧　三焦腧[⑤]　肾腧　大肠腧　小肠腧　膀胱腧　中膂腧　白环腧　上髎　次髎　中髎　下髎　会阳

背腧部第三行左右凡二十八穴[⑥]

附分　魄户　神堂　膏肓腧　譩譆　膈关　魂门　阳纲　意舍　胃仓　肓门　志室　胞肓　秩边

【校注】

① 肩髆部左右凡二十六穴：肩髆，即肩胛，肩膀。在肩部分布有肩井、天髎、巨骨、臑会、肩髃、肩髎、肩贞、臑腧、天宗、秉风、曲垣、肩外俞、肩中俞 13 穴，分别属于足少阳胆经、手少阳三焦经、手阳明大肠经和手太阳小肠经穴，左右计 26 穴。

② 背腧部中行凡一十三穴：在背腰部正中，从上到下分布有大椎、陶道、身柱、神道、灵台、至阳、筋缩、脊中、悬枢、命门、腰阳关、腰俞、长强 13 穴，均属督脉经穴，呈单穴分布。但考之现代经穴，此处缺少督脉"中枢"1 穴。

③ 大顀：指大椎，督脉经穴。

④ 背腧部第二行左右凡四十四穴：在背腰部后正中线旁第二行，从上到下分布有大杼、风门、肺俞、厥阴俞、心俞、膈俞、肝俞、胆俞、脾俞、胃俞、三焦俞、肾俞、大肠俞、小肠俞、膀胱俞、中膂俞、白环俞、上髎、次髎、中髎、下髎、会阳 22 穴，均属足太阳膀胱经穴，左右计 44 穴。但考之现代经穴，此处缺少足太阳膀胱经"督俞""气海俞""关元俞"3 穴。

⑤ 三焦腧：足太阳膀胱经穴。

⑥ 背腧部第三行左右凡二十八穴：在背腰部后正中线旁第三行，从上到下分布有附分、魄户、神堂、膏肓俞、譩譆、膈关、魂门、阳纲、意舍、胃仓、肓门、

志室、胞肓、秩边14穴，均属足太阳膀胱经穴，左右计28穴。

肩髆部左右凡二十六穴

肩井二穴，在肩上陷缺盆上大骨[1]前一寸半，以三指按取之，当中指下陷中者是[2]。一名髆井，手足少阳、阳维之会。治五劳七伤[3]，颈项不得回顾，背髆闷，两手不得向头[4]，或因扑伤腰髋[5]疼。脚气[6]上攻。《甲乙经》云：只可针入五分[7]。此髆井足阳明之会，乃连入五脏气。若刺深则令人闷到[8]不识人，即速须三里下气[9]，先补不写，须臾[10]平复如故。凡针肩井皆以三里下其气[11]。若妇人堕胎后手足厥逆[12]，针肩井立愈。若灸更胜针，可灸七壮。

天髎二穴，在肩缺盆中上毖骨[13]之际陷中央，手少阳、阳维之会[14]。治肩肘痛引颈项急，寒热，缺盆中痛，汗不出，胸中烦满。针入八分。可灸三壮。

巨骨二穴，在肩端上行两义骨[15]间陷中，手阳明、跷脉之会。治背髆痛，胸中有瘀血，肩臂不得屈伸而痛。灸五壮，针入一寸。

臑会二穴，一名臑髎。在肩前廉去肩头三寸，手阳明之络[16]。治项瘿气瘤[17]，臂痛不能举，气肿痓[18]痛。针入七分，留十呼，得气即写。可灸七壮。

【校注】

① 大骨：指肩胛骨的肩胛冈。

② 中指下陷中者是：此言肩井穴取法，患者用对侧之手按在肩部，食指靠颈根部，在中指扪得的凹陷处施以按压，于酸困明显处取穴。

③ 五劳七伤：泛指各种疾病和致病因素。“五劳”是指久视伤血，久卧伤气，久坐伤肉，久立伤骨，久行伤筋。“七伤”是指大饱伤脾，大怒气逆伤肝，强力举重久坐湿地伤肾，形寒饮冷伤肺，忧愁思虑伤心，风雨寒暑伤形，恐惧不节伤志。肩井治五劳七伤，如《玉龙歌》所言：“此穴原来真气聚，补多泻少应其中。”

④ 两手不得向头：指两肩臂因疼痛而手不能抱头，《通玄指要赋》：“肩井除两臂难任”；《玉龙赋》：“肩井除臂痛如拿”；《玉龙歌》：“急疼两臂气攻胸，肩井分明穴可攻。”

⑤ 髋：组成盆骨的大骨，左右各一，由髂骨、坐骨、耻骨合成，通称“胯骨”。

⑥ 脚气：又称“脚弱”。因外感湿邪风毒，或饮食厚味所伤，积湿生热，流注于脚而成。其症先起于腿脚，麻木、疼痛、软弱无力，或挛急，或肿胀，或萎枯，或胫红肿、发热，进而入腹攻心，小腹不仁，呕吐不食，心悸，胸闷，气喘，神志恍惚，言语错乱。《长桑君天星秘诀歌》：“脚气酸疼肩井先。”

⑦ 只可针入五分：肩井正当肩上，适对胸腔内之肺尖，直刺约五分，不可过深刺入胸腔，伤及肺脏，造成气胸。

⑧ 闷到：即“闷倒”。肩井穴针感灵敏，突然强烈的刺激可致晕针。

⑨ 三里下气：指针刺肩井引起晕针时，应速刺足三里穴下气还原。《禁针穴歌》：“肩井深时入闷倒，三里急补人还原。”

⑩ 须曳：应为“须臾”，此处疑为传抄错误。

⑪ 凡针肩井皆以三里下其气：《席弘赋》：“若针肩井须三里，不刺之时气未调。”

⑫ 手足厥逆：又称“四肢逆冷”“手足逆冷”，指手足发冷，冷至肘部和膝部。

⑬ 毖骨：依《经穴纂要》注解，为肩井后的突骨，相当于肩胛骨的肩胛冈。

⑭ 手少阳、阳维之会：《外台秘要》卷三十九作“足少阳、阳维之会”。《素问》气府论王注作“手足少阳、阳维之会”。

⑮ 义骨：据《针灸甲乙经》《针灸大成》，“义骨”作“叉骨”。《针灸经穴概要》：“盖肩前骨与背大骨会入于肩端处，名叉骨。”“叉骨”即肩胛骨和锁骨的交接处之骨。

⑯ 手阳明之络：臑会穴诸书说法不一，《千金》列入手太阴经，《外台秘要》列入手阳明经，《圣济总录》列入手少阳经。现认为臑会穴属手少阳三焦经，应为“手少阳之络”。

⑰ 项瘿气瘤：气滞痰凝所致的颈部瘿气瘤。

⑱ 痓（jīng 痉）：肢体强直不柔和。

肩髃二穴，在肩端两骨间[①]陷者宛宛[②]中，举臂取之，手阳明、跷脉之会。疗偏风半身不遂，热风瘾疹[③]，手臂挛急[④]，捉物不得[⑤]，挽弓不开，臂细无力，筋骨痠疼[⑥]。可灸七壮至二七壮，以差为度。若灸偏风不遂，七七壮止，不宜多灸，恐手臂细。若风病筋骨无力久不差，当灸不畏细也。刺即泄肩臂热气。唐库狄钦若患风痹[⑦]，手臂不得伸引，诸医莫能愈。甄权针肩髃二穴，令将弓箭向垛[⑧]射之，如故。

肩髎二穴，在肩端臑上[⑨]陷中，举臂取之。治肩重不可举臂肘。可灸三壮，针入七分。

肩贞二穴，在肩曲胛下[⑩]两骨解间，肩髃后陷中。治风痹[⑪]，手臂不举，肩中热痛。针入五分。

臑腧二穴，在肩髎后大骨下胛[⑫]上廉陷中，手足太阳、阳维、跷脉之会。治寒热肩肿，引胛中痛，臂痠无力。针入八分，可灸三壮。

天宗二穴，在秉风后大骨下陷中，手太阳脉气所发。治肩胛痛，臂肘[13]外后廉痛，颊颔肿。可灸三壮。针入五分，留六呼。

秉风二穴，在肩上小髃[14]后，举臂有空，手太阳、阳明、手足少阳之会。治肩痛不能举。可灸五壮，针入五分。

曲垣二穴，在肩中央曲胛陷中，按之应手痛。治肩痛周痹[15]，气注[16]，肩髆痛急疼闷[17]。可灸三壮，针入五分。

肩外腧二穴，在肩胛上廉，去脊三寸陷中。治肩胛痛，热而寒至肘。可灸三壮，针入六分。

肩中腧二穴，在肩胛内廉，去脊二寸陷中。治寒热目视不明，咳嗽匕气[18]，唾血。针入三分，留七呼。可灸十壮。

【校注】

① 肩端两骨间：指肩峰处肩胛骨与肱骨大结节之间。

② 宛宛（wǎn　晚）：凹陷处，四周高而当中下陷叫宛。

③ 热风瘾疹：《百症赋》："肩髃阳溪，消瘾风之热极。"

④ 手臂挛急：《长桑君天星秘诀歌》："手臂挛痹取肩髃"；《玉龙歌》："肩端红肿痛难当，寒湿相争气血狂，若向肩髃明补泻，管君多灸自安康。"

⑤ 捉物不得：《胜玉歌》："两手痠痛难执物，曲池合谷共肩髃。"

⑥ 筋骨痠（suān　酸）疼："痠"通"酸"，酸楚，酸痛。《灵枢·癫狂》："骨痠体重，解惰不能动。"

⑦ 库狄钦若患风痹：库狄钦，隋鲁州（今河南鲁山）刺史。"若患风痹"应为"苦患风痹"，此处疑为传抄错误。

⑧ 垛：土筑的箭靶子。

⑨ 肩端臑上：臑，上臂。此指上臂部肩端。

⑩ 肩曲胛下：肩胛骨外缘弯曲处下方。

⑪ 风痹：也称"行痹"或"周痹"，俗称"走注"，痹证类型之一。临床表现肢体酸痛，痛而游走无定处。风寒湿三邪中以风邪偏胜，而风邪易于游走所

致。《素问·痹论》："其风气胜者，为行痹。"

⑫ 大骨下胛：此指肩胛骨。

⑬ 臂肘：上臂与前臂相接处向外凸起的部分。

⑭ 小髃：《释骨》："小髃，肩前微起者。"

⑮ 周痹：痹证的一种，因气虚，风、寒、湿邪侵袭血脉、肌肉而导致的周身疼痛，沉重麻木，项背拘急的病症。

⑯ 气注：指以初发胡言乱语，百日后身体浮肿，忽肿忽消，一年后遍身肿满失去色泽，三年后变生呃逆吐虫等为主症的注病，为九注之一。

⑰ 肩髆痀急疼闷："痀"同"拘"，关节拘急不利。急疼闷，肩胛有拘急感，有既痛又闷的感觉。

⑱ 咳嗽匕气：即肺气上逆。《灵枢·本脏》："肺高，则上气，肩息咳。"

背腧部中行凡一十三穴

大顀一穴，一本作椎，今从页作顀，余皆仿此。在第一顀上陷中[①]，手足三阳、督脉之会。疗五劳七伤，温疟痎疟[②]，气疰[③]，背髆痀急，颈项强不得回顾，风劳[④]食气。针入五分，留三呼，写五吸。若灸以年为壮[⑤]。《甲乙经》云：大顀下至尾骶骨二十一顀，长三尺，折量取腧穴。凡度[⑥]周身孔穴，远近分寸，以男左女右，取中指内文[⑦]为一寸。《素问》云：同身寸是也。又多用绳度量孔穴，绳多出缩，取穴不准，今以薄竹片点量分寸，疗病准的。

陶道一穴，在大顀节下间[⑧]，俛而取之[⑨]，督脉、足太阳之会。治头重目瞑[⑩]，洒淅寒热[⑪]，脊强[⑫]，汗不出。可灸五壮，针入五分。

身柱一穴，在第三顀节下间，督脉气所发。治癫疾[⑬]，瘛瘲，怒欲煞人[14]，身热狂走，谵言[15]见鬼。针入五分，灸七七壮。

神道一穴，在第五顀节下间，俛而取之，督脉气所发。治寒热头痛，进退往来，痎疟，恍惚[16]悲愁，健忘惊悸。可灸七七壮至百壮止，小儿风痫[17]瘈瘲可灸七壮。

灵台一穴，在第六顀节下间，俛而取之，督脉气所发。经阙[18]疗病法，出《素问》。

至阳一穴，在第七顀节下间，俛而取之，督脉气所发。治寒热解散[19]，淫乐[20]，胫痠，四肢重痛，少气难言。可灸三壮，针入五分。

【校注】

① 第一顀上陷中：即第七颈椎与第一胸椎之间。

② 温疟痎疟：《肘后歌》："疟疾寒热真可畏，须知虚实可用意，间使宜透支沟中，大椎七壮合圣治。"

③ 气疰（zhù　注）："疰"通"注"，指慢性的传染病。

④ 风劳：虚劳病复受风邪者。《金匮翼·风劳》："风劳之证，肌骨蒸热，寒热往来，痰嗽，盗汗，黄瘦，毛焦，口臭，或成疳利。由风邪淹滞经络，瘀郁而然。其病多著于肝，亦名肝劳。"《行针指要歌》："或针劳，须向膏肓及百劳"；《玉龙歌》："满身发热痛为虚，盗汗淋淋渐损躯，须得百劳椎骨穴，金针一刺疾俱除。"

⑤ 以年为壮：以年龄决定施灸的壮数。

⑥ 度（duó　夺）：测量，估量。

⑦ 中指内文："文"通"纹"，中指中节的掌侧两纹头之间。

⑧ 大顀节下间：第一胸椎棘突下。

⑨ 俛而取之："俛"同"俯"，俯头而取。

⑩ 目瞑：即闭目不欲睁。瞑，作合目解。

⑪ 洒淅寒热：洒淅，恶风寒栗貌。《百症赋》："岁热时行，陶道复求肺俞理。"

⑫ 脊强：脊柱僵硬不灵活。

⑬ 癫疾：《百症赋》："癫疾必身柱本神之令。"

⑭ 煞人："煞"通"杀"，杀伤，消灭。此处指杀人。

⑮ 谵言：本义为话多，引申为胡言乱语，特指病中说胡话。

⑯ 怳惚："怳惚"又作"怳忽"，知觉迷糊或神思不定。

⑰ 风痫：《百症赋》："风痫常发，神道还须心俞宁。"

⑱ 阙：缺少。

⑲ 解散：《针灸大成》作"解㑊"，出《素问》平人气象论。"解"，懈怠。"㑊"，困倦。此即感受寒热之邪而引起的四肢无力，周身不爽之症。

⑳ 溛乐：同"淫泺"，酸削无力貌。《素问·骨空论》："淫泺胫酸，不能久立。"王冰注："淫泺，谓似酸痛而无力也。"

筋缩一穴，在第九顀节下间，俛而取之，督脉气所发。治惊痫[①]，狂走[②]，癫疾，脊急强[③]，目转上垂[④]。可灸三壮，针入五分。

脊中一穴，一名神宗，在第十一顀节下间，俛而取之，督脉气所发。治风痫癫邪，温病[⑤]，积聚[⑥]，下利[⑦]。禁不可灸，灸则令人腰背伛偻。针入五分，得气即写。

悬枢一穴，在第十三顀节下间，伏而取之[⑧]，督脉气所发。治积气上下行，水谷不化，下利，腰脊强不得屈伸，腹中留积[⑨]。针入三分，可灸三壮。

命门一穴，一名属累，在第十四顀节下间，伏而取之，督脉气所发。治头痛不可忍，身热如火，汗不出，瘛瘲，里急[⑩]，腰腹相引痛。针入五分，可灸三壮。

阳关一穴，在第十六顀节下间，伏而取之。针入五分，可灸三壮。阙疗病法，出《素问》。

腰腧一穴，一名背解，一名腰柱，一名腰户，在第二十一顀节下间宛宛中。以梃腹地舒身[11]，两手相重支额，纵四体[12]，然后乃取得其穴，督脉气所发。治腰髋疼[13]，腰脊强不得回转，温疟痎疟。针入八分，留三呼，写五吸[14]，可灸七壮至七七壮。慎房劳[15]，举重强力[16]。《甲乙经》云：针入二寸，留七呼，灸七七壮。

长强一穴，一名气之阴郄，督脉络别。《甲乙经》云：在脊骶端[17]，足少阴、少阳所结会。治肠风下血[18]，五种痔[19]；疳蚀下部[20]。针入三分，抽针以太痛为度。其穴趺地取之乃得。灸然不及针，日灸三十壮至二百壮止。此痔根本是冷，慎冷食房劳。《甲乙经》云：针入二寸，留七呼。

【校注】

① 惊痫：《针灸歌》："忽然痫发身旋倒，九椎筋缩无差谬。"

② 狂走：如同中邪一样到处奔跑，形容举止放纵，行为失常。

③ 脊急强：《百症赋》："脊强兮，水道筋缩。"

④ 目转上垂：目向上看，即戴眼。

⑤ 温病：多种外感急性热病的总称。特点是起病较急，热象较盛，传变较快，易化燥伤阴。随季节和征象变化而有多名，如春温、暑温、冬温、风温等。

⑥ 积聚：腹内结块，或痛或胀的病症。积属有形，结块固定不移，痛有定处，病在血分，是为脏病；聚属无形，包块聚散无常，痛无定处，病在气分，是为腑病。

⑦ 下利：亦称"下痢"，早期古医籍中痢疾与泄泻的统称。

⑧ 伏而取之：即"俛而取之"，采取伏卧的姿势取穴。

⑨ 积：积属有形，结块固定不移，痛有定处。

⑩ 里急：自觉腹内拘急，疼痛不舒的表现。

⑪ 梃腹地舒身：梃，挺。伏在地上向上挺腹，舒展全身。

⑫ 纵四体：使肢体自然伸展，肌肉放松。

⑬ 腰髋疼：《针灸歌》："腰俞一穴最为奇，艾灸中间腰痛愈。"

⑭ 写五吸：此为呼吸补泻法，是结合病人的呼吸而进行针刺的方法。泻法是吸气时进针，呼气时退针，每呼吸一次即进行一次泻法。把行一次泻法称作"泻一吸"。"泻五吸"，即行五次泻法。亦可作行泻法的时间，相当于五次吸气时间的总和。

⑮ 房劳：称房室伤，色欲伤，色劳。

⑯ 举重强力：强行用力举起重物。

⑰ 脊骶端：脊椎尾骶骨端。

⑱ 肠风下血：为痔出血或泛指因脏腑劳损，气血不调及风冷热毒搏于大肠所致的便血。此以便血为主症，故亦称"肠风下血"。《百症赋》："刺长强与承山，善主肠风新下血。"

⑲ 五种痔：即牡痔、牝痔、肠痔、脉痔、血痔。《针灸歌》："五痔只好灸长强，肠风痔疾尤为良"；《玉龙歌》："九般痔漏最伤人，必刺承山效若神，更有长强一穴是，呻吟大痛穴为真。"

⑳ 疳蚀下部：即"疳疮"，又名"下疳"。因其生于阴部，初起为小疮，渐即破溃，故曰疳蚀下部。

背腧部第二行左右凡四十四穴

大杼二穴，在项后第一𫙬下两傍，相去各一寸五分陷中。《甲乙经》云：足太阳、少阳之会[①]。疗疟[②]，颈项强不可俛仰，头痛振寒，瘈瘲，气实胁满[③]，伤寒汗不出，脊强，喉痹，烦满，风劳气咳嗽[④]，胸中满，身热目眩。针入五分，可灸七壮。

风门二穴，一名热府，在第二𫙬下两傍，相去各一寸五分，督脉足太阳之会。治伤寒颈项强，目暝，多嚏，鼻鼽出清涕[⑤]，风劳，呕逆上气，胸背痛，喘气，卧不安。针入五分，留七呼。今附若频刺，泄诸阳热气，背永不发痈疽。可灸五壮。

肺腧二穴，在第三顀下两傍，相去各一寸五分，足太阳脉气所发。治上气呕吐，支满[⑥]，不嗜食[⑦]，汗不出，腰背强痛，寒热喘满[⑧]，虚烦[⑨]，口干，传尸骨蒸劳[⑩]，肺痿[⑪]，咳嗽[⑫]。针入三分，留七呼，得气即写出。《甲乙》、甄权《针经》云：在第三顀下两傍，以搭手，左取右，右取左，当中指末是穴。治胸中气满，背偻如龟，腰强头目眩，令人失颜色[⑬]。针入五分，留七呼，可灸一百壮。

厥阴腧[⑭]二穴，在第四顀下两傍，相去各一寸五分。治逆气呕吐，心痛留结，胸中烦闷。针入三分，可灸七七壮，出《山眺经》[⑮]。

心腧二穴，在第五顀下两傍，相去各一寸五分。治心中风，狂走发痫[⑯]，语悲泣，心胸闷乱，烦满汗不出，结积寒热，呕吐不下食，咳唾血[⑰]。针入三分，留七呼，得气即写，不可灸[⑱]。

【校注】

① 足太阳、少阳之会：《针灸聚英》《针灸大成》均作“督脉别络，手足太阳、少阳之会”，今当从其说。

② 疟：《胜玉歌》：“五疟寒多热更多，间使大杼真妙穴。”

③ 气实胁满：邪气充于胸胁而致胀满。

④ 风劳气咳嗽：《针灸歌》：“风劳气嗽久未痊，第一椎下灸两边。”

⑤ 鼻鼽出清涕：《玉龙歌》：“腠理不密咳嗽频，鼻流清涕气昏沉，须知喷嚏风门穴，咳嗽宜加艾火深。”

⑥ 支满：撑胀满闷，一般指胁部。

⑦ 不嗜食：不欲食，即不想进食。

⑧ 寒热喘满：气喘而有胸部满闷证候，多由痰气壅阻，水饮射肺或脾湿酿痰，肾虚失纳所致。

⑨ 虚烦：因虚而致心胸烦热者。由伤寒汗、吐、下后，邪热乘虚客于胸中，或病后余热留恋，或津涸、血虚、肾亏、虚人停痰饮、虚劳等所致。

⑩ 传尸骨蒸劳：血气不荣，骨髓枯竭，肾主于骨，以其先从骨热，故曰骨蒸。传尸，即后世所称痨瘵。《济生方》："夫痨瘵一症，为人之大患。凡患此病者，传变不一，积年染症甚至灭门。"痨瘵病程缓慢，由劳伤正气，正不胜邪而感劳虫所致。

⑪ 肺痿：肺叶枯萎不荣或痿弱不用，以胸憋气短、咯吐浊唾涎沫为主要表现的疾病，是阴虚肺伤的慢性衰弱疾患。《针灸歌》："肺俞魄户疗肺痿。"

⑫ 咳嗽：《百症赋》："咳嗽连声，肺俞须迎天突穴"；《玉龙歌》："伤风不解嗽频频，久不医时劳便成，咳嗽须针肺俞穴，痰多宜向丰隆寻"；《行针指要歌》："或针嗽，风门肺俞须用灸。"

⑬ 失颜色：失去正常的面色。

⑭ 厥阴腧：《针灸大成》："或曰：脏腑皆有俞在背，独心包络无俞，何也？曰：厥阴俞即心包络俞也。"

⑮ 《山眺经》：又称《山眺针灸经》，其书已佚，现其内容保存在《太平圣惠方·针经》中。

⑯ 发痫：《百症赋》："风痫常发，神道还须心俞宁。"

⑰ 唾血：咳嗽痰中带血，或血液随唾液而出，与"呕血"不同。

⑱ 不可灸：《外台秘要》云："灸三壮"，《资生经》引《明堂》云："灸五壮"，心俞穴现不禁灸。

膈腧二穴，在第七顀下两傍，相去各一寸五分。治咳而呕逆[①]，膈胃寒痰，食饮不下，胸满肢肿，两胁痛，腹胀，胃脘[②]暴痛，热病汗不出，喉痹，腹中积癖[3]，默默[4]嗜卧，四肢怠惰[5]不欲动，身常湿[6]，不能食，食则心痛，周痹身皆痛。针入三分，留七呼，可灸三壮。

肝腧二穴，在第九顀下两傍，相去各一寸五分。治咳引两胁急痛，不得息，转侧难。撅胁下与脊相引[7]，而反折目上视，目眩[8]，循眉头痛，惊狂，衄衄，起则目䀮䀮，目生白瞖[9]，咳引胸中痛，寒疝[10]少腹[11]痛，唾血，短气。针入三分，留六呼，可灸三壮。

胆腧二穴，在第十顀下两傍，相去各一寸五分。治心腹胀满，呕则食无所出，口苦[12]，舌干，咽中痛，食不下，目黄[13]，胸胁不能转侧，头痛，振寒汗不出，腋下肿。针入五分，可灸三壮。

脾腧二穴，在第十一顀下两傍，相去各一寸五分。治腹胀引胸背痛，食饮倍多[14]，身渐羸瘦，黄疸，善欠[15]，胁下满，泄利，体重，四肢不收[16]，痃癖积聚，腹痛，不嗜食，痎疟[17]，寒热。针入三分，留七呼，灸三壮[18]。

胃腧二穴，在第十二顀下两傍，相去各一寸五分。治胃中寒，腹胀不嗜食，羸瘦，肠鸣[19]腹痛，胸胁支满，脊痛筋挛[20]。针入三分，留七呼。可灸，随年为壮。

【校注】

① 呕逆：指胃气上冲所致的呕吐呃逆，《针灸歌》："呕吐当先求膈俞。"

② 胃脘：包括整个胃体。胃上口贲门称上脘，胃下口幽门称下脘，界于上下口之间的胃体称中脘。

③ 积癖：即"久积成癖"。

④ 默默：缄口不说话。

⑤ 怠惰：懈怠，懒惰。

⑥ 身常湿：此指身上常出汗，《针灸大成》曰："膈俞，主心痛，……自汗盗汗。"

⑦ 撅胁下与脊相引："撅胁"即"撅肋"，指第十二肋骨。第十二肋下与脊相引疼痛。

⑧ 目眩：《玉龙赋》："目昏血溢，肝俞辩其实虚"；《玉龙歌》："肝家血少目昏花，宜补肝俞力便加，更把三里频泻动，还光益血自无差。"

⑨ 目生白瞖：指白色薄膜障蔽眼珠。《针灸歌》："胁痛肝俞目翳除"；《百症赋》："攀睛攻少泽肝俞之所。"

⑩ 寒疝：指寒邪侵于足厥阴经而见阴囊冷痛肿硬，痛引睾丸，阴茎不举，伴喜暖畏寒、形寒肢冷。

⑪ 少腹：下腹的两侧部，即小腹两旁。

⑫ 口苦：自觉口中有苦味的表现，多与肝胆有热有关。

⑬ 目黄：目睛黄染，多由肝胆疾病所致。《百症赋》："目黄兮，阳纲胆俞。"

⑭ 食饮倍多：进食、进水成倍地增加。

⑮ 善欠：喜欢打呵欠。

⑯ 四肢不收：出自《难经》。表现为手足软弱无力，活动不能自如。

⑰ 痎疟：《针灸歌》："疟灸脾俞寒热退。"

⑱ 灸三壮：《明堂》谓"灸五壮"。

⑲ 肠鸣：腹中胃肠蠕动漉漉作响的症状。正常情况下肠鸣声低弱而和缓，一般难以闻及。当肠道传导失常或阻塞不通时，则肠鸣音高亢而频急。又称腹鸣。

⑳ 筋挛：指肢体筋脉收缩抽急，不能舒转自如，也叫"痉挛"。多由外感寒湿或血少津亏，经脉失于荣养所致。

三焦腧二穴，在第十三顀下两傍，相去各一寸五分。治肠鸣腹胀，水谷不化，腹中痛欲泄注，目眩头痛，吐逆[①]，饮食不下，肩背痀急，腰脊强不得俛仰。针入五分，留七呼，可灸三壮。

肾腧二穴，在第十四顀下两傍，相去各一寸五分，与脐平。治虚劳羸瘦[2]，耳聋，肾虚[3]，水脏久冷[4]，心腹䐜胀[5]，两胁满引少腹急痛，目视䀮䀮，少气，溺血[6]，小便浊出精[7]，阴中疼，五劳七伤，虚惫，脚膝痀急，足寒如冰[8]，头重身热，振慄，腰中四肢淫泺[9]。洞泄[10]，食不化，身肿如水。针入三分，留七呼。可灸，以年为壮。慎如前法。

大肠腧二穴，在第十六顀下两傍，相去各一寸五分。治腰痛，肠鸣腹胀，绕脐切痛[11]，大小便不利[12]，洞泄食不化，脊强不得俛仰。针入三分，留六呼，可灸三壮。慎猪、鱼、酒、面、生冷物等。

小肠腧二穴，在第十八顀下两傍，相去各一寸五分。治小便赤涩淋漓。少腹㽲痛[13]，脚肿，短气[14]，不嗜食，大便脓血出，五痔疼痛[15]，妇人带下[16]。针入三分。留六呼。可灸三壮。

【校注】

① 吐逆：指呕吐而气逆，《中藏经》："病甚则腹胁胀满，吐逆不入食。"

② 虚劳羸瘦：虚劳，正气损伤所致的虚弱证和具传染性表现为虚弱证候的疾病，又称"虚损"，是多种原因所致的脏腑阴阳气血严重亏损，久虚不复的多种慢性衰弱病症。羸瘦，瘦弱，《说文》："羸，瘦也。"

③ 肾虚：《胜玉歌》："肾败腰疼小便频，督脉两旁肾俞除"；《玉龙歌》："肾弱腰疼不可当，施为行止甚非常，若知肾俞二穴处，艾火频加体自康。"

④ 水脏久冷：指长期肾阳不足导致的本脏及全身寒冷。水脏，指肾。肾主水液，在人体水液代谢过程中起重要作用，《素问·逆调论》："肾者水脏，主津液。"

⑤ 䐜胀：饮停胁下，浊气在上的病理状态。

⑥ 溺血：又称“溲血”“尿血”，指尿中有血。《素问·气厥论》：“胞移热于膀胱，则癃，溺血。”

⑦ 小便浊出精：溺孔常流白色浊物而小便自清的疾患，又称“精浊”。《证治准绳·赤白浊》：“今患浊者，虽便时茎中如刀割火灼而溺自清，唯窍端时有秽物如疮脓目眵，淋沥不断，初与便溺不相混滥。”

⑧ 足寒如冰：《针灸歌》：“两足冷痹肾俞拟。”

⑨ 遥泺：同“淫泺”，指腰部及四肢酸削无力。

⑩ 洞泄：指阴盛内寒所致的泄泻，或濡泻，或脾泻。

⑪ 切痛：剧烈的疼痛，《灵枢·邪气藏府病形》：“大肠病者，肠中切痛而鸣濯濯。”

⑫ 大小便不利：《灵光赋》：“大小肠俞大小便。”

⑬ 疞（xiǔ 朽）痛：即腹内急痛。

⑭ 短气：气息不足，上气不接下气。

⑮ 五痔疼痛：牡痔、牝痔、肠痔、脉痔、血痔等各种痔疮所表现的疼痛。

⑯ 妇人痡下：应为“妇人带下”，考究《针灸大成》等均无“痡”一字，似为传抄之误。

膀胱腧二穴，在第十九傾下两傍，相去各一寸五分，足太阳脉气所发。治风劳腰脊痛，泄利腹痛，小便赤涩[1]，遗溺[2]，阴生疮，少气，足胻寒疴急不得屈伸，女子瘕聚[3]，脚膝无力。针入三分，留六呼，可灸三壮。

中膂腧二穴，一名脊内腧，在第二十傾下两傍，相去各一寸五分，侠脊起肉。治肠冷，赤白痢[4]，肾虚消渴，汗不出，腰脊不得俛仰，腹胀胁痛。针入三分，留十呼，可灸三壮。

白环腧二穴，在第二十一傾下两傍，相去各一寸五分，足太阳脉气所发。治腰脊瘲急痛，大小便不利，《甲乙经》云：针如腰户[5]法同，挺腹地端身[6]，两手相重支额，纵息[7]令皮肤俱缓，乃取其穴。针入八分，得气即先写，讫[8]，多补之。治腰髋疼，脚膝不遂，温疟，腰脊冷疼，不得安卧，劳损风虚。不宜灸，慎房劳，不得举重物。

上髎二穴，在第一空腰髁下[9]，侠脊陷中，足太阳、少阳络。治腰膝冷痛，呕逆鼻衄，寒热疟，妇人绝嗣[10]，阴挺[11]出不禁。针入三分，可灸七壮。

次髎二穴，在第二空侠脊陷中。治疝气[12]下坠，腰脊痛，不得转摇，急引阴器痛不可忍，腰已下至足不仁[13]，背膝寒，小便赤淋，心下坚胀。可灸七壮，针入三分。

中髎二穴，在第三空侠脊陷中，厥阴、少阳所结。治丈夫五劳、七伤、六极[14]，腰痛，大便难，腹胀下利，小便淋涩，飧泄[15]，妇人绝子，带下，月事不调。针入二分，留十呼，可灸三壮。

下髎二穴，在第四空侠脊陷中，足太阳、厥阴所结。治腰痛不得转侧，女子下苍汁不禁[16]，阴中痛引少腹急疼[17]，大便下血，寒湿内伤。针入二分，留十呼，可灸三壮。

会阳二穴，一名利机，在阴尾骨[18]两傍，督脉气所发。治腹中冷气，泄利不止，久痔，阳气虚乏[19]，阴汗[20]湿。针入八分，可灸五壮。

【校注】

① 小便赤涩：指小便色赤涩闭，多为胞内有客热，入于膀胱，致水液不利。暑月见汗多而小便赤涩，以盛暑外发为汗，津液不通，水不运下，则小便涩闭。

② 遗溺：睡眠或昏迷中不自觉地发生排尿的表现。

③ 女子瘕聚：腹部脐下有硬块，推之可移，痛无定处，妇女多患此病。《针灸歌》："瘕聚膀胱即莫抛。"

④ 赤白痢：即痢疾，以大便次数增多，里急后重，腹痛，下痢赤白黏冻为主症。《针灸歌》："赤白痢下中膂取"；《杂病穴法歌》："痢疾合谷三里宜，甚者必须兼中膂。"

⑤ 腰户：即"腰（腧）俞"穴。

⑥ 挺腹地端身：伏在地上向上挺腹，端正身体。

⑦ 纵息：即深呼吸。

⑧ 讫：《针灸甲乙经》《针灸大成》此处皆为"泻讫"，指施用泻法已经结束。讫，完毕。

⑨ 第一空腰髁下：骶骨两旁各有四个骨孔，称为骶骨孔。"第一空"即最上的一个骶骨孔，向下第二、三、四空依次为第二、三、四骶骨孔处。"腰髁" 即"髂后上棘"，《素问·刺腰痛论》王注："即腰两旁起骨也。"

⑩ 妇人绝嗣（sì 四）：嗣，子孙，后代。此指妇人不妊之症。

⑪ 阴挺：从妇女阴道中有物下坠或挺出阴道口外的病症，即子宫脱垂。

⑫ 疝气：即小肠串气，因气上下移动作痛而名。疝，指小腹痛引睾丸或睾丸肿痛，古医籍所指较广，名目繁多，今唯指称小肠偏坠、阴囊肿大疼痛者。

⑬ 不仁：仁，感觉敏捷。不仁即感觉迟钝，不敏感。

⑭ 六极：出自《金匮要略》，指六种极度虚损的病症，即气极、血极、筋极、骨极、肌极、精极。

⑮ 飧泄：脾胃气虚阳衰所致的完谷不化的泄泻病。《素问·阴阳应象大论》："清气在下，则生飧泻。"

⑯ 女子下苍汁不禁：苍汁，即青色带下。此指女子青色带下不止。

⑰ 阴中痛引少腹急疼：阴器疼痛，牵引小腹急而作痛。

⑱ 阴尾骨：即尾骶骨。

⑲ 阳气虚乏：各种虚损病引起的疲乏无力。

⑳ 阴汗：仅外生殖器及其周围局部多汗潮湿的表现，亦指阳衰阴盛的汗证。

背腧部第三行左右凡二十八穴

附分二穴，在第二顀下，附项[①]内廉两傍，相去各三寸，手、足太阳之会，正坐取之。治肩背痾急。风冷客于腠[②]，颈项强痛不得回顾，风劳臂肘不仁。可灸五壮，针入三分。

魄户二穴，在第三顀下两傍，相去各三寸，正坐取之，足太阳脉气所发。治背髆痛，咳逆上气，呕吐烦满，虚劳肺痿[③]，五尸走疰[④]，项强不得回顾。针入五分，得气即写，又宜久留针。灸亦得，日可灸七壮至百壮止。忌猪、鱼、酒、面、生冷物等。

膏肓腧二穴，在第四顀下两傍，相去各三寸。主无所不疗[⑤]，羸瘦虚损[⑥]，梦中失精[⑦]，上气咳逆，发狂健忘。又取穴之法，令人正坐曲脊[⑧]，伸两手以臂著膝前，令正直，手大指与膝头齐，以物支肘，勿令臂得动摇也。从胛骨上角摸索至骨下头，其间当有四肋三间。灸中间从胛骨之里去胛，容侧指许。摩胎[⑨]，去表肋间空处，按之自觉牵引于肩中。灸两胛中一处至百壮，多至三百壮。当觉下砻砻[⑩]然流水之状，亦当有所下出。若得痰，疾则无所不下也。如病人已因[⑪]不能正坐，当令侧卧，挽[⑫]上臂令前，取穴灸之。又以右手从左肩上住，指头所不及者是穴也。左取亦然，乃以前法灸之。若不能久坐。当伸两臂，令人挽两胛骨使相离。不尔[⑬]即胛骨覆其穴，灸之无验。此灸讫后，令人阳气康盛，当消息以自补养。论曰：昔在和缓不救晋侯之疾[⑭]，其在膏之上肓之下[⑮]，针药不能及，即此穴是也。人不能求得此穴，所以宿病难遣[⑯]。若能用心此方便求得，灸之无疾不愈[⑰]。出《千金》《外台》。

神堂二穴，在第五頟下两傍，相去各三寸，正坐取之，足太阳脉气所发。治肩痛胸腹满，洒淅寒热，背脊强急。可灸五壮，针入三分。

【校注】

① 项：《针灸经穴图考》引《俞穴折衷》，“项”作“胛”。

② 客于腠：客，寄附，留驻。腠，肌腠，腠理。

③ 虚劳肺痿：《针灸歌》：“肺俞魄户疗肺痿”“劳嗽应须泻魄户”；《标幽赋》：“体热劳嗽而泻魄户。”

④ 五尸走疰：《针灸大成》为“三尸走疰”，指疫毒邪气蔓延所致之病。三尸，指病邪，道教认为在人体内有神作祟，称为“三尸”。“上尸青姑，伐人眼”“中尸白姑，伐人五脏”“下尸血姑，伐人命”。疰，通“注”，灌注、久注。“一人死，一人复得”叫疰病。《百症赋》：“痨瘵传尸，趋魄户膏肓之路。”

⑤ 主无所不疗：《千金方》：“膏肓俞穴，无所不治。”膏肓俞是虚损劳伤的大补之穴，主治肺、心、脾、肾等各个脏器的久病致虚之证。如心劳的失眠健忘，狂惑妄误；肺劳的咳喘咯血，骨蒸盗汗；脾劳的消瘦食减，完谷不化；肾劳的遗精滑泄，阴虚潮热等。《医宗金鉴》曰：“膏肓一穴灸劳伤，百损诸虚无不良，此穴禁针唯宜艾，千金百壮效非常。”

⑥ 羸瘦虚损：《行针指要歌》：“或针劳，须向膏肓及百劳”；《玉龙赋》：“膏肓补虚劳。”

⑦ 梦中失精：《针灸歌》：“膏肓二穴不易求，虚惫失精并上气。”

⑧ 正坐曲脊：即正坐屈背。

⑨ 胎（lǚ　旅）：通“膂”，指背腰部脊椎两旁的肌肉。

⑩ 砻砻（lóng　龙）：指行灸法时，引经络之气行如旋转水流。砻，原为旋转磨米的工具，此处“砻砻”作形容词用。

⑪ 因：据《针灸大成》，此处应为“困”，即身体疲惫不堪，难以支撑之状。

⑫ 挽：拉，牵引。

⑬ 尔：如此，这样。

⑭ 和缓不救晋侯之疾：和缓，指春秋时秦国二位医家，医和、医缓。晋侯，晋景公。

⑮ 膏之上肓之下：古代解剖学认为，心下为膏，心下膈为肓。膏即“膏脂”，肓为“肓膜”，膏肓为膏脂、肓膜之气输注的部位。

⑯ 宿病难遣：宿病，指沉疴痼疾。遣，排解，发泄。

⑰ 灸之无疾不愈：《灵光赋》：“膏肓岂止治百病，灸得玄功病须愈”；《玉龙歌》：“膏育二穴治病强，此穴原来难度量，斯穴禁针多着艾，二十一壮亦无妨。”

譩譆二穴，在肩髆内廉，侠第六顀下两傍，相去各三寸，正坐取之，足太阳脉气所发。以手痛按之[①]，病者言譩譆[②]。针入六分，留三呼，写五吸。治腋痾挛，暴脉，急引胁痛，热病汗不出，温疟，肩背痛，目眩鼻衄，喘逆腹胀，肩髆内廉痛，不得俛仰。可灸二七壮，至百壮止。忌苋菜、白酒物等。

膈关二穴，在第七顀下两傍，相去各三寸陷中，正坐取之，足太阳脉气所发。治背痛恶寒，脊强俛仰难，食饮不下，呕哕[③]多涎唾，胸中噎[④]闷。可灸五壮，针入五分。

魂门二穴，在第九顀下两傍，相去各三寸陷中，正坐取之，足太阳脉气所发。治食饮不下[⑤]，腹中雷鸣[⑥]，大便不节[⑦]，小便赤黄。可灸三壮，针入五分。

阳纲二穴，在第十顀下两傍，相去各三寸陷中，正坐取之，足太阳脉气所发。治腹满瞋胀，大便泄利，小便赤涩，身热，目黄[⑧]。可灸三壮。针入五分。

意舍二穴，在第十一顀下两傍，相去各三寸陷中，正坐取之，足太阳脉气所发。治腹满虚胀，大便滑泄[⑨]，背痛，恶风寒，食饮不下，呕吐不止，消渴[10]，目黄。可灸五十壮至一百壮，针入五分。

胃仓二穴，在第十二顀下两傍，相去各三寸，足太阳脉气所发。治腹内虚胀，水肿[11]，食饮不下，恶寒，背脊不得俛仰。可灸五七壮，针入五分。

肓门二穴，在第十三顀下两傍，相去各三寸叉肋间[12]。《异经》云：与鸠尾相直。治心下肓大坚[13]，妇人乳有余疾。可灸三十壮，针入五分。

志室二穴，在第十四顀下两傍，相去各三寸陷中，足太阳脉气所发。治腰脊强痛，食饮不消，腹中坚急[14]，阴痛下肿，失精，小便淋涩[15]。针入五分，灸三壮。

胞肓二穴，在第十九顀下两傍，相去各三寸陷中，伏而取之，足太阳脉气所发。治腰痛，恶寒，少腹坚急，癃闭，下重[16]不得，小便涩痛，腰背卒痛。可灸五七壮，针入五分。

秩边二穴，在第二十顀下两傍，相去各三寸陷中，伏而取之，足太阳脉气所发。治腰痛不能俛仰[17]，小便赤涩，腰尻[18]重不能举，五痔发肿。针入五分，可灸三壮。慎如前法。

【校注】

① 痛按之：《外台秘要》卷三十九作“按之痛”。

② 譩譆（yī xī 一 息）：此“譩譆”指的是病人的呼叫声。《集韵》：“噫，痛声，或从言。”又“譩，恨辞。”“譆”，《说文》：“痛也。”

③ 呕哕：指呃逆。俗亦称“呃忒”。《口问》：“今有故寒气与新谷气俱还入于胃，新故相乱，真邪相攻，气并相逆，复出于胃，故为哕。”

④ 噫（ài 爱）：即嗳气，饱食后的逆气。

⑤ 食饮不下：进食饮水难以下咽，《百症赋》："胃冷食而难化，魂门胃俞堪责。"

⑥ 腹中雷鸣：腹中疼痛，并有雷鸣状的肠鸣音。

⑦ 节：规律。

⑧ 目黄：《百症赋》："目黄兮，阳纲胆俞。"

⑨ 大便滑泄：病名，见于《中藏经》。表现为泄泻不禁，完谷不化，多因泻久气脱所致。

⑩ 消渴：《针灸歌》："意舍消渴诚非虚。"

⑪ 水肿：各种原因导致的体内水液运行障碍，水湿停留，泛溢肌肤，引起头面部、四肢、甚至全身浮肿的病症。

⑫ 叉肋间：《针灸甲乙经》作"入肋间"，《外台秘要》《针灸资生经》均作"叉肋间"，意当"陷者中"为是。

⑬ 心下肓大坚：《针灸大成》作"心下痛，大便坚"。

⑭ 坚急：坚硬挛急。

⑮ 淋涩：短涩淋漓刺痛。

⑯ 下重：下利急重，里急后重。

⑰ 腰痛不能俛仰：俛仰，俯仰。腰部疼痛不能前后俯仰活动。

⑱ 尻（kāo　考平声）：尾骨，臀部。

侧颈项部左右凡一十八穴①

天容　天牖　天窗　天鼎　扶突　缺盆　人迎　水突　气舍

膺腧部中行凡七穴[②]

天突　璇玑　华盖　紫宫　玉堂　膻中　中庭

膺腧第二行左右凡一十二穴[③]

腧府　彧中[④]　神藏　灵墟　神封　步郎[⑤]

膺腧第三行左右凡一十二穴[⑥]

气户　库房　屋翳　膺窗　乳中　乳根

膺腧第四行左右凡十二穴⑦

云门　中府　周荣　胸乡　天溪　食窦（在天溪下）

侧腋左右凡八穴⑧

渊腋（在腋下）　辄筋　大包（在渊腋下）　天池（在乳后）

【校注】

① 侧颈项部左右凡一十八穴：在侧颈项部分布有天容、天牖、天窗、天鼎、扶突、缺盆、人迎、水突、气舍9穴，分别属于手太阳小肠经、手少阳三焦经、手阳明大肠经和足阳明胃经穴，左右计18穴。

② 膺腧部中行凡七穴：膺，胸部。在胸部正中，从上到下分布有天突、璇玑、华盖、紫宫、玉堂、膻中、中庭7穴，均属任脉经穴，呈单穴分布。

③ 膺腧第二行左右凡一十二穴：在胸部前正中线旁第二行，从上到下分布有俞府、彧中、神藏、灵墟、神封、步廊6穴，均属足少阴肾经穴，左右计12穴。

④ 或中：指彧中，足少阴肾经穴。

⑤ 步郎：指步廊，足少阴肾经穴。

⑥ 膺腧第三行左右凡一十二穴：在胸部前正中线旁第三行，从上到下分布有气

户、库房、屋翳、膺窗、乳中、乳根 6 穴，均属足阳明胃经穴，左右计 12 穴。

⑦ 膺腧第四行左右凡十二穴：在胸部前正中线旁第四行，从上到下分布有云门、中府、周荣、胸乡、天溪、食窦 6 穴，分别属于手太阴肺经、足太阴脾经穴，左右计 12 穴。

⑧ 侧腋左右凡八穴：在侧腋部分布有渊腋、辄筋、大包、天池 4 穴，分别属于足少阳胆经、足太阴脾经和手厥阴心包经穴，左右计 8 穴。

侧颈项部凡一十八穴

天容二穴，在耳下曲颊[①]后，手太阳脉气所发。治喉痹寒热，咽中如鲠[②]，针入一寸，可灸三壮。

天牖二穴，在颈筋缺盆上，天容后，天柱前，完骨下发际上，手少阳脉气所发。治头风面肿，项强不得回顾，针入一寸，留七呼。不宜补之，亦不宜灸。若灸之面肿眼合[③]，先取譩譆，后针天牖、风池，其病即差。若不先针譩譆，即难疗其疾也。

天窗二穴，一名窗笼，在颈大筋前，曲颊下，扶突后，动脉应手陷中，手太阳脉气所发。治耳鸣聋无所闻，颊肿喉中痛，暴喑[④]不能言，肩痛引项不得回顾。可灸三壮，针入三分。

天鼎二穴，在颈缺盆，直扶突后一寸[⑤]，手阳明脉气所发。治暴喑气哽[⑥]，喉痹咽肿不得息，饮食不下，喉中鸣。可灸三壮，针入三分。

扶突二穴，一名水穴，在人迎后一寸五分，手阳明脉气所发。治咳多唾[⑦]，上气咽引喘息，喉中如水鸡鸣[⑧]。可灸三壮，针入三分。

缺盆二穴，一名天盖，在肩下横骨[9]陷中。治寒热瘰疬[10]，缺盆中肿，外溃则生，胸中热满，腹大水气，缺盆中痛。汗出，喉痹，咳嗽。可灸三壮，针入三分，不直刺太深，使人逆息也[11]。

人迎二穴，一名五会，在颈大脉动脉应手，侠结喉[12]傍，仰而取之。以候五藏气[13]，足阳明脉气所发。禁不可灸，灸之不幸伤人。治吐逆霍乱[14]，胸满喘呼不得息，项气闷肿，食不下。针入四分。

水突二穴，在颈大筋前[15]，直人迎下，气舍上，一名水门，足阳明脉气所发。治咳逆上气，咽喉臃肿，呼吸短气，喘息不得。针入三分，可灸三壮。

气舍二穴，在颈直人迎，侠天突陷中，足阳明脉气所发。治咳逆上气，瘤瘿，喉痹咽肿，颈项强不得回顾。针入三分，可灸三壮。

【校注】

① 耳下曲颊：在耳部下方“下颌骨”处。因下颌骨形状弯曲成钝角状，而名曲颊。

② 咽中如鲠（gěng　哽）：鱼刺，鱼骨。形容如同鱼刺卡在喉咙。

③ 面肿眼合：面部肿胀导致眼睛难以睁开。

④ 暴喑：又名“卒喑”，即突然发作的失音，多由风寒袭肺或风热犯肺，使气道受遏，肺气壅塞，以致肺实不鸣。

⑤ 颈缺盆，直扶突后一寸：《针灸甲乙经》作“在缺盆上，直扶突气舍后一寸五分”；《针灸聚英》《针灸大成》作“颈缺盆上，直扶突后一寸”；《医宗金鉴》曰：“从巨骨穴循颈，缺盆上直行，扶突下一寸，天鼎穴也。”天鼎穴位置说法不一，大致分三种：一与人迎扶突成一横线，一与气舍成一横线，一与水突成

一横线，现多以后者为准。

⑥ 暴喑气哽：气哽，气机不畅。《百症赋》："天鼎间使，失音嗫嚅而休迟。"

⑦ 唾：即唾液，为五液（汗、涕、泪、涎、唾）之一。《素问·宣明五气篇》："肾为唾。"

⑧ 水鸡鸣：水鸡即蛙类，"水鸡鸣"是哮喘病人常发出的一种声音症状。

⑨ 肩下横骨：指锁骨。

⑩ 瘰疬：《针灸歌》："瘰疬当求缺盆内。"

⑪ 使人逆息：缺盆穴不可深刺，深则必伤肺气，使人咳逆上息。《素问·刺禁论》王注："五脏者肺为之盖，缺盆为之道，肺藏气而主息，又在气为咳，刺缺盆中内陷，则肺气外泄，故令人喘咳逆也。"

⑫ 结喉：又称喉结，在颈正前方之突起处，亦称"喉头"。

⑬ 以候五藏气：滑伯仁："古以挟喉两旁为气口人迎，以候五脏气。"

⑭ 霍乱：《伤寒论·辨霍乱病脉证并治》："呕吐而利，此名霍乱。"成无己注："轻者只曰吐泻，重者挥霍撩乱，故曰霍乱。"

⑮ 大筋前：胸锁乳突肌前缘。

膺腧部中行凡七穴

天突一穴，在结喉下一寸宛宛中，阴维、任脉之会。针入五分，留三呼，得气即写。治咳嗽上气[①]，胸中气噎[②]，喉中状如水鸡声，肺痈[③]咯唾脓血，气咽干[④]，舌下急，喉中生疮，不得下食。灸亦得，即不及针。其下针直横下，不得低手，即五藏之气伤人。慎如药法，及辛酸物等。

璇玑一穴，在天突下一寸陷中，仰头取之，任脉气所发。治胸皮[⑤]满痛，喉痹咽肿，水浆不下。可灸五壮，针入三分。

华盖一穴，在璇玑下一寸陷中，仰头取之，任脉气所发。治胸胁支满[⑥]，痛引胸中，咳逆上气，喘不能言[⑦]。可灸五壮，针入三分。

紫宫一穴，在华盖下一寸六分陷中，仰头取之，任脉气所发。治胸胁支满，胸膺[⑧]骨疼，饮食不下。呕逆上气烦心。可灸五壮，针入三分。

玉堂一穴，在紫宫下一寸六分陷中，一名玉英，任脉气所发。治胸满不得喘息，胸膺骨疼，呕吐，寒痰[⑨]，上气烦心[⑩]。可灸五壮，针入三分。

膻中一穴，一作亶，一名元儿。在玉堂下一寸六分，直两乳间陷中，仰卧取之，任脉气所发。治肺气咳嗽，上喘唾脓，不得下食[⑪]，胸中如塞。可灸七七壮。今附疗隔气[⑫]，呕吐涎沫，妇人乳汁少[⑬]。其穴禁不可针，不幸令人夭折。慎猪、鱼、酒、面物等。

中庭一穴，在膻中下一寸六分陷中，任脉气所发。治胸胁支满，噎塞[⑭]，食饮不下，呕吐食还出。可灸五壮，针入三分。

【校注】

① 咳嗽上气：《百症赋》："咳嗽连声，肺俞须迎天突穴"；《玉龙赋》："天突膻中医喘嗽"；《针灸歌》："天突结喉两旁间，能愈痰涎并咳嗽。"

② 气噎：为五噎之一。五噎为气噎、忧噎、食噎、劳噎、思噎。

③ 肺痈：肺叶生疮，血败肉腐，形成脓疡的一种病症，属内痈之一。以咳嗽、胸痛、发热、咯吐腥臭浊痰，甚则脓血相兼为主要特征。

④ 气咽干：咽部干、痒、热、痛，向耳部放射。

⑤ 胸皮：即胸痞，指胸中痞满。《百症赋》："胸满项强，神藏璇玑已试。"

⑥ 胸胁支满：支，支撑。胸胁部胀闷，如有物支撑。《百症赋》："久知胁肋疼痛，气户华盖有灵。"

⑦ 喘不能言：因气喘息急不能说话。《针灸歌》："肺疼喘满难偃仰，华盖中府能安然。"

⑧ 胸膺：胸。

⑨ 寒痰：素有痰疾，而又感寒者，症见喘、咳，其痰色白而清稀。

⑩ 上气烦心：《百症赋》："烦心呕吐，幽门开彻玉堂明。"

⑪ 不得下食：不能进食，或能进食而不能消化。《胜玉歌》："噎气吞酸食不投，膻中七壮除膈热。"

⑫ 隔气："隔"通"膈"，指横膈气机逆乱所致的呕吐、呃逆、咳喘。《行针指要歌》："或针气，膻中一穴分明记"；《百症赋》："膈疼饮蓄难禁，膻中巨阙便针。"

⑬ 妇人乳汁少：妇人产后缺乳，《针灸歌》："乳汁少时膻中穴。"

⑭ 噎塞：指食物堵住食道，《说文解字·口部》："噎，饭窒也。"

膺腧第二行左右凡一十二穴

腧府二穴，在巨骨[①]下，璇玑傍各二寸陷中，仰而取之，足少阳脉气所发[②]。治咳逆上喘[③]，呕吐，胸满不得饮食。可灸五壮，针入三分。

或中[④]二穴，在腧府下一寸六分陷中，仰而取之，足少阳脉气所发[⑤]。治胸胁支满，咳逆喘，不能食饮。针入四分，可灸五壮。

神藏二穴，在或中下一寸六分陷中，仰而取之，足少阴脉气所发。治胸胁支满，咳逆喘，不得息，呕吐胸满，不嗜食。可灸五壮，针入三分。

灵墟二穴，在神藏下一寸六分陷中，仰而取之，足少阴脉气所发。治胸胁支满，痛引胸不得息，咳逆呕吐，胸满不嗜食。针入三分，可灸五壮。

神封二穴，在灵墟下一寸六分，仰而取之，足少阴脉气所发。治胸满不得息，咳逆，乳痈[⑥]，洒淅恶寒。可灸五壮，针入三分。

步郎二穴，在神封下一寸六分陷中，仰而取之，足少阴脉气所发。治胸胁支满，鼻塞不通，呼吸少气，喘息，不得举臂。针入三分，可灸五壮。

【校注】

① 巨骨：此指锁骨。

② 足少阳脉气所发：腧府穴属足少阴肾经，应为“足少阴脉气所发”，此处疑为传抄错误。

③ 咳逆上喘：《玉龙歌》：“吼喘之症嗽痰多，若用金针疾自和，俞府乳根一样刺，气喘风痰渐渐磨”；《玉龙赋》：“乳根俞府，疗气嗽痰哮。”

④ 或中：应为“彧中”，此处疑为传抄错误。

⑤ 足少阳脉气所发：或中穴属足少阴肾经，应为“足少阴脉气所发”，此处疑为传抄错误。

⑥ 乳痈：发于乳房之痈，由肝气郁结、胃热郁滞或因乳汁积滞而成。

膺腧第三行左右凡一十二穴

气户二穴，在巨骨下腧府两傍各二寸陷中，仰而取之，足阳明脉气所发。治胸胁支满[1]，喘逆上气，胸背急，不得息[2]，不知食味。针入三分，可灸五壮。

库房二穴，在气户下一寸六分陷中，仰而取之，足阳明脉气所发。治胸胁支满，咳逆上气，多唾浊沫脓血。可灸五壮，针入三分。

屋翳二穴，在库房下一寸六分陷中，仰而取之，足阳明脉气所发。治咳逆上气，呼吸多唾浊沫脓血，身体肿，皮肤痛不可近衣，淫泺瘛瘲不仁[3]。可灸五壮，针入三分。

膺窗二穴，在屋翳下一寸六分，足阳明脉气所发。治胸满短气，唇肿乳痈，寒热卧不安。可灸五壮，针入四分。

乳中二穴，当乳是，足阳明脉气所发。禁不可灸，灸不幸生蚀疮[4]，疮中有清汁脓血可治，疮中有息肉若蚀疮者死。微刺三分。

乳根二穴，在乳下一寸六分陷中，仰而取之，足阳明脉气所发。治胸下满痛，臂肿，乳痈，悽惨[5]寒痛，不可按仰。可灸五壮，针入三分。

【校注】

① 胸胁支满：胸胁部支满胀闷，或有疼痛。《百症赋》："久知胁肋疼痛，气户华盖有灵。"

② 不得息：呼吸急促，不能正常呼吸。

③ 淫泺瘛瘲不仁：淫泺，腰部及四肢瘦削无力。瘛瘲，手足伸缩，抽动不安。不仁，感觉迟钝。

④ 蚀疮：即浸淫疮。一处生疮，其脓水沾染之处亦随之而生疮。各种腐蚀溃疡的恶疮，亦称"蚀疮"。

⑤ 悽惨：悽，寒冷。《素问·气交变大论》："春有惨悽残贼之胜。"

膺腧第四行左右凡一十二穴

云门二穴，在巨骨下侠气户傍，各二寸陷中，动脉[①]应手，手太阴脉气所发。治喉痹，胸中烦满，气上冲心，咳喘不得息，胸胁短气，肩痛不得举臂。《甲乙经》云：可灸五壮，针入三分。刺深使人气逆[②]，故不宜深刺。

中府二穴，肺之募[③]，一名膺中腧。在云门下一寸，乳上三肋间动脉应[④]，手、足太阴之会。治肺系急[⑤]，胸中痛悚悚[⑥]，胆热，呕逆上气，咳唾浊涕，肩背痛，风汗出，腹胀食不下，喉痹肩息，肤骨痛寒热。针入三分，留五呼，可灸五壮。

周荣二穴，在中府下一寸六分陷者中，仰而取之，足太阴脉气所发。治胸胁支满，不得俛仰，饮食不下，咳唾稠脓[⑦]。针入四分。

胸乡二穴，在周荣下一寸六分陷中，仰而取之，足太阴脉气所发。治胸胁支满，引胸背痛，卧不得转侧。针入四分，可灸五壮。

天溪二穴，在胸乡下一寸六分陷中，仰而取之，足太阴脉气所发。治胸中满痛，乳肿，贲膺[⑧]，咳逆上气，喉中作声。针入四分，可灸五壮。

食窦二穴，在天溪下一寸六分，举臂取之，足太阴脉气所发。治胸胁支满，膈间雷鸣。滀[⑨]陆陆陆[⑩]常有小声。针入四分，可灸五壮。

【校注】

① 动脉：云门穴深部分布有胸肩峰动脉分支。

② 刺深使人气逆：云门穴位于胸部，肌肉浅薄，且应肺脏，直刺不宜过深，以免刺入胸腔，损伤肺脏，造成创伤性气胸。气胸发生后出现胸部憋闷难受，气短气促，心跳加快，面色苍白，口唇发紫发绀，呼吸困难，不能平卧，故“刺深使人气逆”。

③ 肺之募：《针灸大成》曰：“募犹结募也，言经气聚此。”《类经图翼》曰：“募音暮，举痛论作膜，盖以肉间膜系，为脏气结聚之所，故曰募。”

④ 乳上三肋间动脉应：乳头所在的位置是第四肋间，由此向上摸三根肋骨，即在第一、二肋骨间隙取中府穴。动脉，指肩峰动脉和胸外侧动脉搏动应手处。

⑤ 肺系急：肺与气道之病，也现频咳、胸痛等症状。

⑥ 胸中痛悚悚：形容胸痛影响深呼吸的样子。

⑦ 稠脓：疮口流出来的黄白色汁液中质稠的部分。

⑧ 贲膺：贲，奔豚。气膺，前胸两侧肌肉隆起处，在此泛指前胸部。奔豚气从少腹上冲前胸，使前胸疼痛。

⑨ 滀（xù 蓄）：水聚，《伤寒·平脉法》：“沉潜水滀，支饮急弦。”

⑩ 陆陆陆：形容水流动的声音。

侧腋左右凡八穴

渊腋二穴，在腋下三寸宛宛中，举臂得之。治胸满，无力臂不举。禁不宜灸，灸之不幸令人生肿蚀马疡[①]，内溃者死，寒热生，马疡可治。针入三分。

辄筋二穴，在腋下三寸腹前一寸[②]，着胁[③]，足少阳脉气所发。治胸中暴满，不得卧喘息也。可灸三壮，针入六分。

大包二穴，在渊腋下三寸，脾之大络布[④]胸胁中，出九肋间[⑤]。治腹有大气，气不得息，胸胁中痛，内实则其身尽寒，虚则百节皆纵[⑥]。可灸三壮，针入三分。

天池二穴，在乳后一寸腋下三寸，著胁，直腋撅肋间[⑦]，一名天会，手心主、足少阳脉之会。治寒热胸膈，烦满头痛，四肢不举，腋下肿，上气胸中有声，喉中鸣。可灸三壮，针入三分。

【校注】

① 马疡：即瘰疬，其生于腋下，形如马刀者，名为“马刀”，又称“马刀疮”。

② 腋下三寸腹前一寸：腋下三寸，当渊腋穴，再向前一寸处是辄筋穴。

③ 着胁：附着胁肋。

④ 布：分散到各处。

⑤ 出九肋间：《针灸甲乙经》在“九肋间”后有“及季胁端，别络诸阴者”九字。若按“渊腋下三寸”即腋下六寸，则当在六肋间，而此“九肋间”其义难通，存疑待考。

⑥ 百节皆纵：全身关节纵缓。百节，指全身关节。纵，缓也，乱也，有“放纵”和“纵缓”之义。

⑦ 直腋撅肋间：撅肋，指第十二肋骨。《医宗金鉴》：“直腋下行三寸，胁之撅起肋骨间，是其穴也。”《释骨》：“肋骨之短而在下者，曰撅肋三。”考此语义难明，天池若在乳后一寸，则上不与腋相直，下不及撅肋，疑有差误。

腹部中行凡一十五穴[①]

鸠尾　巨阙　上脘　中脘　建里　下脘　水分　神阙　阴交　气海　石门　关元　中极　曲骨　会阴

腹第二行左右凡二十二穴[②]

幽门　通谷　阴都　石关　商曲　肓腧　中注　四满　气穴　大赫　横骨

腹第三行左右凡二十四穴[③]

不容　承满　梁门　关门　太一[④]　滑肉门　天枢　外陵　大巨　水道　归来　气冲

腹第四行左右凡一十四穴[⑤]

期门　日月　腹哀　大横　腹结　府舍　冲门

侧胁左右凡一十二穴[⑥]

章门　京门　带脉　五枢　维道　居髎

【校注】

① 腹部中行凡一十五穴：在腹部正中，从上到下分布有鸠尾、巨阙、上脘、中脘、建里、下脘、水分、神阙、阴交、气海、石门、关元、中极、曲骨、会阴 15 穴，均属任脉经穴，呈单穴分布。

② 腹第二行左右凡二十二穴：在腹部前正中线旁第二行，从上到下分布有幽门、通谷、阴都、石关、商曲、肓俞、中注、四满、气穴、大赫、横骨 11 穴，均属足少阴肾经穴，左右计 22 穴。

③ 腹第三行左右凡二十四穴：在腹部前正中线旁第三行，从上到下分布有不容、承满、梁门、关门、太乙、滑肉门、天枢、外陵、大巨、水道、归来、气冲 12 穴，均属足阳明胃经穴，左右计 24 穴。

④ 太一：指太乙，足阳明胃经穴。

⑤ 腹第四行左右凡一十四穴：在腹部前正中线旁第四行，从上到下分布有期门、日月、腹哀、大横、腹结、府舍、冲门 7 穴，分别属于足少阳胆经、足太阴脾经穴，左右计 14 穴。但考之现代经穴，此处缺少足厥阴肝经“急脉”1 穴。

⑥ 侧胁左右凡一十二穴：在侧胁部，从上到下分布有章门、京门、带脉、五枢、维道、居髎 6 穴，分别属于足厥阴肝经、足少阳胆经穴，左右计 12 穴。

腹部中行凡一十五穴

鸠尾一穴，一名尾翳，一名曰髑骬，在臆[①]前蔽骨[②]下五分。治心风，惊痫发癫[③]，不喜闻人语，心腹胀满，胸中满，咳逆，数噫，喘息，喉痹咽壅[④]，水浆不下。不可灸，即令人毕世少心力。此穴大难针，大好手[⑤]方可此穴下针，不然取气多，不幸令人夭[⑥]。针入三分，留三呼，写五吸，肥人可倍之。忌如前法也。

巨阙一穴，心之募也，在鸠尾下一寸，鸠尾拒[⑦]者少，令强一寸中，人有鸠尾拒之，任脉气所发。治心中烦满，热病，胸中痰饮[⑧]，腹胀暴痛，恍惚[⑨]不知人，息贲[⑩]，时唾血，蛔虫心痛[⑪]，蛊毒，霍乱[⑫]，发狂不识人，惊悸少气。针入六分，留七呼，得气即写。灸亦佳，可灸七壮至七七壮止。忌猪、鱼、生冷、酒、热面物等。

上脘一穴，在巨阙下一寸当一寸五分，去蔽骨三寸，任脉、足阳明、手太阳之会。治心中热烦、贲豚气[⑬]，胀不能食，霍乱吐利[⑭]，身热汗不出，三焦多涎，心风惊悸，心痛不可忍[⑮]，伏梁[⑯]气状如覆杯。针入八分，先补后写之神验。如风痫热病，宜先写后补，其疾立愈。灸亦良，日可灸二七壮至一百壮，未愈更信[⑰]

之。忌如常法。

【校注】

① 臆（yì 义）：即“胸”。《广雅》释：“胸也。”《医宗金鉴》：“胸骨，一名臆骨。”

② 蔽骨：《释骨》：“蔽心者，曰鸠尾，曰心蔽骨，曰臆骨。”《素问·气府论》王注：“人无蔽骨者，从歧骨际下行同身寸之一寸，为鸠尾处也。”

③ 惊痫发癫：《玉龙赋》：“鸠尾针癫痫已发，慎其妄施”；《玉龙歌》：“鸠尾独治五般痫，此穴须当仔细观”；《席弘赋》：“鸠尾能治五般痫，若下涌泉人不死。”

④ 咽壅：咽喉部有物壅滞的感觉。

⑤ 大好手：此指医术高明、针技精湛的医生。

⑥ 不幸令人夭：指刺入胸腔损伤心脏，出现胸前区剧烈疼痛，高度气急，发绀，短暂性昏厥。昏厥发作时可出现四肢抽搐，呼吸暂停，以至于发生休克，甚则心脏骤停。鸠尾穴上方对应胸腔心脏，刺此穴针尖须向下斜刺，令病人双臂上举或两手抱头，并用力吸气提高心脏的位置，刹那间快速针刺，禁止大幅度捻转和提插。《玉龙歌》：“多则伤人针亦难。”

⑦ 拒：抵御，抵抗，此言被蔽骨鸠尾遮挡。

⑧ 胸中痰饮：《百症赋》：“膈疼饮蓄难禁，膻中巨阙便针。”

⑨ 恍惚：模糊不清楚，精神不能集中，神志不清。

⑩ 息贲：病名，指肺积。《灵枢·邪气藏府病形》：“肺脉，……滑甚为息贲，上气。”《难经·五十四难》：“肺之积，名曰息贲。在右胁下，覆大如杯。久不已，令人洒淅寒热，喘咳，发肺壅。”

⑪ 蛔虫心痛：感染蛔虫引发的心腹痛。

⑫ 霍乱：《胜玉歌》：“霍乱心疼吐痰涎，巨阙着艾便安然。”

⑬ 贲豚气：豚，小猪。“贲豚气”即“奔豚气”，属于五积中的肾积。指病人自

觉有气从少腹上冲胸脘、咽喉的一种病症。由于气冲如豚之奔突，故名奔豚气。发作时常伴见腹痛、胸闷气急、心悸、惊恐、烦躁不安，甚则抽搐、厥逆，或少腹有水气上冲至心下，或兼有乍寒乍热等。

⑭ 吐利：呕吐、下利之证并见，出自《素问·五常政大论》。后世将卒暴呕吐下利，躁扰不安者，称为霍乱；仅见呕吐下利，病程缓慢者，称为吐利。《席弘赋》："呕吐还需上脘疗。"

⑮ 心痛不可忍：《玉龙歌》："九种心痛及脾疼，上脘穴内用神针"；《胜玉歌》："心疼脾痛上脘先。"

⑯ 伏梁：脘腹部痞满肿块一类疾患，为五积之一。《素问·腹中论》："上下左右皆有根……病名曰伏梁。"

⑰ 更信：更，更换。信，讯息，引申为方法。更换其他治病方法。

中脘一穴，一名大仓，胃之募也，在上脘下一寸，手太阳、少阳、足阳明所生，任脉之会。上纪[①]者，中脘也。治心下胀满，伤饱食不化[②]，霍乱出泄不自知[③]，心痛，温疟[④]，伤寒，饮水过多，腹胀气喘，因读书得贲豚气上攻，伏梁心下状如覆杯，寒癖[⑤]结气。针入八分，留七呼，写五吸，疾出针。灸亦良，可灸二七壮至一百壮止。忌猪、鱼、生冷、酒、面等物。

建里一穴，在中脘下一寸，治心下痛[⑥]，不欲食，呕逆上气，腹胀身肿[⑦]。针入五分，留十呼，可灸五壮止。

下脘一穴，在建里下一寸，足太阴、任脉之会。治腹痛，六腑之气寒，谷不转[⑧]，不嗜食，小便赤，腹坚硬癖块，脐上厥气动，日渐羸瘦。针入八分，留三呼，写五吸。灸亦良，可灸七七壮至二百壮乃止。

水分一穴，在下脘下一寸，脐上一寸，任脉气之所发。治腹坚如鼓[⑨]，水肿[⑩]肠鸣，胃虚胀[⑪]不嗜食，绕脐痛，冲胸不得息。针入八分，留三呼，写五吸。若水病灸之大良，可灸七壮至百壮止。禁不可针，针水尽即毙。

神阙一穴，一名气合，当脐中是也。治泄利不止，小儿你利[12]不绝，腹大绕脐痛，水肿，鼓胀[13]，肠中鸣，状如流水声，久冷[14]伤惫。可灸百壮，禁不可针。慎如常法。

阴交一穴，一名横户，《素问》云：在脐下一寸，任脉气所发。治脐下疞痛[15]，寒疝引少腹痛[16]，腰膝痂挛，腹满，女子月事不绝，带下[17]，产后恶露[18]不止，绕脐冷痛。针入八分，得气即写，可灸一百壮止。

【校注】

① 上纪：中脘穴的别称。

② 伤饱食不化：食积内伤，滞而不化。《针灸歌》："食积脐旁取章门，气癖食关中脘穴。"

③ 霍乱出泄不自知：卒暴呕吐下利，大小便失禁不知。《杂病穴法歌》："霍乱中脘可入深"；《针灸歌》："霍乱吐泻精神脱，艾灸中脘人当活。"

④ 温疟：《素问》疟论："此先伤于风，而后伤于寒；先热而后寒也，亦以时作，名曰温疟。"《温疫论》温疟："凡疟者，寒热如期而发，余时脉静身凉，此常疟也，以疟法治之。"

⑤ 寒癖：病名，表现为胁肋间有绳索状隆起，遇冷则痛。

⑥ 心下痛：属真心痛，即心绞痛。《灵枢·厥病》篇："真心痛病，手足青至节。心痛甚，旦发夕死，夕发旦死。"

⑦ 腹胀身肿：《长桑君天星秘诀歌》："肚腹浮肿胀膨膨，先针水分泻建里。"

⑧ 谷不转：即谷不转化，食物不能转化为水谷精微。

⑨ 腹坚如鼓：腹部坚硬如绷紧的鼓皮。

⑩ 水肿：《行针指要歌》："或针水，水分侠脐上边取"；《胜玉歌》："腹胀水分多得力"；《玉龙歌》："水病之疾最难熬，腹满虚胀不肯消，先灸水分并水

道，后针三里及阴交。"

⑪ 胃虚胀：脾胃虚弱运化无力所致的腹部胀满不舒。《针灸歌》："脐上一寸名水分，腹胀更直施手诀。"

⑫ 小儿你利：指小儿哺乳期腹泻，《针灸歌》："泄泻注下取脐内。"

⑬ 鼓胀：肝病日久，肝脾肾功能失调，气滞、血瘀、水停于腹中所导致的以腹胀大如鼓，皮色苍黄，脉络暴露为主要临床表现的一种病症，又称单腹胀、臌、蜘蛛蛊等。

⑭ 久冷：即虚冷。

⑮ 脐下疠（xiǔ 朽）痛：即脐下少腹内急痛。《席弘赋》："小腹气撮痛连脐，速泻阴交莫在迟。"

⑯ 寒疝引少腹痛：《席弘赋》："若是气疝小腹痛，照海阴交曲泉针。"

⑰ 带下：指带下量明显增多，色、质、气味异常，或伴有全身或局部症状。

⑱ 产后恶露：妇女产后，由阴道排出的瘀血、黏液。

气海一穴，一名脖胦，一名下肓，在脐下一寸五分，任脉气所发。治脐下冷，气上冲[1]，心下气结成块，状如覆杯，小便赤涩，妇人月事不调[2]，带下崩中[3]，因产恶露不止，绕脐疠痛，针入八分，得气即写，写后宜补之，可灸百壮。今附气海者，是男子生气之海[4]也，治藏气虚惫，真气不足，一切气疾久不差[5]，悉皆灸之。慎如常法。

石门一穴，一名利机，一名精露，在脐下二寸，三焦之募，任脉气所发。治腹胀，坚硬支满，妇人因产恶露不止，遂结成块，崩中漏下[6]。灸亦良，可灸二七壮至一百壮止。妇人不可针，针终身绝子[7]。

关元一穴，在脐下三寸，小肠之募，足太阴、少阴、厥阴三阴、任脉之会。下纪[8]者，关元也。治脐下疠痛，小便赤涩，不觉遗沥[9]，小便处痛，状如散火溺血[10]，暴疝[11]痛，脐下结血状如覆杯，转胞[12]不得尿，妇人带下瘕聚，因产恶露不止，月脉断绝[13]，下经冷。针入八分，留三呼，写五吸。灸亦良，可灸百壮至三百壮止。慎如常法。

【校注】

① 气上冲：气机上冲逆乱而致噎气不止，《席弘赋》："噎不住时气海灸，定泻一时立便瘥。"

② 月事不调：《针灸歌》："女人经候不匀调，中极气海与中髎。"

③ 带下崩中：简称崩，又名血崩，指阴道忽然大量流血。《诸病源候论》："崩中者，脏腑伤损，冲脉任脉血气俱虚故也。冲任之脉，为经脉之海，血气之行，外循经络，内荣腑脏，若无伤则腑脏平和而气调，适经下以时，若劳动过度，致腑脏俱伤，而冲任之气虚，不能约制其经血，故忽然暴下，谓之崩中。"

④ 生气之海：即精力的源泉。

⑤ 一切气疾久不差：气疾，与"气"有关的疾病。《胜玉歌》："诸般气症从何治，气海针之灸亦宜。"

⑥ 崩中漏下：简称漏。指妇女经水停后，又续见下血，淋漓不断者。可由肾虚、气虚、血热、血瘀、湿热内蕴等多种原因导致。

⑦ 针终身绝子：《禁针穴歌》："石门针灸应须忌，女子终身无妊娠。"

⑧ 下纪：关元穴的别称。

⑨ 遗沥：即遗尿。沥，液体一滴一滴落下。

⑩ 溺血：即尿血，尿中带血。

⑪ 暴疝：突发的疝气，一般暴疝多寒，久疝多热。

⑫ 转胞：妊娠小便不通，又称"胞转""转脬"。孕妇因胎压迫膀胱，下腹胀而微痛，以致小便不通。

⑬ 月脉断绝：月脉，即月经。月经断绝闭止。

中极一穴，一名玉泉，一名气原，在关元下一寸，膀胱之募，足三阴、任脉之会。治五淋，小便赤涩失精，脐下结如覆杯，阳气虚惫，疝瘕，水肿，贲豚抢[①]心，甚则不得息，恍惚尸厥[②]，妇人断绪[③]。四度针[④]，针即有子，故却时任针[⑤]也。因产恶露不止，月事不调[⑥]，血结成块。针入八分，留十呼，得气即写。可灸百壮，至三百壮止。

曲骨一穴，在横骨[⑦]之上，毛际陷中动应手[⑧]，任脉、足厥阴之会。治少腹胀满，小便淋涩不通，㿉疝[⑨]，少腹痛，妇人赤白带下，恶合[⑩]。可灸七壮至七七壮。针入二寸。

会阴一穴，一名屏翳，在两阴[⑪]间，任脉别络，侠督脉、冲脉之会。治小便难，窍[⑫]中热，皮疼痛，谷道[⑬]瘙痒[⑭]，久痔相通[⑮]者死。阴中诸病，前后相引痛，不得大小便，女子经不通，男子阴端[⑯]寒，冲心很很[⑰]。可灸三壮。

【校注】

① 抢：刮，擦，碰撞。

② 尸厥：厥证之一，厥而其状如尸的病症。突然昏倒不省人事，状如昏死，病人呼吸微弱，脉象极细，或毫不应指，乍看似死。

③ 妇人断绪：即绝后，亦即不孕无子。

④ 四度针：针刺施以烧山火手法，由浅部、中部、深部分层进针，再从深部一次提到浅部的“三进一退”全过程，称为“一度”。连续施行烧山火手法四度，以使针下产生温热感。

⑤ 却时任针：却，推辞，此指不分任何时候。任针，任意施针。

⑥ 月事不调：《针灸歌》：“女人经候不匀调，中极气海与中髎。”

⑦ 横骨：在此指耻骨，又称“盆骨”或“下横骨”。

⑧ 动应手：此指腹壁下动脉搏动应手。

⑨ 㿉疝：指寒邪侵犯肝胃二经，内蓄瘀血而致少腹部拘急疼痛；牵引睾丸，或下腹部有包块，内裹脓血。

⑩ 恶合：恶，厌恶。合，男女交合。指性欲淡漠，恶于性事。

⑪ 两阴：即前后二阴。

⑫ 窍：此指男子尿道。

⑬ 谷道：后阴，肛门。

⑭ 瘙痒：《针灸甲乙经》作“虚则痒搔”。

⑮ 久痔相通：肛门瘘长期不愈而致前后两阴相通。

⑯ 男子阴端：指龟头。

⑰ 佷佷：表程度剧烈。

腹第二行左右凡二十二穴

幽门二穴，侠巨阙两傍各一寸五分[①]，冲脉、足少阴之会。治胸中引痛，心下烦闷，逆气里急[②]，支满不嗜食，数咳，健忘[③]，泄利脓血[④]，少腹胀满，呕沫吐涎，喜唾，女子心痛，逆气善吐，食不下。可灸五壮，针入五分。

通谷二穴，在幽门下一寸，冲脉、足少阴之会。治失欠[⑤]，口㖞，食饮善呕，暴症[⑥]不能言。针入五分，可灸五壮。

阴都二穴，一名食宫，在通谷下一寸。冲脉、足少阴之会。治身寒热疟病，心下烦满，气逆。可灸三壮，针入三分。

石关二穴，在阴都下一寸，冲脉、足少阴之会。疗脊强不开，多唾，大便秘涩[⑦]，妇人无子[⑧]，藏有恶血[⑨]上冲，腹中㽲痛不可忍。可灸三壮，针入一寸。

商曲二穴，在石关下一寸，冲脉、足少阴之会。治腹中积聚，肠中切痛，不嗜食。可灸五壮，针入一寸。

肓腧二穴，在商曲下一寸[10]，脐傍各五分，冲脉足少阴之会。治大腹寒疝，大便干燥，腹中切痛。可灸五壮，针入一寸。

中注二穴，在肓腧下一寸，冲脉、足少阴之会。治小腹有热，大便坚燥不利[11]，可灸五壮，针入一寸。

四满二穴，一名髓府，在中注下一寸，冲脉、足少阴之会。治脐下积聚疝瘕，肠澼[12]切痛振寒，大腹石水[13]，妇人恶血疠痛[14]。针入三分，可灸三壮。

气穴二穴，在四满下一寸，一名胞门，一名子户，冲脉、足少阴之会。治月事不调，泄利不止，贲气[15]上下，引腰脊痛。可灸五壮，针入三分。

大赫二穴，一名阴维，一名阴关，在气穴下一寸，冲脉、足少阴之会。治男子阴器结缩[16]，女子赤带[17]。可灸五壮，针入三分。

横骨二穴，在大赫下一寸。此穴诸经阙疗病法。《外台》云：治腹胀小便难，阴器纵伸[18]痛。可灸三壮。

【校注】

① 侠巨阙两傍各一寸五分：按目前经穴定位，幽门穴应在“侠巨阙两傍各五分”。

② 里急：指腹痛窘迫，时时欲泻之症。“里急”常与“后重”并提。

③ 健忘：指记忆力差，遇事易忘的症状。多因心脾亏损，年老精气不足，或瘀痰阻痹等所致。

④ 泄利脓血：即痢疾。

⑤ 失欠：即失欠脱颌，颌脱开张不合。

⑥ 暴痖：突然嘶哑或失音。

⑦ 大便秘涩：指粪质干硬，且排出艰涩。

⑧ 妇人无子：《百症赋》："无子搜阴交石关之乡。"

⑨ 恶血：即瘀血、坏血。

⑩ 在商曲下一寸：《类经图翼》："当作二寸。"商曲在脐中上二寸旁开五分，肓腧在脐中旁开旁开五分，两穴应相间二寸。

⑪ 坚燥不利：坚硬干燥，排出不顺利。

⑫ 肠澼："肠澼"病名所指有三，一指痢疾，二指便血，三指痔疮。

⑬ 石水：因下焦阳虚不能司其开阖，聚水不化所致之水肿。

⑭ 妇人恶血疠痛：因有败血而致痛。恶血，指溢于经脉外，积存于身体内的坏血。疠，绞痛。《针灸歌》："妇人血气痛难禁，四满灸之效可许。"

⑮ 贲气：奔豚气。

⑯ 阴器结缩：男子阴茎、阴囊缩入少腹。

⑰ 赤带：在非行经期，阴道内流出赤色或赤白相间的黏液，称为赤带或赤白带。

⑱ 纵伸：纵，放松。伸，伸展。

腹第三行左右凡二十四穴

不容二穴，在幽门两傍各一寸五分，去任脉二寸，直四肋端，足阳明脉气所发。治腹满痃癖，不嗜食，腹虚鸣[①]，呕吐，胸背相引痛，喘咳口干，痰癖[②]，胁下痛，重肋，疝瘕。针入五分，可灸五壮。

承满二穴，在不容下一寸，足阳明脉气所发。治肠鸣腹胀，上喘气逆，食饮不下，肩息[3]，唾血。可灸五壮，针入三分。

梁门二穴，在承满下一寸，足阳明脉气所发。治胁下积气[4]，食饮不思，大肠滑泄，谷不化。可灸五壮，针入三分。

关门二穴，在梁门下一寸，足阳明脉气所发。治遗溺善满，积气肠鸣，卒痛泄利，不欲食，腹中气游走，侠脐急，痎疟振寒。针入八分，可灸五壮。

太一[5]二穴，在关门下一寸，足阳明脉气所发。治癫疾狂走，心烦吐舌[6]。可灸五壮，针入八分。

滑肉门二穴，在太一下一寸，足阳明脉气所发。治癫疾，呕逆吐舌。可灸五壮，针入八分。

天枢二穴，大肠之募，一名长溪，一名谷门，去肓腧一寸五分，夹脐傍二寸，足阳明脉气所发。疗夹脐切痛，时上冲[7]心，烦满呕吐，霍乱寒疟，泄利食不化，女子月事不时[8]，血结成块，肠鸣腹痛[9]，不嗜食。可灸百壮，针入五分，留七呼。

外陵二穴，在天枢下一寸，足阳明脉气所发。治腹中痛心如悬[10]，引脐腹痛。可灸五壮，针入三分。

大巨二穴，在长溪下二寸，足阳明脉气所发。治少腹胀满，烦渴[11]。㿗疝，偏枯[12]，四肢不举。可灸五壮，针五分。

水道二穴，在大巨下三寸[13]，足阳明脉气所发。治少腹满，引阴中痛，腰背强急，膀胱有寒，三焦结热，小便不利。可灸五壮，针入二寸五分。

归来二穴，在水道下二寸[14]，治少腹贲豚，卵缩茎中痛[15]，妇人血藏积冷[16]。可灸五壮，针入八分。

气冲二穴，一名气街，在归来下鼠鼷[17]上一寸，动脉应手宛宛中，足阳明脉气所发。治肠中大热，不得安卧，腹有逆气上攻心，腹胀满，滛泺，月水不利，身热，腹中痛。㿗疝，阴肿[18]，难乳。子上抢心，痛不得息，气冲腰痛，不得俛仰。阴痿[19]，茎中痛。两丸塞痛[20]不可忍。可灸七壮立愈，炷如大麦。禁不可针。

【校注】

① 腹虚鸣：因虚证而致腹鸣。

② 痃癖：由饮水未散，在于胸腹之间，因遇寒热之气相搏，沉滞而成痃，痃又停聚流移于胁肋之间，即谓之痃癖。

③ 肩息：随着呼吸而作抬肩动作以助呼吸的姿态，是呼吸困难的表现。《素问·通评虚实论》："喘鸣肩息者，脉实大也，缓则生，急则死。"

④ 积气：肝气郁滞所致之胁痛不适。

⑤ 太一：现作"太乙"，足阳明经穴。

⑥ 吐舌：舌常伸出口外，不即缩回的舌象，因心经有热所致。

⑦ 上冲：猛烈地撞击。

⑧ 女子月事不时：指女子月经不能按时而至。《百症赋》："月潮违限，天枢水泉细详。"

⑨ 肠鸣腹痛：《胜玉歌》："肠鸣大便时泄泻，脐旁两寸灸天枢"；《玉龙歌》："脾泄之症别无他，天枢二穴刺休差，此是五脏脾虚疾，艾火多添病不加。"

⑩ 心如悬：心像被悬挂起来一样。

⑪ 烦渴：烦躁干渴。

⑫ 偏枯：指半身不遂。枯，指气血失养而致肢体废用，就像草木失荣而失去生机。

⑬ 在大巨下三寸：应为"在大巨下一寸"，此处疑为传抄错误。

⑭ 在水道下二寸：应为"在水道下一寸"，此处疑为传抄错误。

⑮ 卵缩茎中痛：卵缩，睾丸上缩之证，又称囊缩，属阴缩范围，足厥阴肝经病变所致。茎中痛，此指阴茎痛。

⑯ 血藏积冷：血藏，即为子宫。积冷，《灵枢·百病始生篇》："积之始生，得寒乃生，厥乃成积也"，且"血脉凝涩则寒气上入肠胃"，所以称之为"积冷"。

⑰ 鼠鼷：即腹股沟。

⑱ 阴肿：以男女阴器肿大为主症的疾患。

⑲ 阴痿：即阳痿。

⑳ 两丸騫（qiān 签）痛：两侧睾丸向上聚缩而痛。两丸，即两侧睾丸。騫，有提举之意。

腹第四行左右凡一十四穴

期门二穴，肝之募，在不容傍一寸五分，直两乳第二肋端，足太阴、厥阴、阴维之会。治胸中烦热，贲豚上下，目青而呕，霍乱泄利，腹坚硬，大喘不得安卧，胁下积气，女子产余疾[①]，食饮不下，胸胁支满[②]，心中切痛，善噫。若伤寒过经不解[③]，当针期门使经不传[④]。针入四分，可灸五壮。

日月二穴，胆之募，在期门下五分，足太阴、少阳、阳维之会。治太息善悲，小腹热，欲走[⑤]，多唾。言语不正[⑥]，四肢不收。可灸五壮，针入七分。

腹哀二穴，在日月下一寸五分，足太阴、阴维之会。治大便脓血，寒中[⑦]食不化，腹中痛。针入三分。

大横二穴，在腹哀下三寸五分[⑧]，直脐傍，足太阴阴维之会。疗大风逆气，多寒善悲。可灸五壮，针入七分。

腹结二穴，在大横下三分，一名肠窟。治绕脐痛，上冲抢心，腹寒，泄利咳逆。针入七分，可灸五壮。

府舍二穴，在腹结下三寸，足太阴、厥阴、阴维之交会。此三脉上下三入腹，络肝脾，结心肺，从胁上至肩。此太阴郄，三阴阳明支别。治疝痛，脾中急痛，循胁上下抢心，腹满积聚，厥气[9]霍乱。针入七分，可灸五壮。

冲门二穴，一名慈宫，上去大横五寸，府舍下，横骨两端[10]约[11]中动脉，足太阴、厥阴之会。治腹寒气满，积聚疼，淫泺。阴疝[12]，难乳，子上冲心不得息。针入七分，可灸五壮。

【校注】

① 女子产余疾：妇女因生产而患的各种疾病。《席弘赋》："但向乳根二肋间，又治妇人生产难。"

② 胸胁支满：《针灸歌》："胸满胁胀取期门。"

③ 伤寒过经不解：患伤寒后六七日，已过太阳之经但仍未解愈。《玉龙歌》："伤寒过经尤未解，须向期门穴上针"；《灵光赋》："伤寒过经期门愈"；《长桑君天星秘诀歌》："伤寒过经不出汗，期门通里先后看。"

④ 针期门使经不传：《玉龙赋》："期门刺伤寒未解，经不再传。"

⑤ 走：此处为"跑"义。

⑥ 言语不正：指不能正常说话。

⑦ 寒中：中焦寒，即脾胃寒。

⑧ 在腹哀下三寸五分：《千金》卷二十九作"在腹哀下二寸"。此处尺寸当以横与脐平为准。

⑨ 厥气：上逆之气，逆乱之气。《素问·阴阳应象大论》："厥气上行，满脉去形。"

⑩ 横骨两端：即耻骨两端。

⑪ 约：即约纹，指腹股沟纹。

⑫ 阴疝：又称睾丸疝气，疝证之一种。指睾丸卒然收缩入腹中，急痛欲死，阴囊、睾丸肿大偏坠，或少腹两旁隆起有形，并兼有腹痛等。

侧胁左右凡一十二穴

章门二穴，脾之募，一名长平，一名胁髎，在大横外，直脐季肋端[①]，侧卧屈上足伸下足[②]，举臂取之，足厥阴、少阳之会。治肠鸣盈盈然[③]，食不化[④]，胁痛不得卧，烦热口干，不嗜食，胸胁支满[⑤]，喘息，心痛腰不得转侧。伤饱[⑥]，身黄羸瘦，贲豚，腹肿，脊强，四肢懈惰[⑦]，善恐，少气，厥逆，肩臂不举。可灸百壮，针入六分。忌如常法。

京门二穴，肾之募，一名气腧，一名气府，在监骨[⑧]腰中，季胁本侠脊[⑨]。治腰痛不得俛仰，寒热䐜胀，引背不得息，水道不利，溺黄，少腹急肿，肠鸣洞泄，髀枢[⑩]引痛。可灸三壮，针入三分，留七呼。

带脉二穴，在季肋下一寸八分。治妇人少腹肾痛，月脉不调，带下赤白，里急瘛瘲。可灸五壮，针入六分。

五枢二穴，在带脉下三寸，一云在水道傍一寸五分。治男子寒疝，阴卵[⑪]上入小腹痛。针入一寸，可灸五壮。

维道二穴，在章门下五寸三分，足少阳、带脉之会。治呕逆不止，三焦不调，水肿，不嗜食。针入八分，可灸三壮。

居髎二穴，在章门下八寸三分，监骨上陷中[⑫]。阳跷、足少阳之会。治腰引少腹痛，肩引胸臂挛急，手臂不得举而至肩。灸三壮，针入八分。

新刊补注铜人腧穴针灸图经

【校注】

① 直脐季肋端：《针灸经穴图考》引《针灸图考》曰："在第十一季肋端。"章门穴在第十一肋端，适在大横穴的外上方，不与脐相平。

② 侧卧屈上足伸下足：侧卧时，屈曲置于上面的腿脚，伸直置于下面的腿脚。

③ 肠鸣盈盈然：形容肠鸣腹胀满状。盈，满，此指腹部胀满。

④ 食不化：《针灸歌》："食积脐旁取章门。"

⑤ 胸胁支满：《百症赋》："胸胁支满何疗，章门不容细寻。"

⑥ 伤饱：因饮食太过而损伤脾胃者，称之为"伤饱"。

⑦ 四肢懈惰：四肢松弛无力。《灵枢·口问》："筋脉懈惰，则行阴用力，气不能复，故为𡜿。"《灵枢·寒热病》："若有所堕坠，四支懈惰不收。"

⑧ 监骨：《素问·骨空论》王注作"髂骨"。

⑨ 季胁本侠脊：《素问·骨空论》王注作"在髂骨与腰中季肋本挟脊"。《针灸经穴图考》引《俞穴折衷》："当作监骨上。"

⑩ 髀枢：股关节。

⑪ 阴卵：男子外肾，即睾丸。

⑫ 监骨上陷中：《针灸甲乙经》卷三第二十三作"监骨上，陷者中"。监骨，髂骨。

卷五

翰林医官朝散大夫殿中省尚药奉　御骑都尉赐紫金鱼袋臣王惟一　奉圣旨编修

黄帝问曰：十二经中气血多少[①]，可得闻乎？岐伯对曰：其可度量者，中度也。以经水[②]应十二经脉也。溪谷[③]远近浅深，气血多少各不同。其治以针灸，各调其气血，合而刺之[④]。补虚写实[⑤]，皆须尽知其部分也。肝，足厥阴经，少气多血；心，手少阴经，少血多气；脾，足太阴经，少血多气；肺，手太阴经，少血多气；肾，足少阴经，少血多气；胆，足少阳经，多气少血；小肠，手太阴经[⑥]，多血少气；胃，足阳明经，多血多气；大肠，手阳明经，多血多气；膀胱，足太阳经，多血少气；心包络，手厥阴经，多血少气；三焦，手少阳经，多气少血。视其部中浮络[⑦]，其色多青则痛，多黑则夙痹，黄赤则热，多白则寒，五色皆见寒热也。感虚乃留于筋骨之间，寒多则筋挛骨痛，热多则骨消筋缓也。

【校注】

① 气血多少：指十二经脉的气血运行情况。古代医家观察人体各部血液的充盈与流失，都直接影响到人的正常生理活动，所以把气血多少看作是人体生命活动的重要因素。

② 经水：即十二经脉。《灵枢·经水篇》有清水、渭水、海水、湖水、汝水、淹

水、淮水、漯水、江水、河水、济水、漳水共十二水，古代医家借用此地理名称来比喻人体十二经脉。

③ 溪谷：古人将经脉循行比作河流，借十二川水的发源流域，交叉离合，来比喻十二经脉的气血运行循环不息，说明人体经脉与自然界内外相应。

④ 合而刺之：施以针刺应与十二经气血多少相合，气血多的用泻法，气血少的用补法。 多气多血则出血泻气，多血少气则出血不宜泻气，血少气多则泻气而不出血。

⑤ 补虚写实：指十二条经脉因气血多少不同，针灸时所采用的补泻手法措施也不相同，气少者不可泻气太过以防元气脱泄，血少者不可泻血过多以防血脉凝涩。

⑥ 小肠，手太阴经：此疑为传抄错误，应“小肠，手太阳经”。

⑦ 部中浮络：循行于人体浅表部位且常浮现的络脉。《素问. 皮部论》：“视其部中有浮络者，皆阳明（太阳、少阳）之络也。”

傍通十二经络流注孔穴[①]图

	肺	心	肝	脾	肾	心包络
春刺井(木)[②]	少商	少冲	大敦	隐白	涌泉	中冲
夏刺荥(火)[③]	鱼际	少府	行间	大都	然谷	劳宫
仲夏刺腧(土)[④]	太渊	神门	太冲	太白	太溪	太陵[⑤]
秋刺经(金)[⑥]	经渠	灵道	中封	商丘	复溜	间使
冬刺合(水)[⑦]	尺泽	少海	曲泉	阴陵泉	阴谷	曲泽

	大肠	小肠	胆	胃	膀胱	三焦
所出为井(金)[⑧]	商阳	少泽	窍阴	厉兑	至阴	关冲
所流(一作留)为荥水[⑨]	二间	前谷	侠溪	内庭	通谷	液门
所注为腧(木)[⑩]	三间	后溪	临泣	陷谷	束骨	中渚
所过为原[⑪]	合谷	腕骨	阳池	丘墟	冲阳	京骨[⑫]
所行为经(火)[⑬]	阳溪	阳谷	支沟	阳辅	解溪	昆仑[⑭]
所入为合(土)[⑮]	曲池	小海	天井	阳陵泉	三里	委中[⑯]

【校注】

① 十二经络流注孔穴：指十二经脉中分布在肘膝关节以下的井、荥、输、经、合五个特定穴位，合称“五输穴”，是所有十二经脉腧穴的代表穴位，故为“十二经络流注孔穴”。

② 春刺井（木）：六阴经井穴五行属木而应春，春季邪气停留于肝，针刺宜取井（木）穴。

③ 夏刺荥（火）：六阴经荥穴五行属火而应夏，夏季邪气停留于心，针刺宜取荥（火）穴。

④ 仲夏刺腧（土）：六阴经输穴五行属土而应长夏，长夏季邪气停留于脾，针刺宜取输（土）穴。

⑤ 太陵：即“大陵”穴。

⑥ 秋刺经（金）：六阴经经穴五行属金而应秋，秋季邪气停留于肺，针刺宜取经（金）穴。

⑦ 冬刺合（水）：六阴经合穴五行属水而应冬，冬季邪气停留于肾，针刺宜取合（水）穴。

⑧ 所出为井（金）：出自《灵枢·九针十二原》：“所出为井”，泉水初出之源，为脉气始发之处，井穴多位于在手足末端。六阳经井穴在五行属金。

⑨ 所流（一作留）为荥水：出自《灵枢·九针十二原》：“所溜为荥”，萦迂未成大流，为脉气尚微之处，荥穴多位于掌指或跖趾关节之前。六阳经荥穴在五行属水。

⑩ 所注为腧（木）：出自《灵枢·九针十二原》：“所注为输”，水流转输灌注，为脉气渐盛之处，输穴多位于掌指或跖趾关节之后。六阳经输穴在五行属木。

⑪ 所过为原：过，经过。原，“本源”“原气”，原穴是脏腑原气注输、经过和留

止的部位，分布在四肢腕踝关节附近。十二经脉中“六阳经”脉气盛长，而专有原穴。

⑫ 合谷、腕骨、阳池、丘墟、冲阳、京骨：按大肠、小肠、胆、胃、膀胱、三焦六阳经排列顺序，此六个“所过为原”的原穴顺序排列应为“合谷、腕骨、丘墟、冲阳、京骨、阳池”。

⑬ 所行为经（火）：出自《灵枢·九针十二原》：“所行为经”，江河畅行无阻，为脉气大盛之处，经穴多位于在腕踝关节。六阳经经穴在五行属火。

⑭ 阳溪、阳谷、支沟、阳辅、解溪、昆仑：按大肠、小肠、胆、胃、膀胱、三焦六阳经排列顺序，此六个“所行为经（火）”的经穴顺序排列应为“阳溪、阳谷、阳辅、解溪、昆仑、支沟”。

⑮ 所入为合（土）：出自《灵枢·九针十二原》：“所入为合”，百川归海汇合，为脉气内入之处，合穴多位于在肘膝关节。六阳经合穴在五行属土。

⑯ 曲池、小海、天井、阳陵泉、三里、委中：按大肠、小肠、胆、胃、膀胱、三焦六阳经排列顺序，此六个“所行为合（土）”的合穴顺序排列应为“曲池、小海、阳陵泉、三里、委中、天井”。

手太阴肺经左右凡一十八穴[①]

少商　鱼际　太渊　经渠　列缺　孔最　尺泽　侠白　天府

少商二穴，木也[②]。在手大指端内侧，去爪甲角如韭叶[③]。手太阴之脉所出也，为井。治烦心善哕[④]，心下满，汗出而寒，咳逆痎疟，振寒腹满，唾沫唇干，引饮不下膨膨，手挛指痛[⑤]，寒慄[⑥]鼓颔[⑦]，喉中鸣。以三稜针刺之，微出血，泄诸藏热凑[⑧]。唐刺史[⑨]成君绰，忽腮颔肿[⑩]大如升，喉中闭塞，水粒不下三日，甄权针之立愈。不宜灸。

鱼际二穴，火也[11]。在手大指本节后内侧散脉[12]中。手太阴脉之所流也，为荥。治洒淅恶风寒，虚热[13]，舌上黄[14]，身热头痛，咳嗽，汗不出[15]，痹走胸背痛不得息，目眩烦心，少气，腹痛，不下食，肘挛支满[16]，喉中干燥[17]，寒慄鼓颔，咳引尻痛溺出，呕血，心痹[18]悲恐。针入二分，留三呼。

【校注】

① 手太阴肺经左右凡一十八穴：手太阴肺经在上肢有少商、鱼际、太渊、经渠、列缺、孔最、尺泽、侠白、天府 9 穴，左右计 18 穴。

② 少商二穴，木也：“井”为五输穴之一，阴经井穴在五行中属木。《明堂》注：“五脏之脉，是阴生于阳地，终于阴地，故井出为木，荥流为火，输注为土，经行为金，合入为水。”少商为肺脉之井穴，故属木。

③ 去爪甲角如韭叶：爪甲，指甲，其根部呈方形，两侧呈角状名“爪甲角”。如韭叶，形同韭叶之距，一般取少商穴，多沿拇指爪甲底部与爪甲桡侧缘各引一条垂直线，其交叉处即是。

④ 哕：呃逆。

⑤ 手挛指痛：《长桑君天星秘诀歌》：“指痛挛急少商好，依法施之无不灵。”

⑥ 寒慄：恶寒之较甚者、身形呈颤栗状，即“振寒”。

⑦ 鼓颔：形容恶寒时全身发抖，上下齿不断叩击的样子。

⑧ 渚藏热凑：渚藏，应为“诸藏”，此指胸中心、肺二脏。热凑，邪热侵犯。《肘后歌》：“热血流入心肺腑，须要金针刺少商。”

⑨ 刺史：古代官名。

⑩ 腮颔肿：腮，面颊的下半部，脸的两旁，亦称“腮帮子”。颔肿，此指由乳蛾（喉蛾，相当于现代急性扁桃体肿大）下巴肿胀。《胜玉歌》：“颔肿喉闭少商前”；《玉龙歌》：“乳蛾之症少人医，必用金针疾始除，如若少商出血后，即时安稳免灾危。”

⑪ 鱼际二穴，火也："荥"为五输穴之一，阴经荥穴在五行中属火。鱼际为肺脉之荥穴，故属火。

⑫ 散脉：脉之散行者。

⑬ 虚热：阴阳气血不足引起的发热。《素问》调经论："阴虚则内热。"

⑭ 舌上黄：即舌黄，为舌痈之一，《沈氏尊生书》："因痈生舌之，颜色不同而各有名称，黄色者名舌黄"。

⑮ 汗不出：《杂病十一穴歌》："汗出难来刺腕骨，五分针泻要君知，鱼际经渠并通里，一分针泻汗淋漓。"

⑯ 肘挛支满：即肘臂拘挛，肢体胀满之症。

⑰ 喉中干燥：《百症赋》："喉痛兮，液门鱼际去疗。"

⑱ 心痹：五脏痹证之一，系由"脉痹"日久不愈，复感外邪，疾病深入所致。主要表现为心悸、气喘、烦躁、胸闷及心痛。

太渊二穴，土也[1]。在手掌后陷中。手太阴脉之所注也，为腧。治胸痹[2]逆气，寒厥善哕呕，饮水咳嗽，烦怨不得卧，肺胀满膨膨，臂内廉痛，目生白翳，眼眦赤筋，缺盆中引痛，掌中热，数欠喘不得息，噫气上逆，心痛唾血，振寒咽干，狂言[3]，口噼。可灸三壮，针入二分。

经渠二穴，金也[4]。在寸口陷中[5]。手太阴脉之所行也，为经。治疟寒热，胸背痌急，胸满膨膨，喉痹掌中热，咳嗽，上气数欠，热病汗不出，暴痹喘逆，心痛呕吐。针入二分，留三呼。禁不可灸，灸即伤人神[6]。

列缺二穴，去腕侧上一寸五分，以手交义头指末筋骨罅中[7]。手太阴络，别走阳原[8]。疗偏风口㖞，手腕无力，半身不随，咳嗽[9]，掌中热，口噤不开，寒疟呕沫，善笑纵唇口，健志[10]。针入二分，留三呼，写五吸即可，灸七壮。慎酒、面、生冷物等。

孔最二穴，在腕上七寸，手太阴郄。治热病汗不出[11]，此穴可灸三壮，即汗出。咳逆，臂厥痛。针入三分，灸五壮。

尺泽二穴，水也[12]。在肘中约上[13]动脉中。手太阴脉之所入也，为合。治风痹肘挛[14]，手臂不得举[15]，喉痹上气，舌干，咳嗽唾浊，四肢暴肿，臂寒短气。针入三分，可灸五壮。

侠白二穴，在天府下，去肘五寸动脉中。治心痛，干呕[16]，烦满。针入三分，可灸五壮。

天府二穴，在腋下三寸动脉中，以鼻取之[17]。治逆气喘不得息，目眩远视䀮䀮，卒中恶鬼疰[18]，不得安卧。禁不可灸，使人逆气。今附刺鼻衄血不止[19]。针入四分，留三呼。

【校注】

① 太渊二穴，土也："输"为五输穴之一，阴经输穴在五行中属土。太渊为肺脉之输穴，故属土。

② 胸痹：以胸部憋闷、疼痛，甚则胸痛彻背，短气，喘息不得卧等为主要表现的病证，饮邪痹阻胸中所致。《灵枢·本藏》："肺大则多饮，善病胸痹、喉痹、逆气。"

③ 狂言：语无伦次，狂躁妄语，精神错乱的表现。

④ 经渠二穴，金也："经"为五输穴之一，阴经经穴在五行中属金。经渠为肺脉之经穴，故属金。

⑤ 寸口陷中：即寸口脉的关部处。

⑥ 灸即伤人神：《明堂》杨上善注云："寸口，通气处也，从关上至鱼一寸，五脏六腑之气，大会此穴，则神明在于此穴之中，火又克金，故灸之者，伤神明也。"

⑦ 以手交义头指末筋骨罅（xià　下）中：交义，应为"交叉"。罅，缝隙，裂缝。两手虎口对准后自然交叉，一手食指按压在另一手的桡骨茎突上，当食指尖到达之处有一个凹陷，以爪甲切之有裂缝。

⑧ 手太阴络，别走阳原："别走阳原"，《针灸大成》《针灸甲乙经》皆作"别走阳明"。 列缺为手太阴肺经之络，肺经支脉自此别出后走向手阳明大肠经。

⑨ 咳嗽：《通玄指要赋》："咳嗽寒痰，列缺堪治"；《玉龙歌》："寒痰咳嗽更兼风，列缺二穴最可攻。"

⑩ 健志：应为"健忘"，此处疑为传抄错误。

⑪ 热病汗不出：热病，一切因外感引起的热病。《针灸歌》："伤寒热病身无汗，细详孔最患无妨。"

⑫ 尺泽二穴，水也："合"为五输穴之一，阴经合穴在五行中属水。 尺泽为肺脉之合穴，故属水。

⑬ 肘中约上：即肘中横纹上。

⑭ 肘挛：《通玄指要赋》："尺泽去肘疼筋紧"；《玉龙赋》："尺泽理筋急之不用"；《胜玉歌》："尺泽能医筋拘挛"；《针灸歌》："肘痛筋挛尺泽试。"

⑮ 手臂不得举：《玉龙歌》："筋急不开手难伸，尺泽从来要认真"；《肘后歌》："更有手臂拘挛急，尺泽刺深去不仁。"

⑯ 干呕：有呕吐的声音、动作，但有声而无物吐出，或仅有涎沫而无食物吐出。

⑰ 以鼻取之：古时取天府穴时多令病人手臂伸直，低头以鼻尖点臂上，所到之处是穴。

⑱ 鬼疰：病人感到自己体内有"鬼"居住，现认为是肺结核之类的疾病。

⑲ 鼻衄血不止：《百症赋》："天府合谷，鼻中衄血宜追。"

手阳明太肠经左右凡二十八穴[①]

商阳　二间　三间　合谷　阳溪　偏历　温留　下廉　上廉　三里　曲池　肘髎　五里　臂臑

商阳二穴，金也[②]，一名绝阳。在手大指次指内侧，去爪甲角如韭叶。手阳明脉之所出也，为井。治胸中气满，喘咳支肿[3]，热病汗不出，耳鸣且聋，寒热痎疟，口干，颐颔肿，齿痛，恶寒，肩背急相引缺盆痛，目青盲。可灸三壮，右取左，右取右[4]，如须食立已[5]。针入一分，留一呼。

二间二穴，水也[6]，一名间谷。在手大指次指本节之前内侧陷中，手阳明脉之所流也，为荥。治喉痹颔胫[7]，肩背痛，振寒，鼻鼽衄血，多惊[8]，口㖞。针入三分，可灸三壮。

三间二穴，木也[9]，一名少谷。在手大指次指本节之后内侧陷中，手阳明脉之所注也，为腧。治喉痹，咽中如鲠[10]，齿龋痛，嗜卧胸满，肠鸣洞泄，寒疟，唇焦[11]，口干气喘，目眦急痛。针入三分，留三呼，可灸三壮。

合谷二穴，一名虎口，在手大指次指歧骨[12]间陷中。手阳明脉之所过也，为原[13]。疗寒热疟，鼻鼽衄[14]，热病汗不出[15]，目视不明[16]，头痛[17]，齿龋，喉痹，痿[18]臂，面肿，唇吻不收[19]，瘖不能言，口噤不开。针入三分，留六呼，可灸三壮。今附右妇人妊娠不可刺之，损胎气[20]。

【校注】

① 手阳明太肠经左右凡二十八穴：古文献中“大”与“太”常混用，此处“太肠”即指大肠。手阳明大肠经在上肢有商阳、二间、三间、合谷、阳溪、偏历、温溜、下廉、上廉、手三里、曲池、肘髎、手五里、臂臑 14 穴，左右计 28 穴。

② 商阳二穴，金也：“井”为五输穴之一，阳经井穴在五行中属金。《明堂》注：“六腑为阳，生于阴地，终于阳地，故井出为金，荥流为水，输注为木，所过为原，原者三焦，总有六腑阳气，经行为火，合入为土也。”商阳为大肠脉之

井穴，故属金。

③ 喘咳支肿：即久咳而致咳逆上气，咳吐痰涎，胸闷胀而皮肿之症。支，胸内闷胀，似有物支撑之状。

④ 右取左，右取右：应为“右取左，左取右”，即右侧病取左侧穴，左侧病取右侧穴。这种刺法属于“缪刺”，也称“交经缪刺”。

⑤ 须食立已：指相当于一顿饭的时间，病情就能好转。

⑥ 二间二穴，水也：“荥”为五输穴之一，阳经荥穴在五行中属水。二间为大肠脉之荥穴，故属水。

⑦ 喉痹颔肚：应为“喉痹颔肿”，此处疑为传抄错误。《长桑君天星秘诀歌》：“牙疼头痛兼喉痹，先刺二间后三里”；《席弘赋》：“牙齿肿痛并咽痹，二间阳溪疾怎逃。”

⑧ 多惊：容易受到惊吓。

⑨ 三间二穴，木也：“输”为五输穴之一，阳经输穴在五行中属木。三间为大肠脉之输穴，故属木。

⑩ 鞕：古同“鲠”，哽塞。

⑪ 唇焦：口唇泛见焦黑色之症。

⑫ 歧骨：即骨的分叉部位，此即第一、二掌骨结合部。歧，分歧。

⑬ 原：即原穴，为脏腑原气所经过留止的穴位，合谷穴为手阳明大肠经之原穴。

⑭ 鼻衄衄：《百症赋》：“天府合谷，鼻中衄血宜追”；《杂病穴法歌》：“鼻塞鼻痔及鼻渊，合谷太冲随手取。”

⑮ 热病汗不出：《肘后歌》：“当汗不汗合谷泻”；《玉龙歌》：“无汗伤寒泻复溜，汗多宜将合谷收，若然六脉皆微细，金针一补脉还浮”；《杂病穴法歌》：“汗吐下法非有他，合谷内关阴交杵。”

⑯ 目视不明：《通玄指要赋》：“眼痛则合谷以推之”；《席弘赋》：“睛明治眼无效时，合谷光明安可缺。”

⑰ 头痛：《玉龙歌》：“头面纵有诸般症，一针合谷效通神”；《杂病穴法歌》：“头面耳目口鼻病，曲池合谷为之主。”

⑱ 痿：筋骨痿软、肌肉瘦削、皮肤麻木等症状。

⑲ 唇吻不收：此处指口唇不能控制。

⑳ 妇人妊娠不可刺之，损胎气：胎气，胎儿在母体内所受的精气。《禁针穴歌》：“孕妇不宜针合谷，三阴交内亦通论。”

阳溪二穴，火也[①]，一名中魁。在腕中上侧两筋陷中，手阳明脉之所行也，为经。治狂言喜笑，大见鬼[②]，热病烦心，目风赤野有医[③]，厥逆头痛[④]，胸满不得息，寒热疟疾，喉痹耳鸣齿惊掣[⑤]，肘臂不举，痂疥[⑥]。针入三分，留七呼，可灸三壮。慎如前法。

偏历二穴，手阳明络，在腕后三寸，别走太阴。治寒热疟，风汗不出，目视䀮䀮，癫疾多言，耳鸣口㖞，齿龋，喉痹嗌干，鼻鼽衄血。针入三分，留七呼，可灸三壮。

温留二穴，一名逆注，一名蛇头[⑦]。在腕后，大上五寸，小上六寸[⑧]，手阳明明[⑨]。治口㖞，肠鸣腹痛，伤寒[⑩]身热，头痛岁逆[⑪]，肩不得举，癫疾吐涎，狂言见鬼，喉痹而虚肿。针入三分，可灸三壮。

下廉二穴，在辅骨[⑫]下去上廉一寸，辅兑肉其分外斜[⑬]。治头风，臂时痛，溺黄。针入五分，留五呼，灸三壮。

上廉二穴，在三里下一寸，其分独抵阳明之会外斜。治脑风头痛，（小便）难黄赤，肠鸣，气走疰痛。针入五分。可灸五壮。

三里二穴，在曲池下二寸，按之肉起兑肉之端。治手臂不仁，肘挛不伸，齿痛，颊颔肿，瘰疬。可灸三壮，针入二分。

曲池二穴，土也[⑭]。在肘外辅骨[⑮]，屈肘曲骨之中，以手拱胸取之，手阳明脉之所入也，为合。治肘中痛、偏风手身不遂[⑯]，刺风瘾疹[⑰]，喉痹不能言，胸中烦满，筋缓捉物不得，挽弓不开，屈伸难，风臂肘细而无力，伤寒余热不尽，皮肤干燥。针入七分。得气先写后补之。灸亦大良。可灸三壮。

肘髎二穴，在肘大骨外廉陷中。治肘节风痹，臂痛不可举，屈伸挛急。可灸三壮，针入三分。

五里二穴，在肘上三寸，行向里大脉中央。治风劳[18]，惊恐吐血，肘臂痛嗜卧，四肢不得动摇，寒热，瘰疬，咳嗽，目视𥉂𥉂，痎疟，心下胀满。可灸十壮，禁不可针。

臂臑二穴。在肘上七寸䐃[19]肉端，手阳明络。治寒热颈项痫急，瘰疬[20]，肩背痛不得举。可灸三壮，针入三分。

【校注】

① 阳溪二穴，火也："经"为五输穴之一，阳经经穴在五行中属火。阳溪为大肠脉之经穴，故属火。

② 大见鬼：相当于幻视，此指眼见虚幻奇异的怪状而言。

③ 目风赤野有医：目风，风邪犯目，症见眼赤羞明，视物不清等。赤野有医，即"赤野有翳"。

④ 厥逆头痛：《素问》奇病论篇："人有病头痛，以数岁不已，……当有所犯大寒，内主骨髓，髓者以脑为主，脑故令头痛，齿亦痛，病名曰厥逆。"

⑤ 喉痹耳鸣齿惊掣：咽喉肿痛、耳中轰鸣、牙齿惊掣疼痛等均属头面火热病症。《席弘赋》："牙齿肿痛并咽痹，二间阳溪疾怎逃。"

⑥ 痂疥：疮之干结痂，泛指疮疥、癣疹等皮肤疾患。《百症赋》："肩髃阳溪，消瘾风之热极。"

⑦ 蛇头：《经穴纂要》："握手视之，有分肉如蛇头之形。此地肌肉隆起，像似蛇头，故以名此。"

⑧ 大上五寸，小上六寸：大，指成人身长较高者。小，指成人身长较矮者。根据身材不同分别在上五寸、上六寸处定穴。

⑨ 手阳明明：应为"手阳明经"，此处疑为传抄错误。

⑩ 伤寒：《百症赋》："审他项强伤寒，温溜期门而主之。"

⑪ 岁逆：应为"哕逆"，此处疑为传抄错误。

⑫ 辅骨：此指桡骨。《医宗金鉴》："臂骨者，自肘至腕有正辅两根，其在下而形体长大，连肘尖者为臂骨，其在上而形体短细者为辅骨。"

⑬ 辅兑肉其分外斜：臂之辅骨上隆起的肌肉（桡侧伸腕短肌）外斜缝中。

⑭ 曲池二穴，土也："合"为五输穴之一，阳经合穴在五行中属土。曲池为大肠脉之合穴，故属土。

⑮ 肘外辅骨：此指肱骨外上髁与桡骨小头构成的肘关节部位。

⑯ 偏风手身不遂：《百症赋》："半身不遂，阳陵远达于曲池。"

⑰ 风瘾疹：即瘾疹，其表现为皮肤上形成大小不等的扁平丘疹块，奇痒难忍，时隐时现。《马丹阳天星十二穴歌》："遍身风癣癞，针着即时瘳。"

⑱ 风劳：风寒之邪入于经络，致痹痛不仁，失治则渐入腑，继入脏。久之，耗伤气血，虚损成劳。

⑲ 䐃（jùn　郡）：字见《篇海》，指肌肉突起的地方。

⑳ 瘰疬：《百症赋》："五里臂臑，生疬疮而能治。"

手少阴心经左右凡十八穴[①]

少冲　少府　神门　阴郄　通里　灵道　少海　青灵　极泉

少冲二穴，木也[②]，一名经始。在小指内廉之端，去爪甲角如韭叶。手少阴脉之所出也，为井。治热病烦满，上气心痛，痰冷[③]，少气，悲恐善惊，掌中热，胸中痛，口中热，咽中酸[④]，乍寒乍热[⑤]，手挛不伸引肘腋痛。针一分，可灸三壮。

少府二穴，火也[⑥]，在小指本节后陷中，直劳宫[⑦]。手少阴脉之所流也，为荥。治烦满少气，悲恐畏人，掌中热，肘腋挛急，胸中痛[⑧]，手卷不伸[⑨]。针入二分，可灸七壮。

神门二穴，土也[⑩]，一名兑冲。在掌后锐骨之端陷中[⑪]，手少阴脉之所注也，为腧。治疟，心烦，心烦甚欲得饮冷，恶寒则欲处温中，咽干不嗜食，心痛，数噫，恐悸，少气不足，手臂寒，喘逆，身热，狂[12]，悲哭，呕血上气，遗溺，大小人五痫[13]。可灸七壮，炷如小麦大。针入三分，留七呼。

阴郄二穴，在掌后动脉中，去腕五分。治失瘖不能言，洒淅振寒[14]，厥逆[15]，心痛，霍乱，胸中满，衄血，惊恐。针入三分，可灸七壮。

【校注】

① 手少阴心经左右凡十八穴：手少阴心经在上肢有少冲、少府、神门、阴郄、通里、灵道、少海、青灵、极泉 9 穴，左右计 18 穴。

② 少冲二穴，木也："井"为五输穴之一，阴经井穴在五行中属木。少冲为心脉之井穴，故属木。

③ 痰冷：即寒痰，以痰质清稀色白为特征。

④ 咽中酸：酸水自胃中上至咽喉，不及吐出而下咽，并可感觉到酸味刺激性的表现，又称为吞酸。

⑤ 乍寒乍热：乍，突然，忽然。《百症赋》："发热仗少冲、曲池之津。"

⑥ 少府二穴，火也："荥"为五输穴之一，阴经荥穴在五行中属火。少府为心脉之荥穴，故属火。

⑦ 直劳宫：横直与掌心手厥阴经"劳宫"穴相平。

⑧ 胸中痛：《肘后歌》："心胸有病少府泻。"

⑨ 手卷不伸：手指卷缩，不能伸直。

⑩ 神门二穴，土也："输"为五输穴之一，阴经输穴在五行中属土。神门为心脉之输穴，故属土。

⑪ 掌后锐骨之端陷中：指掌后豌豆骨与尺骨相接处之凹陷。

⑫ 狂：《百症赋》："发狂奔走，上脘同起于神门。"

⑬ 五痫：又名五脏痫，即肝痫、心痫、脾痫、肺痫、肾痫。《胜玉歌》："后溪鸠尾及神门，治疗五痫立便痊。"

⑭ 洒淅振寒：洒淅，恶风寒栗貌。振寒，指发冷时全身颤动。《百症赋》："寒栗恶寒，二间疏通阴郄暗。"

⑮ 厥逆：因"气郁"或"气下"引起的厥证，此多见于各种虚证。

通里二穴，在腕后一寸。治热病，卒心中懊侬[①]，数欠频伸，悲恐，目眩头痛，面赤而热，心悸[②]，肘臂臑痛，实则支肿[③]，虚则不能言[④]，苦呕，喉痹，少气遗溺。针入三分，可灸三壮[⑤]。

灵道二穴，金也[⑥]。去掌后一寸五分或一寸，手少阴脉之所行也，为经。治心痛悲恐，相引瘛瘲，肘挛[⑦]，暴瘖不能言。可灸三壮，针入三分。

少海二穴，水也[⑧]，一名曲节。在肘内廉节后，又云肘内大骨[⑨]外，去肘端五分，手少阴脉之所入也，为合。治寒热齿龋痛，目眩，发狂，呕吐涎沫，项不得回顾。肘挛[⑩]，腋胁下痛，四肢不得举。针入三分，可灸三壮。甄权云：屈手向头取之，治齿寒[⑪]，脑风头痛。不宜灸，针入五分。

青灵二穴，在肘上三寸，举臂取之。治肩臂不举，不能带衣[⑫]，头痛，振寒，目黄胁痛。可灸七壮。

极泉二穴，在腋下筋间[⑬]，动脉[⑭]入胸。治心痛，干呕，四肢不收，咽干烦渴，臂肘厥寒，目黄，胁下满痛。可灸七壮，针入三分。

【校注】

① 心中懊侬：胸膈间自觉有一种烧灼嘈杂感的症状。因病位在胸膈心窝部位，

故称为“心中懊侬”。多由于表证发汗不得法，或因误用泻下，致外邪入里，留于胸膈，扰及胃腑所致。

② 心悸：指惊悸怔忡，表现为心中慌乱，烦躁不安，胸闷难以忍受，伴头痛、眩晕、眼花、胃部有重压感。《玉龙歌》：“连日虚烦面赤妆，心中惊悸亦难当，若将通里穴寻得，一用金针体便康。”

③ 支肿：支，通“肢”，即四肢肿。

④ 不能言：指暴喑，即突然不能说话，发不出声音，多由外邪袭肺，闭阻气道所致。《百症赋》：“倦言嗜卧，往通里大钟而明。”

⑤ 可灸三肚：“肚”应为“壮”，此处疑为传抄错误。艾灸可灸三壮。

⑥ 灵道二穴，金也：“经”为五输穴之一，阴经经穴在五行中属金。灵道为心脉之经穴，故属金。

⑦ 肘恋：应为“肘挛”，此处疑为传抄错误。

⑧ 少海二穴，水也：“合”为五输穴之一，阴经合穴在五行中属水。少海为心脉之合穴，故属水。

⑨ 肘内大骨：即肱骨内上髁。

⑩ 肘挛：肘臂挛缩，运动不遂。《百症赋》：“两臂顽麻，少海就傍于三里。”

⑪ 齿寒：自觉牙齿发凉。

⑫ 不能带衣：此指因肩臂痛，活动不便而不能自行穿衣。

⑬ 腋下筋间：此指腋窝前后壁之间，相当于喙肱肌和肱三头肌之间。

⑭ 动脉：此指腋动脉。

手大阳小肠经左右凡一十六穴[①]

少泽　前谷　后溪　腕骨　阳谷　养老　支正　小海

少泽二穴，金也[②]，一名小吉[③]。在手小指之端[④]，去爪甲下一分陷中。手太阳脉之所出也，为井。治疟寒热，汗不出，喉痹舌强，口干心烦，臂痛，瘛疭，咳嗽，颈项急不可顾[⑤]，目生肤瞖覆瞳子[⑥]。可灸一壮，针一分。

前谷二穴，水也[⑦]。在手小指外侧本节之前陷中，手太阳脉之所流也，为荥。治热病汗不出，痎疟，癫疾，耳鸣，颔肿，喉痹，咳嗽衄血，颈项痛，鼻塞不利，目中白瞖，臂不得举。可灸一壮，针入一分。

后溪二穴，木也[⑧]。在手小指外侧本节后陷中，手太阳脉之所注也，为腧。治疟寒热[⑨]，目赤生瞖，鼻衄，耳聋，胸满，颈项强不得回顾[⑩]，癫疾[⑪]，臂肘挛急。可灸一壮，针入一分。

腕骨二穴，在手外侧腕前起骨[⑫]下陷中。手太阳脉之所过也，为原。治热病汗不出[⑬]，胁下痛不得息，颈颔肿，寒热耳鸣，目冷泪生瞖，狂惕[⑭]，偏枯，臂肘不得屈伸，痎疟，头痛烦闷，惊风[⑮]瘛疭，五指掣[⑯]。可灸三壮，针入二分，留三呼。

【校注】

① 手大阳小肠经左右凡一十六穴：大阳，即太阳。手太阳小肠经在上肢有少泽、前谷、后溪、腕骨、阳谷、养老、支正、小海 8 穴，左右计 16 穴。

② 少泽二穴，金也："井"为五输穴之一，阳经井穴在五行中属金。少泽为小肠脉之井穴，故属金。

③ 小吉：《外台秘要》卷三十九作"少吉"。

④ 手小指之端：《千金》卷二十九有"外侧"二字，即手小指之端外侧。

⑤ 颈项急不可顾：顾，回顾，回头看。颈项强直拘急，难以转侧，不能回顾。

⑥ 目生肤瞖覆瞳子：瞖，翳，障蔽眼珠的薄膜。《百症赋》："攀睛攻少泽肝俞之所。"

⑦ 前谷二穴，水也："荥"为五输穴之一，阳经荥穴在五行中属水。前谷为小肠脉之荥穴，故属水。

⑧ 后溪二穴，木也："输"为五输穴之一，阳经输穴在五行中属木。后溪为小肠脉之输穴，故属木。

⑨ 疟寒热：《玉龙赋》："时疫痎疟寻后溪"；《玉龙歌》："时行疟疾最难禁，穴法由来未审明，若把后溪穴寻得，多加艾火即时轻。"

⑩ 颈项强不得回顾：《针灸歌》："头强项硬刺后溪，欲知秘诀谁堪侣。"

⑪ 癫疾：《通玄指要赋》："痫发癫狂兮，凭后溪而疗理"；《兰江赋》："后溪专治督脉病，癫狂此穴治还轻"；《胜玉歌》："后溪鸠尾及神门，治疗五痫立便痊。"

⑫ 腕前起骨：指豌豆骨。

⑬ 热病汗不出：《杂病十一穴歌》："汗出难来刺腕骨，五分针泻要君知。"

⑭ 狂惕：惕，精神失常。据《针灸甲乙经》及《外台秘要》应作"狂易"。

⑮ 惊风：以神昏、抽风、惊厥为主要表现，以搐、搦、掣、颤、反、引、窜、视八候为特征的疾病。

⑯ 五指掣（chè 撤）：掣，牵拉。五指牵扯，手腕无力疼痛。《玉龙赋》："腕骨疗手腕之难移"；《玉龙歌》："腕中无力痛艰难，握物难移体不安，腕骨一针虽见效，莫将补泻等闲看。"

阳谷二穴，火也[①]。在手外侧腕中，兑骨之下陷中。手太阳脉之所行也，为经。治癫疾狂走，热病汗不出，胁痛，颈颔肿[②]，寒热耳聋，耳鸣，齿龋痛，臂腕外侧痛不举，妄言[③]，左右顾，瘛瘲目眩。可灸三壮，针入二分，留二呼。

养老二穴，在手踝骨上一空[④]，腕后一寸陷中，手太阳郄。治肩欲折臂如拔[⑤]，手臂疼不能自自主上下，目视不明[⑥]。可灸三壮，针入三分。

支正二穴，在腕后五寸，别走少阴。治寒热颔肿，肘挛，头痛目眩，风虚惊恐，狂惕生肬目[⑦]。可灸三壮，针入三分。

小海二穴，土也[⑧]。在肘内大骨外，去肘端五分陷中。甄权云：以屈手向头取之。手太阳脉之所入也，为合。治寒热齿龈肿，风眩[⑨]，颈项痛，疡[⑩]肿，振塞[⑪]，肘腋肿，少腹痛，四肢不举。可灸三壮，针入二分。

【校注】

① 阳谷二穴，火也："经"为五输穴之一，阳经经穴在五行中属火。阳谷为小肠脉之经穴，故属火。

② 颔肿：《百症赋》："阳谷侠溪，颔肿口噤并治。"

③ 妄言：语言错妄，又名"妄语"。由阳热亢盛、心神昏乱所致，见于外感热病热盛期。亦为癫狂病常见症状之一，《素问·阳明脉解》："阳盛则使人妄言骂詈，不避亲疏。"

④ 手踝骨上一空：踝骨，即尺骨茎突。《针灸俞穴图考》："以指按踝骨令表腕内转，一空见矣。"即取养老穴时屈肘，手掌向下，转动手掌向胸，以指尖摸尺骨茎突有一骨缝即是。

⑤ 肩欲折臂如拔：拔，拉出，连根拽出。《针灸歌》："肩如反弓臂如折，曲池养老并肩髃。"

⑥ 目视不明：眼目昏暗视物不清，即目觉𥆨𥆨。《百症赋》："目觉𥆨𥆨，急取养老天柱。"

⑦ 生肬（yóu 尤）目：即目疣，在眼的部位所生之赘生物。

⑧ 小海二穴，土也："合"为五输穴之一，阳经合穴在五行中属土。小海为小肠脉之合穴，故属土。

⑨ 风眩：为眩晕症的一种，又称"风头眩"。多由风邪入脑所致，而见头晕、眼花、呕逆等症。《百症赋》："目眩兮，支正飞扬。"

⑩ 疡：疮、疡、痈、疽、疖等的统称。

⑪ 振塞：应为"振寒"，此处疑为传抄错误。

手厥阴心主脉左右凡一十六穴[①]

中冲　营宫[②]　大陵　内关　间使（一作关）　郄门　曲泽　天泉

中冲二穴，木也[③]。在手中指端，去爪甲如韭叶陷中。手厥阴心主脉之所出也，为井。治热病，烦闷，汗不出，掌中热，身如火痛，烦满舌强[④]。针入一分。

营宫二穴，火也[⑤]。在掌中央动脉中，以屈无名指取之。手厥阴脉之所流也，为荥。治中风，善怒，悲笑不休，手痹[⑥]，热病三日汗不出，怵惕[⑦]，胸胁痛不可转侧，大小便血，衄血不止，气逆呕岁[⑧]，烦渴，食饮不下，大小人口中腥臭，胸胁支满，黄疸目黄[⑨]。可灸三壮。

太陵二穴，土也[⑩]。在掌后两筋间陷中，手厥阴脉之所注也，为腧。治热病汗不出，臂挛腋肿，善笑不休，心悬若饥，喜悲泣，惊恐，目赤，小便如血，呕逆，狂言不乐，喉痹口干，身热头痛，短气，胸胁痛[⑪]。针入五分，可灸三壮。

内关二穴，在掌后去腕二寸，别走少阳。治目赤，支满，中风肘挛，实则心暴痛[⑫]，虚则心烦惕惕。针入五分。可灸三壮。

间使二穴，金也[⑬]，在掌后三寸，两筋间陷中。手厥阴脉之所行也，为经。治心悬如饥，卒狂，胸中澹澹，恶风寒，呕吐，怵惕，寒中少气[⑭]，掌中热，腋肿肘挛，卒心痛，多惊，瘖不得语，咽中如鲠。可灸五壮，针入三分。歧伯云：可灸鬼邪[⑮]。

郄门二穴，去腕五寸，手厥阴郄。治心痛，衄血，呕哕，惊恐畏人，神气不足。针入三分，可灸五壮。

曲泽二穴，水也[16]。在肘内廉陷中，屈肘取之。手厥阴脉之所入也，为合。治心痛，善惊，身热，烦渴口干，逆气，呕血，风胗[17]，臂肘手腕善动摇。可灸三壮，针入三分，留七呼。

天泉二穴，一名天湿。在曲腋[18]下二寸，举臂取之。治心病，胸胁支满，咳逆，膺[19]背、髀间、臂内廉痛。针入六分，可灸三壮。

【校注】

① 手厥阴心主脉左右凡一十六穴：手厥阴心包经在上肢有中冲、劳宫、大陵、内关、间使、郄门、曲泽、天泉8穴，左右计16穴。

② 营宫：即“劳宫”穴。

③ 中冲二穴，木也：“井”为五输穴之一，阴经井穴在五行中属木。 中冲为心包脉之井穴，故属木。

④ 舌强：心火炽盛所致的舌体强硬，肿胀疼痛。《百症赋》：“廉泉中冲，舌下肿疼堪取。”

⑤ 营宫二穴，火也：营宫，即劳宫。“荥”为五输穴之一，阴经荥穴在五行中属火。 劳宫为心包脉之荥穴，故属火。

⑥ 手痹：手部血气痹阻疼痛，也称“手不仁”。《玉龙歌》：“劳宫穴在掌中寻，满手生疮痛不禁。”

⑦ 怵惕：恐惧警惕，怵惕不宁。

⑧ 呕岁：应为“呕哕”，胃气上逆所致呕逆，也称“胃翻”。《通玄指要赋》：“劳宫退胃翻，心痛亦何疑。”

⑨ 黄疸目黄：《百症赋》：“治疸消黄，谐后溪劳宫而看。”

⑩ 太陵二穴，土也：“输”为五输穴之一，阴经输穴在五行中属土。 大陵为心包

脉之输穴，故属土。

⑪ 胸胁痛：《通玄指要赋》："心胸病，求掌后之大陵"；《玉龙歌》："心胸之病大陵泻，气攻胸腹一般针。"

⑫ 心暴痛：由心病而发作的剧烈疼痛。《补泻雪心歌》："内关行处治心疼"；《百症赋》："建里、内关，扫尽胸中之苦闷。"

⑬ 间使二穴，金也："经"为五输穴之一，阴经经穴在五行中属金。间使为心包脉之经穴，故属金。

⑭ 寒中少气：因感寒邪而气短。

⑮ 鬼邪：邪气鬼物所致之病。

⑯ 曲泽二穴，水也："合"为五输穴之一，阴经合穴在五行中属水。曲泽为心包脉之合穴，故属水。

⑰ 风胗：即风疹，是一种较轻的出疹性传染病。疹点细小淡红，出没较快，退后无落屑及疹痕，状如痧子。

⑱ 曲腋：指腋纹弯曲处。

⑲ 膺：前胸两侧肌肉隆起处。

手少阳三焦经左右凡二十四穴[①]

关冲　液门　中渚　阳池　外关　支沟　会宗　三阳络　四渎　天井　消泺渊[②]　清冷渊

关冲二穴，金也[③]。在手小指次指之端，去爪甲角如韭叶。手少阳脉之所出也，为井。治喉痹舌卷[④]，口干[⑤]，头痛霍乱，胸中气噎，不嗜食，臂肘痛不可举，目生瞖膜，视物不明。针入一分。可灸一壮。慎猪鱼酒面生冷之物。

液门二穴，水也[⑥]。在手小指次指间陷中，手少阳脉之所流也，为荥。治惊悸，妄言，咽外肿[⑦]，寒厥，手臂痛不能自上下[⑧]，痎疟寒热，目眩头痛，暴得耳聋，目赤涩[⑨]，齿龋痛。针入二分，可灸三壮。

中渚二穴，木也[⑩]。在手小指次指本节后间陷中，手少阳脉之所注也，为腧。治热病汗不出，目眩头痛，耳聋，目生瞖膜，久疟[⑪]，咽肿，肘臂痛[⑫]，手五指不得屈伸[⑬]。针入一分，可灸三壮。

阳池二穴，一名别阳。在手表腕上[⑭]陷中，手少阳脉之所过也，为原。治寒热疟，或因折伤手腕捉物不得[⑮]，肩臂痛不得举。针入二分，留三呼，不可灸。慎生冷物等。

外关二穴，手少阳络，在腕后二寸陷中。治肘臂不得屈伸，手五指尽痛[⑯]不能握物，耳聋无所闻。可灸三壮，针入三分，留七呼。

【校注】

① 手少阳三焦经左右凡二十四穴：手少阳三焦经在上肢有关冲、液门、中渚、阳池、外关、支沟、会宗、三阳络、四渎、天井、消泺、清冷渊 12 穴，左右计 24 穴。

② 消泺渊：应为“消泺”，无“渊”一字，此处疑为传抄错误。

③ 关冲二穴，金也：“井”为五输穴之一，阳经井穴在五行中属金。关冲为三焦脉之井穴，故属金。

④ 舌卷：舌体卷曲，回缩向后，转动不灵，使言语不清的舌象，因邪火热灼、寒邪直中或风痰扰动所致。《百症赋》：“哑门关冲，舌缓不语而要紧。”

⑤ 口干：《玉龙歌》：“三焦热气壅上焦，口苦舌干岂易调，针刺关冲出毒血，口生津液病俱消。”

⑥ 液门二穴，水也：“荥”为五输穴之一，阳经荥穴在五行中属水。液门为三焦脉之荥穴，故属水。

⑦ 咽外肿：应为“咽处肿”，咽喉部肿胀疼痛。《百症赋》：“喉痛兮，液门鱼际去疗。”

⑧ 手臂痛不能自上下：自，自主，自行。《玉龙歌》：“手臂红肿连腕疼，液门穴内用针明。”

⑨ 目赤涩：眼睛红肿，干燥少津，涩滞不适。

⑩ 中渚二穴，木也：“输”为五输穴之一，阳经输穴在五行中属木。中渚为三焦脉之输穴，故属木。

⑪ 久疟：经久不愈之慢性疟疾。

⑫ 肘臂痛：《玉龙赋》：“手臂红肿，中渚液门要辨。”

⑬ 手五指不得屈伸：《灵光赋》：“五指不伸中渚取。”

⑭ 手表腕上：手表，手背。腕上，《针灸大成》：“从指本节直摸下至腕中心。”

⑮ 捉物不得：捉，抓，指握。指不能用手抓物。

⑯ 五指尽痛：尽，极度。五指极度疼痛。

支沟二穴，火也[①]。在腕后三寸，两骨[②]之间陷中。手少阳脉之所行也，为经。治热病汗不出，肩臂痠重，胁腋痛[③]，四肢不举，霍乱呕吐，口噤不开，暴瘂不能言。可灸二七壮，针入二分。慎酒面生冷猪鱼物。

会宗二穴，在腕后三寸空中一寸[④]。治肌肤痛，耳聋，风痫。针入三分，可灸三壮。

三阳络二穴，在臂上大交脉[⑤]，支沟上一寸[⑥]。治嗜卧，身体不欲动，耳卒聋，齿龋，暴瘂不能言。可灸七壮，切禁不可针。

四渎二穴，在肘前五寸外廉陷中。治暴气耳聋，齿龋痛。可灸三壮，针入六分，留七呼。

天井二穴，土也[⑦]。在肘外大骨后，肘后上一寸[⑧]，两筋间陷中，屈肘得之。手少阳脉之所入也，为合。甄权云：曲肘后一寸，叉手按膝头取之[⑨]，两筋骨罅[⑩]。治心胸痛，咳嗽上气，唾脓，不嗜食，惊悸，瘛瘲，风痹，臂肘痛捉物不得。可灸三壮，针入三分[⑪]，慎如常法。

清冷渊二穴，在肘上二寸，伸肘举臂取之。治臑纵[⑫]，肩臂不举，不得带衣。可灸三壮，针入三分。

消泺二穴，在肩下臂外，腋斜肘分下行[⑬]。治寒热风痹，项痛，肩背急。针入六分，可灸三壮。

【校注】

① 支沟二穴，火也："经"为五输穴之一，阳经经穴在五行中属火。支沟为三焦脉之经穴，故属火。

② 两骨：即尺骨、桡骨。

③ 胁腋痛：《标幽赋》："胁疼肋痛针飞虎"；《玉龙歌》："若是胁疼并闭结，支沟奇妙效非常。"飞虎，支沟穴别名。

④ 腕后三寸空中一寸：《针灸经穴图考》："在腕后三寸如外五分。"

⑤ 臂上大交脉：即臂上大脉交会之处。

⑥ 支沟上一寸：《素问·骨空论》王注："在支沟上同身寸之一寸，是谓通间。"

⑦ 天井二穴，土也："合"为五输穴之一，阳经合穴在五行中属土。天井为三焦脉之合穴，故属土。

⑧ 肘后上一寸：《针灸大成》作"肘上一寸"。《明堂》作"肘后一寸"。

⑨ 义手按膝头取之：义手，叉手，两手左右交叉。"按膝头"，应为"按肘头"。

⑩ 两筋骨罅（xià　下）：两筋骨，指肱骨外上髁、内上髁。罅，缝隙，此指鹰嘴窝。

⑪ 针入三分：《素问·气穴论》王注作"针入一寸"。

⑫ 臑纵：即上臂无力。

⑬ 腋斜肘分下行：腋缝斜向肘尖连线之中点稍下方的凹陷处。

足厥阴肝经左右凡二十二穴[①]

大敦　行间　大冲[②]　中封　蠡沟　中都　膝关　曲泉　阴包　五里　阴廉

大敦二穴，木也[③]。在足大指端，去爪甲如韭叶[④]及三毛[⑤]中。足厥阴脉之所出也，为井。治卒疝[⑥]，小便数遗溺，阴头[⑦]中痛，心痛，汗出[⑧]，阴[⑨]上入腹。阴偏大，腹脐中痛，悒悒不乐[⑩]。病左取右，右取左。腹胀肿满，少腹痛，中热喜寐，尸厥肽如死[⑪]，妇人血崩[⑫]不止。可灸三壮，针入三分，留六呼。

行间二穴，火也[⑬]。在足大指间，动脉[⑭]应手陷中。足厥阴脉之所流也，为荥。治溺难，又曰浊[⑮]，寒疝少腹肿，咳逆呕血，腰痛不可俛仰[⑯]，腹中胀，心痛，色苍苍[⑰]如死状，终日不得息，口㖞，四肢逆冷，嗌干烦渴，瞑不欲视[⑱]，目中泪出，大息[⑲]，癫疾短炁[⑳]。可灸三壮，针入六分，留十呼。

【校注】

① 足厥阴肝经左右凡二十二穴：足厥阴肝经在下肢有大敦、行间、太冲、中封、蠡沟、中都、膝关、曲泉、阴包、五里、阴廉 11 穴，左右计 22 穴。

② 大冲：即“太冲”穴。

③ 大敦二穴，木也：“井”为五输穴之一，阴经井穴在五行中属木。大敦为肝脉之井穴，故属木。

④ 去爪甲如韭叶：指爪甲根后如韭叶处，与其他经脉井穴去爪甲角如韭叶不同。

⑤ 三毛：又名丛毛，聚毛。在足大趾背面爪甲后的关节横纹中，生有较长之毛。

⑥ 卒疝：卒，通“猝”，猝然，仓猝。此指突发疝气，突然出现睾丸肿胀、疼痛。《玉龙歌》：“七般疝气取大敦，穴法由来指侧间”；《通玄指要赋》：“大敦去七疝之偏坠，王公谓此”；《灵光赋》：“大敦二穴主偏坠”；《胜玉歌》：“灸罢大敦除疝气。”

⑦ 阴头：龟头。

⑧ 汗出：此指阴部出汗，潮湿作痒。《针灸歌》：“阴中湿痒阴跷间，便疝大敦足大指。”

⑨ 阴：此指外肾，即睾丸。

⑩ 悒悒（yì 义）不乐：悒，愁闷不安。指忧郁、郁闷不乐的状态。

⑪ 尸厥肰（rán 然）如死：肰，同“然”。尸厥，突然昏倒不省人事，状如昏死。《针灸歌》：“忽然梦魇归泉速，拇趾毛中最可详”；《玉龙歌》：“肾强痛气发甚频，气上攻心似死人，关元兼刺大敦穴，此法亲传始得真。”

⑫ 妇人血崩：妇女未到经期突然子宫内大量出血，称为“血崩”，也叫“崩中”。《针灸歌》：“大敦二穴足大指，血崩血衄宜细详。”

⑬ 行间二穴，火也：“荥”为五输穴之一，阴经荥穴在五行中属火。行间为肝脉之荥穴，故属火。

⑭ 足大指间，动脉：此指趾背动脉。

⑮ 曰浊：应为“白浊”，尿液浑浊不清，色白如泔浆，或初尿不浑，留置稍长，沉淀呈积粉样，多为肾气衰竭。《百症赋》：“行间涌泉，主消渴之肾竭。”

⑯ 腰痛不可俛仰：腰部疼痛，不可左右转动前后俯仰。《杂病穴法歌》：“腰连脚痛怎生医？环跳行间与风市。”

⑰ 色苍苍：形容无血色的苍白。

⑱ 瞑不欲视：瞑，幽暗，昏暗。指两目昏暗，不欲视物。《百症赋》：“观其雀目肝气，睛明行间而细推。”

⑲ 大息：即“太息”，叹息深长。

⑳ 炁（qì 弃）：同“气”。

大冲二穴，土也[①]。在足大指本节后二寸，或一寸半陷中。今附凡诊大冲脉，可诀男子病死生[②]。足厥阴脉之所注也。为腧。治腰引少腹痛，小便不利状如淋[③]，㿉疝，少腹肿，溏泄，遗溺，阴痛面目仓色[④]，胸胁支满，足寒，大便难，呕血，女子漏血不止，小儿卒疝，呕逆，发寒，嗌干，肘肿[⑤]，内踝前痛，淫泺胻痠[⑥]，腋下肿，马刀，疡瘘，唇肿。针入三分，留十呼，可灸三壮。

中封二穴，金也[⑦]。在足内踝前一寸，仰足取之陷中[⑧]，伸足乃得之[⑨]。足厥阴脉之所行也，为经。治痎疟，色苍苍振寒，少腹肿，食怏怏[⑩]，绕脐痛，足逆冷，不嗜食，身体不仁，寒疝，引腰中痛，或身微热。针入四分，留七呼，可灸三壮。

蠡沟二穴，在足内踝上五寸。别走少阳，足厥阴络。治卒疝，少腹肿，时少腹暴痛，小便不利如癃闭，数噫，恐悸，少气不足，腹中痛悒悒不乐，咽中闷如有息肉状，背痌急不可俛仰[⑪]。针入二分，留三呼，可灸三壮。

中都二穴，一名中郄。在内踝上七寸，胻骨中，与少阴相值[⑫]。治肠澼，㿉疝，少腹痛，妇人崩中，因产恶露不绝。针入三分，可灸五壮。

膝关二穴，在犊鼻[⑬]下二寸陷中。治风痹，膝内痛引髌[⑭]，不可屈伸，喉咽中痛。针入四分，可灸五壮。

【校注】

① 大冲二穴，土也：大冲，即太冲。“输”为五输穴之一，阴经输穴在五行中属土。太冲为肝脉之输穴，故属土。

② 可诀男子病死生：诀，通“决”，决断。经脉之气在此盛大冲突，可诊治百

病，断人生死。《马丹阳天星十二穴歌》："太冲足大趾，节后二寸中，动脉知生死，……针下有神功。"

③ 小便不利状如淋：即淋证，以小便频急，淋沥不尽，尿道涩痛，小腹拘急，痛引腰腹为主要表现的疾病。

④ 面目仓色：仓色，即苍色，青色。面目色青，肝病之色。

⑤ 肘肿：应为"膝肿"。足厥阴经脉经内踝前上行膝腘，故膝腘肿痛。《肘后歌》："股膝肿起泻太冲。"

⑥ 遥泺胻痠：遥泺，指腰部及四肢痠削无力。胻即"胻骨"，胫骨。此指下肢痠削无力，行走艰难。《通玄指要赋》："行步难移，太冲最奇"；《玉龙歌》："行步艰难疾转加，太冲二穴效堪夸。"

⑦ 中封二穴，金也："经"为五输穴之一，阴经经穴在五行中属金。中封为肝脉之经穴，故属金。

⑧ 仰足取之陷中：足上屈时，踝内侧大筋外有凹陷处即是。

⑨ 伸足乃得之：伸足时，于两筋之间即可得穴。

⑩ 食怏怏：形容食后腹部不适之状。

⑪ 背痀急不可俛仰：痀急，同"拘急"。背部拘急，不可前后俯仰。

⑫ 值：直，此指与足少阴肾经之脉垂直。

⑬ 犊鼻：《经穴纂要》："此所称犊鼻，非指穴而言，指犊鼻骨。"

⑭ 膝内痛引髌：髌，即"髌骨"，俗称"膝盖骨"。《玉龙歌》："髋骨能医两腿疼，膝头红肿不能行，必针膝眼膝关穴，攻效须臾病不生。"

曲泉二穴，水也[①]。在膝内辅骨[②]下，大筋上小筋下陷中[③]，屈膝取之。足厥阴脉之所入也，为合。治女子血瘕[④]，按之如汤浸股内，少腹肿，阴挺出，丈夫㿗疝，阴股痛，小便难，腹胁支满，癃闭，少气泄利，四肢不举。实即身热，目眩痛，汗不出，目睆睆，膝痛，筋挛不可屈伸，发狂，衄血，喘呼[⑤]，少腹痛引喉咽。针入六分，灸三壮。又云：正膝屈内外两筋间宛宛中，又在膝曲横文头。治风劳失精，身体极痛，泄水[⑥]，下利脓血，阴肿，胻痛。可灸三壮，针入六分，留十呼。

阴包二穴，在膝上四寸，股内廉两筋间[⑦]，足厥阴别走[⑧]。治腰尻引中腹痛[⑨]，遗溺不禁[⑩]。针入六分，可灸三壮。

五里二穴，在气冲下三寸，阴股中动脉[⑪]。治肠中满，热闭[⑫]不得溺。可灸五壮，针入六分。

阴廉二穴，在羊矢[⑬]下，去气冲二寸动脉中。治妇人绝产[⑭]。若未经生产者，可灸三壮即有子。针入八分，留七呼。

【校注】

① 曲泉二穴，水也："合"为五输穴之一，阴经合穴在五行中属水。曲泉为肝脉之合穴，故属水。

② 膝内辅骨：此指股骨内侧髁。

③ 大筋上小筋下陷中：《针灸经穴图考》："膝内辅骨下约文头是也，屈膝取之，即墨点约文头而伸足，则当大小筋间。"

④ 血瘕：八瘕之一，下腹部肿块，伴有腹痛及腰背痛等症，多因行经未尽，血留于经络所引起。《素问·阴阳类论》："阴阳并绝，浮为血瘕。"

⑤ 喘呼：喘息呼嚎。

⑥ 泄水：即泄泻如水状。

⑦ 股内廉两筋间：即半膜肌与内收大肌之间。

⑧ 足厥阴别走：阴包穴属足厥阴经，"别走"二字不详，疑为衍文。

⑨ 中腹痛：中焦气机不畅，腹中壅满胀痛。《肘后歌》："中满如何去得根，阴包如刺效如神，不论老幼依法用，须教患者便抬身。"

⑩ 遗溺不禁：即夜间遗尿，不能自制。《针灸歌》："夜间遗尿觅阴包。"

⑪ 阴股中动脉：即股动脉。

⑫ 热闭：热邪内陷膀胱而引起的癃闭。

⑬ 羊矢：穴名。《医学入门》："羊矢，气冲外一寸。"《类经图翼》："羊矢，在会阴旁三寸，股内横纹中，按皮肉间有核如羊矢，可刺三分，灸七壮。"

⑭ 妇人绝产：指妇人不能妊育。

足少阳胆经左右凡二十八穴[①]

窍阴　侠溪　地五会　临泣　丘墟　悬钟　阳辅　光明　外丘　阳交　阳陵泉　阳关　中渎　环跳

窍阴二穴，金也[②]。在足小指次指之端，去爪甲如韭叶。足少阳脉之所出也，为井。治胁痛，咳逆不得息，手足烦热，汗不出，转筋[③]，痈疽[④]，头痛，心烦，喉痹，舌强口干，肘不可举，卒聋不闻人语。可灸三壮，针入一分。

侠溪二穴，水也[⑤]。在足小指次指歧骨间[⑥]，本节[⑦]前陷中。足少阳脉之所流也，为荥。治胸胁支满，寒热汗不出，目外眦赤，目眩，颊颔肿[⑧]，耳聋，胸中痛不可转侧，痛无常处。可灸三壮，针入三分。

地五会二穴，在足小指次指本节后陷中，去侠溪一寸。治内伤唾血，足外皮肤不泽[⑨]，乳肿。针入二分，不可灸。灸则使羸瘦，不出三年卒[⑩]。

临泣二穴，木也[⑪]。在足小指次指本节后间陷中，去侠溪一寸五分。足少阳脉之所注也，为腧。治胸中满，缺盆中及腋下肿，马刀疡瘘，善啮颊[⑫]，天牖中肿[⑬]，淫泺胻痠，目眩[⑭]，枕骨合颅[⑮]痛，洒淅振寒，妇人月事不利，季胁支满，乳痈[⑯]，心痛，周痹痛无常处，厥逆气喘不能行，痎疟日发。可灸三壮，针入二分。

丘虚[17]二穴，在足外踝下如前陷中，去临泣三寸。足少阳脉之所过也，为原。治胸胁满痛，不得息，久疟振寒，腋下肿，痿厥坐不能起[18]，髀枢中痛[19]，目生瞖膜。腿䯒痠转筋[20]，卒疝，少腹坚，寒热颈肿。可灸三壮，针入五分，留七呼。

【校注】

① 足少阳胆经左右凡二十八穴：足少阳胆经在下肢有足窍阴、侠溪、地五会、足临泣、丘墟、悬钟、阳辅、光明、外丘、阳交、阳陵泉、阳关、中渎、环跳 14 穴，左右计 28 穴。与现代经穴相比，缺“风市”1 穴。

② 窍阴二穴，金也：“井”为五输穴之一，阳经井穴在五行中属金。足窍阴为胆脉之井穴，故属金。

③ 转筋：俗称“抽筋”，肢体筋脉牵掣拘挛，常见有“小腿肚转筋”，多由气血不足，风冷或寒湿侵袭所致。《灵枢·阴阳二十五人篇》：“血气皆少，则善转筋。”

④ 痈疽：毒疮的泛称，多而广的叫“痈”，深的叫“疽”。

⑤ 侠溪二穴，水也：“荥”为五输穴之一，阳经荥穴在五行中属水。侠溪为胆脉之荥穴，故属水。

⑥ 足小指次指歧骨间：歧骨，两骨的末端相互交叉的部位。此处指第四、五跖骨结合部之间。

⑦ 本节：此指第四跖趾关节。

⑧ 颊颔肿：《百症赋》：“阳谷侠溪，颔肿口噤并治。”

⑨ 泽：润泽，光泽。《说文》：“泽,光润也。”

⑩ 不出三年卒：卒，死亡。指灸后不出三年便死。

⑪ 临泣二穴，木也：“输”为五输穴之一，阳经输穴在五行中属木。足临泣为胆脉之输穴，故属木。

⑫ 善啮（niè　聂）颊：啮，咬。此指自咬其颊的症状。《灵枢·口问》：“人之

自啮舌者，何气使然？曰：此厥逆上走，脉气辈。少阴气至，则自啮舌；少阳气至，则自啮颊；阳明气至，则自啮唇矣。”

⑬ 天牖中肿：天牖，穴位，位于颈肩缺盆上。指颈肩缺盆中肿痛。

⑭ 目眩：《兰江赋》：“眼目之症诸疾苦，更须临泣用针担。”

⑮ 枕骨合颅：自项后枕骨至头顶颅骨闭合，此处泛指整个头部。

⑯ 乳痈：《针灸歌》：“月闭乳痈临泣妙。”

⑰ 丘虚：即“丘墟”穴。

⑱ 坐不能起：由于足部痿厥、疼痛，坐下后不能站起。《玉龙歌》：“脚背疼起丘墟穴，斜针出血即时轻”；“脚背疼起丘墟穴，斜针出血即时轻。”

⑲ 髀枢中痛：髀枢，也称“髀厌”，即股关节，此指股骨大转子。《灵光赋》：“髀枢不动泻丘墟。”

⑳ 腿箭痠转筋：腿箭痠，小腿胫部酸痛。转筋，此指小腿肚筋脉牵掣拘挛。《百症赋》：“转筋兮，金门丘墟来医。”

悬钟二穴，在足外踝上三寸，动脉[①]中。足三阳之大络，按之阳明脉绝[②]乃取之。治心腹胀满，胃中热，不嗜食，膝箭痛，筋挛，足不收履[③]，坐不能起。可灸五壮，针入六分，留七呼。

阳辅二穴，火也[④]。在足外踝上四寸，辅骨[⑤]前，绝骨端如前三分，去丘墟七寸。足少阳脉之所行也，为经。治腰溶溶[⑥]如坐水中，膝下肤肿[⑦]，筋挛，诸节尽痛[⑧]痛无常处，下肿痿[⑨]，马刀喉痹，膝箭痠，风痹不仁。可灸三壮，针入五分，留七呼。

光明二穴，在足外踝上五寸。别走厥阴，足少阳终[⑩]。治身解寒[⑪]，淫泺箭痠，不能久立。与阳辅疗病法同。热病汗不出，卒狂，虚则痿痹[⑫]，坐不能起。实则足箭热，膝痛，身体不仁，善啮颊。可灸五壮，针入六分，留七呼。

外丘二分[⑬]，在足外踝上七寸，少阳所生。治肤痛，痿痹，胸胁胀满，颈项痛，恶风寒，癫疾。针入三分，可灸三壮。今附猘大[14]所伤，毒不出，发寒热，速以三壮，又可灸所啮之处，立愈。

阳交二穴，一名别阳，阳维郄。在足外踝上七寸，斜属三阳分肉之间[15]。治寒厥，惊狂[16]，喉痹，胸满，面肿，寒痹[17]，膝骱不收。灸之三壮，针入六分，留七呼。

【校注】

① 动脉：此指胫前动脉。

② 按之阳明脉绝：用手重按则足背动脉不跳动，故云“按之阳明脉绝”。

③ 足不收履：指足脚痿躄红肿疼痛，不能穿鞋。《标幽赋》：“悬钟环跳，华佗刺躄足而立行”；《针灸歌》：“足躄悬钟环跳中”；《杂病穴法歌》：“两足难移先悬钟，条口后针能步履。”

④ 阳辅二穴，火也：“经”为五输穴之一，阳经经穴在五行中属火。阳辅为胆脉之经穴，故属火。

⑤ 辅骨：此指腓骨。

⑥ 溶溶：形容畏寒貌。

⑦ 膝下肤肿：即“膝下浮肿”，指小腿以下部位浮肿。

⑧ 诸节尽痛：诸节，指各个关节。浑身各关节均疼痛不已。

⑨ 下肿痿：下，此指肛门。指肛门部肿痿诸疾。

⑩ 足少阳终：应为“足少阳络”，光明为足少阳胆经之络穴，此处疑为传抄错误。

⑪ 身解寒：解，通“懈”，弛缓，懈惰。指全身懈惰无力、发凉。

⑫ 痿痹：《针灸大成》作“痿躄（bì 必）”。躄，两腿疼痛，下肢痿弱而不能行。

⑬ 外丘二分：应为“外丘二穴”，此处疑为传抄错误。

⑭ 猘（zhì 制）大：即狂犬。猘，疯狂。“大”应为“犬”，此处疑为传抄错误。

⑮ 斜属三阳分肉之间：《经穴纂要》："一云与外丘并，斜向三阳分肉间。""三阳，异本三作二，二阳足阳明胃经、足太阳膀胱经也。胃经行前……膀胱经行后……此胆经行前后两经分肉之间。"

⑯ 惊狂：因惊恐而引起的狂病。

⑰ 寒痹：又名痛痹、骨痹，指寒邪偏重的痹证。《灵枢·贼风篇》："尝有所伤于湿气，藏于血脉之中、分肉之间，久留而不去，若有所随坠，恶血在内而不去，卒然喜怒不节，饮食不适，寒温不时，腠理闭而不通；其开而遇风寒，则血气凝结，与故邪相袭，则为寒痹。"

阳陵泉二穴，土也①。在膝下一寸，外廉陷中。足少阳脉之所入也，为合。针入六分，得气即写，又宜灸，留针为要也。治膝伸不得屈②，冷痹③，脚不仁，偏风半身不遂④，脚冷无血色。又以蹲坐取之⑤，灸亦良。日可灸七壮，至十七壮即止。

阳关二穴，在阳陵泉上三寸，犊鼻外陷中。治膝外痛，不可屈伸，风痹不仁。针入五分，不可灸。

中渎二穴，在髀骨外⑥，膝上五寸，分肉间⑦陷中。足少阳络⑧。治寒气入于分肉之间，痛攻上下，筋痹⑨不仁。可灸五壮，针入五分，留七呼。

环跳二穴，在髀枢⑩中，侧卧伸下足屈上足⑪取之。治冷风温痹⑫，风胗⑬，偏风⑭半身不遂，腰胯痛不得转侧⑮。可灸五十壮，针入一寸，留十呼。忌热面、猪、鱼、生冷物等。

右二十八穴

【校注】

① 阳陵泉二穴，土也："合"为五输穴之一，阳经合穴在五行中属土。阳陵泉为

胆脉之合穴，故属土。

② 膝伸不得屈：膝关节疼痛，可伸而不可屈曲。《玉龙歌》："膝盖红肿鹤膝风，阳陵二穴亦堪攻"；《席弘赋》："最是阳陵泉一穴，膝间疼痛用针烧。"

③ 冷痹：即寒痹。《灵枢·贼风篇》："腠理开而遇风寒，则气血凝结，与故邪相袭，则为寒痹也。"《长桑君天星秘诀歌》："冷风湿痹针何处，先取环跳次阳陵。"

④ 半身不遂：中风所致的半身运动不遂，下肢瘫痪，痿软无力。《百症赋》："半身不遂，阳陵远达于曲池。"

⑤ 以蹲坐取之：阳陵泉在小腿外侧，腓骨头前下方凹陷处。蹲坐时腓骨小头明显，穴位易取。

⑥ 髀骨外：髀骨，股骨。此指股骨外侧。

⑦ 分肉问：分肉，即赤白肉，因其肉间界限分明而名"分肉"。问，应为"间"，此处疑为传抄错误。

⑧ 足少阳络：应为"足少阳经"，此处疑为传抄错误。

⑨ 筋痹：即筋脉拘挛、关节疼痛、不能行走的病症，由风寒湿邪侵于筋脉所致。

⑩ 髀枢：指股骨大转子。髀枢之骨如环状，人之下肢的屈伸、跳跃运动，全仗此骨为之枢纽，也称"髀厌"。

⑪ 侧卧伸下足屈上足：环跳取穴时需以侧卧体位，下面的腿伸直，上面的腿屈膝成直角。侧卧不但取穴方便，而且针刺时易感传至足。《马丹阳天星十二穴歌》："环跳在髀枢，侧卧屈足取。"

⑫ 冷风温痹：应为"冷风冷痹"。《席弘赋》："冷风冷痹疾难愈，环跳腰间针与烧。"

⑬ 风胗：即"风疹"，风邪侵袭肌肤引起的瘾疹，周身瘙痒。

⑭ 偏风：即中风，一侧肢体运动不遂。《标幽赋》："中风环跳而宜刺"；《针灸歌》："若也中风在环跳。"

⑮ 腰胯痛不得转侧：即"腿股风"，腰部骶髂及下肢疼痛，不能左右转侧。《杂病穴法歌》："腰连脚痛怎生医？ 环跳行间与风市"；《玉龙歌》："环跳能治腿股风，居髎二穴认真攻。"

足太阴脾经左右凡二十八穴[①]

隐白　大都　太白　公孙　商丘　三阴交　漏谷　地机　阴陵泉　血海　箕门

隐白二穴，木也[②]。在足大指端内侧，去爪甲角如韭叶。足太阴脉之所出也，为井。治腹胀，喘满不得安卧，呕吐食不下，暴泄，衄血，卒尺蹷[③]不识人，足寒不能温。针入三分。今附妇人月事过时不止[④]，刺之立愈。

大都二穴，火也[⑤]。在足大指本节后陷中。足太阴脉之所流也，为荥。治热病汗不出[⑥]，手足逆冷，腹满，善呕，烦热闷乱，吐逆，目眩。可灸三壮，针入三分。

太白二穴，土也[⑦]。在足内侧[⑧]，核骨[⑨]下陷中。足太阴脉之所注也，为腧。治身热烦满，腹胀食不化，呕吐，泄脓血，腰痛，大便难，气逆，霍乱，腹中切痛。可灸三壮，针入三分。

公孙二穴，在足大指本节后一寸。别走阳明，太阴络。治寒疟，不嗜食，卒面肿，烦心狂言，腹虚胀如鼓。可灸三壮，针入四分。

商丘二穴，金也[⑩]。在足内踝下，微前陷中。足太阴脉之所行也，为经。治腹胀，肠中鸣，不便，脾虚令人不乐，身寒，善太息，心悲，气逆，痔疾，骨疽[⑪]蚀，绝子，魇梦[⑫]。可灸三壮，针入三分。

三阴阴[⑬]二穴，在内踝上三寸，骨下陷中。足大阴[⑭]、厥阴、少阴之交会。治痃癖，腹中寒，膝股内痛，气逆，小便不利，脾病[15]，身重，四肢不举，腹胀肠鸣，溏泄食不化，女子漏下不止。可灸三壮，针入三分。昔有宋太子性善医术[16]，出苑[17]，逢一怀娠妇人。太子诊曰：是一女也。令徐文伯[18]亦诊之：此一男一女也。太子性急，欲剖视之，臣请针之。写足三阴交，补手阳明合谷，应针而落，果如文伯之言[19]。故妊娠不可刺[20]也。

【校注】

① 足太阴脾经左右凡二十八穴：二十八穴，实为"二十二穴"，此为错讹。足太阴脾经在下肢有隐白、大都、太白、公孙、商丘、三阴交、漏谷、地机、阴陵泉、血海、箕门 11 穴，左右计 22 穴。

② 隐白二穴，木也："井"为五输穴之一，阴经井穴在五行中属木。隐白为脾脉之井穴，故属木。

③ 尺蹷（jué　觉）：尺，应为"尸"，此处疑为传抄错误。蹷，同"厥"。尸厥，厥证之一，厥而其状如尸的病症。《杂病穴法歌》："尸厥百会一穴美，更针隐白效昭昭。"

④ 妇人月事过时不止：妇人经期已过，经血仍旧不断，崩漏或淋漓量多。《针灸资生经》："妇女月事过时不止，刺隐白立愈。"《针灸大成》："月经过时不止，隐白灸之。"

⑤ 大都二穴，火也："荥"为五输穴之一，阴经荥穴在五行中属火。大都为脾脉之荥穴，故属火。

⑥ 热病汗不出：《百症赋》："热病汗不出，大都更接于经渠。"

⑦ 太白二穴，土也："输"为五输穴之一，阴经输穴在五行中属土。太白为脾脉之输穴，故属土。

⑧ 足内侧：《千金》《西方子灸经》均为"足大趾内侧"。

⑨ 核骨：足部第一跖趾关节后内侧凸出的圆骨，形如半个果核，故名"核骨"。即第一蹠骨头部突起，现称为第一跖骨小头。

⑩ 商丘二穴，金也：“经”为五输穴之一，阴经经穴在五行中属金。商丘为脾脉之经穴，故属金。

⑪ 骨疽：即“附骨疽”，又称“多骨疽”或“朽骨疽”。初起寒热往来，病处漫肿，皮色不变；继则筋骨痛，屈伸困难，久则郁而化热成脓，溃后稀脓不敛，并形成窦道或有死骨脱出。

⑫ 魇梦：又称梦魇，恶梦，即在睡梦中遇见可怕的事情而突然发出的惊吓、尖叫、呻吟，常伴之以压抑感和胸闷以致把睡觉人惊醒。多因脾胃不和，升降失常，而睡卧不宁。

⑬ 三阴阴：应为“三阴交”，此处疑为传抄错误。

⑭ 大阴：即太阴。

⑮ 脾病：指脾脏运化功能失常所导致的各种疾病。《长桑君天星秘诀歌》：“脾病血气先合谷，后刺三阴交莫迟。”

⑯ 太子性善医术：太子，预定继承君位的皇子。性，禀性，个性。指宋太子喜爱医术。

⑰ 苑（yuàn　愿）：帝王及贵族游玩和打猎的风景园林叫“苑”，皇室在所占大片土地上设立的庄园亦称“苑”。

⑱ 徐文伯：字德秀。父有医名，少承家传，医道日精。撰有《徐文伯药方》三卷，以及《徐文伯疗妇人瘕》一卷，均佚。

⑲ 果如文伯之言：果然如同徐文伯所言，所下死胎为一男一女。《通玄指要赋》：“文伯泻死胎于阴交，应针而陨。”

⑳ 妊娠不可刺：《禁针穴歌》：“孕妇不宜针合谷，三阴交内亦通论。”

漏谷二穴，亦名太阴络。在内踝上六寸，骨下陷中。治痃癖冷气[①]，心腹胀满，食饮不为肌肤[②]，湿痹不能久立。针入三分。

地机二穴，亦名脾舍。足太阴郄，别走上一寸[③]空，在膝下五寸。治女子血瘕，按之如汤沃[④]股内至膝，丈夫溏泄，腹胁气胀，水肿，腹坚，不嗜食，小便不利。可灸三壮，针入三分。

阴陵泉二穴，水也[5]。在膝下内侧，辅骨下陷中[6]，伸足取之。足太阴脉之所入也，为合。又曲膝取之。治腹中寒，不嗜食，膈下满，水胀[7]，腹坚，喘逆不得卧，腰痛不得俛仰，霍乱，疝瘕，小便不和[8]，气淋[9]，寒热不节[10]。针入五分。

血海二穴，在膝髌上，内廉白肉际二寸中。治女子漏下恶血[11]，月事不调[12]，逆气腹胀。可灸三壮，针五分。

箕门二穴，在鱼腹[13]上，越筋[14]间动脉应手，在阴股内。《经》一云：在股上起筋间。治淋遗溺，鼠鼷肿痛，小便不通。可灸三壮。

右二十八穴

【校注】

① 冷气：感受寒冷之气所出现的积聚冷痛。

② 食饮不为肌肤：指食欲食量正常，但肌肤消瘦。

③ 别走上一寸：足太阴与足厥阴相交（适当内踝上八寸）处再上一寸，即地机穴，此所谓“别走上一寸”。

④ 汤沃：汤，热水。沃，灌溉，浇灌。

⑤ 阴陵泉二穴，水也：“合”为五输穴之一，阴经合穴在五行中属水。阴陵泉为脾脉之合穴，故属水。

⑥ 辅骨下陷中：辅骨，在膝部下方的内侧可触及隆起的高骨，即胫骨内侧髁。阴陵泉穴在胫骨内侧踝后下方的凹陷处。

⑦ 水胀：此指水湿内停所致的脘腹胀满不舒、肠鸣泄泻，以及水湿泛肌肤所致的水肿。《通玄指要赋》：“阴陵开通于水道”；《百症赋》：“阴陵水分，去水肿之脐盈。”

⑧ 小便不和：应为“小便不利”，《杂病穴法歌》：“小便不通阴陵泉，三里泻下溺如注。”

⑨ 气淋：淋证之一，病因不同，见症不一。肝郁气滞者表现为小腹胀满，排尿时尿道涩痛；中气不足者表现为少腹坠胀，疼痛，尿后有余沥。

⑩ 寒热不节：节，节制，制约。失于制约，使寒热过度。

⑪ 恶血：指从阴道里流出的瘀血，色暗而有腥臭味。

⑫ 月事不调：即月经不调，指月经的周期、经色、经量、经质等出现的异常改变，并伴有其他症状的疾病。《百症赋》："妇人经事改常，自有地机血海。"

⑬ 鱼腹：此指膝上股内隆起的肌肉部位。

⑭ 越筋：此指缝匠肌与股内侧肌。

足阳明胃之经左右凡三十穴[①]

厉兑　内庭　陷谷　冲阳　解溪　丰隆　下廉　条口　上廉　三里　犊鼻　梁丘　阴市　伏兔　髀关

厉兑二穴，金也[②]。在足大指次指之端，去爪甲如韭叶。足阳明脉之所出也，为井。治尸厥口噤气绝，状如中恶[③]，心腹胀满，热病汗不出，寒热疟，不嗜食，而肿足胻寒，喉痹齿龋，恶风，鼻不利，多惊好卧。针入一分，可灸一壮。

内庭二穴，水也[④]。在足大指次指外间陷中。足阳明脉之所流也，为荥。治四肢厥逆，腹胀满[⑤]，数欠，恶闻人声[⑥]，振寒，咽中引痛，口㖞，齿龋痛，疟不嗜食。可灸三壮，针入三分。

陷谷二穴，木也[⑦]。在足大指次指之间本节后陷中，去内庭二寸。足阳明脉之所注也，为腧。治面目浮肿及水病[⑧]，善咽[⑨]，肠鸣[⑩]，腹痛，热病汗不出，振寒疟疾。针入三分，留七呼，可灸三壮。

冲阳二穴，在足跗[⑪]上，去陷谷三寸。足阳明脉之所过也，为原。治偏风口眼㖞斜，胕肿，齿龋痛，发寒热，腹坚大，不嗜食，振寒，久狂登高而歌，弃衣而走，足缓履不收⑫。针入五分，可灸三壮。

解溪二穴，火也⑬。在冲阳后一寸五分，腕⑭上陷中。足阳明脉之所行也，为经。治风面浮肿，颜黑⑮，厥气⑯上冲，腹胀，大便下重，瘈惊，膝股䯒肿，转筋，目眩头痛，癫疾，烦心悲泣，霍乱，头风，面目赤。针入五分，可灸三壮。

丰隆二穴，在外踝上八寸，下廉䯒外廉陷中⑰。别走太阴。治厥逆，胸痛如刺，腹中切痛，大小便难涩，厥头痛⑱，面浮肿，风逆，四支肿，身湿，喉痹不能言。针入三分，可灸三壮。

下廉二穴，一名下巨虚。在上廉下三寸，当举足取穴。治少腹痛，飧泄，次指间痛，唇干，涎出不觉，不得汗出，毛发焦，脱肉⑲少气，胃中热，不嗜饮食，泄脓血⑳，胸胁少腹痛，暴惊，狂言非常，女子乳痈，喉痹，䯒肿，足跗不收。针入八分，可灸三壮。

【校注】

① 足阳明胃之经左右凡三十穴：足阳明胃经在下肢有厉兑、内庭、陷谷、冲阳、解溪、丰隆、下廉、条口、上廉、三里、犊鼻、梁丘、阴市、伏兔、髀关 15 穴，左右计 30 穴。

② 厉兑二穴，金也："井"为五输穴之一，阳经井穴在五行中属金。厉兑为胃脉之井穴，故属金。

③ 中恶：又称"客忤""卒忤"。感受秽毒或不正之气，突然厥逆，不省人事。《证治要诀·中恶》："中恶之证，因冒犯不正之气，忽然手足逆冷，肌肤粟起，头面青黑，精神不守；或错言妄语，牙紧口噤，或头旋晕倒，昏不

知人。”

④ 内庭二穴，水也：“荥”为五输穴之一，阳经荥穴在五行中属水。内庭为胃脉之荥穴，故属水。

⑤ 腹胀满：《玉龙歌》：“小腹胀满气攻心，内庭二穴要先针”；《通玄指要赋》：“腹膨而胀，夺内庭以休迟。”

⑥ 恶闻人声：指不愿听人说话，厌恶喧闹。《马丹阳天星十二穴歌》：“内庭次趾外，本属足阳明，能治四肢厥，喜静恶闻声。”

⑦ 陷谷二穴，木也：“输”为五输穴之一，阳经输穴在五行中属木。陷谷为胃脉之输穴，故属木。

⑧ 水病：此即水肿，亦称“水气”，为水肿病之统称。

⑨ 善咽：据《针灸大成》应作“善噫”，此处疑为传抄错误。

⑩ 肠鸣：《百症赋》：“腹中肠鸣，下脘陷谷能平。”

⑪ 足跗：足背。

⑫ 足缓履不收：足脚弛缓，不能穿鞋，难以行走。《长桑君天星秘诀歌》：“足缓难行先绝骨，次寻条口及冲阳。”

⑬ 解溪二穴，火也：“经”为五输穴之一，阳经经穴在五行中属火。解溪为胃脉之经穴，故属火。

⑭ 腕：系指足腕，即踝关节。

⑮ 颜黑：即额黑。《素问》刺热篇：“心热病者颜先赤。”王冰：“颜，额也。”

⑯ 厥气：气虚不相接续。

⑰ 下廉胻外廉陷中：下廉，指“下巨虚”穴。此指在下巨虚穴外侧，与“下巨虚”相平。但今多作平“条口”，在条口外侧一寸许。

⑱ 厥头痛：指经气逆乱，痰气上冲巅顶所致的头痛，发作剧烈。《百症赋》：“强间丰隆之际，头痛难禁。”

⑲ 脱肉：病状名，指肌肉夺削，形容明显消瘦。

⑳ 泄脓血：痢疾下利脓血。

条口二穴，在下廉上一寸，举足取之。治膝胻寒痠痛，足缓履不收，湿痹[1]，足下热。针入五分。可灸三壮。

上廉二穴，一名上巨虚。在三里下三寸，当举足取之。治飧泄，腹胁支满，狂走，侠脐腹痛，食不化。喘息不能行。可灸三壮，针入三分。甄权云：治藏气不足，偏风腲腿[2]，手足不仁。可灸，以年为壮。

三里二穴，土也[3]。在膝下三寸，䯒外廉两筋间[4]，当举足取之。足阳明脉之所入也，为合。治胃中寒，心腹胀满[5]，胃气不足，闻食臭[6]，肠鸣腹痛，食不化。秦丞祖[7]云：诸病皆治，食气，水气，蛊毒[8]，痃癖[9]，四肢肿满，膝䯒痠痛，目不明。华佗云：疗五劳羸瘦[10]，七伤[11]虚乏，胸中瘀血，乳痈。《外台明堂》云：人年三十已上[12]，若不灸三里，令气上冲目[13]。可灸三壮，针入五分。

犊鼻二穴，在膝髌下䯒侠解[14]大筋中。治膝中疼痛不仁，难跪起，膝髌臃肿。溃者不可治，不溃者可疗。若犊鼻坚硬，勿便攻。先以洗熨，即微刺之愈。

梁丘二穴，在膝上二寸两筋间。治太惊[15]，乳痛，寒痹，膝不能屈伸。可灸三壮，针入三分。

阴市二穴，一名阴鼎。在膝上三寸，伏兔下，若拜而取之[16]。治寒疝，少腹痛胀满，腰已下伏兔上寒如注水。针入三分，不可灸。

伏兔二穴，在膝上六寸起肉[17]。一本云：膝盖上七寸。治风劳气逆，膝冷不得温。针入五分，不可灸。

髀关二穴，在膝上伏兔后[18]交分中[19]。治膝寒不仁，痿厥，股内筋络急[20]。针入六分。

【校注】

① 湿痹：痹病中的一种，又名“肌痹”“着痹”。《素问·痹论》：“湿气胜者为着痹也。”

② 腲（wèi 卫）腿：妇人因产后虚羸，外感风热所致的肢体软弱，虚乏无力的病症。

③ 三里二穴，土也：“合”为五输穴之一，阳经合穴在五行中属土。足三里为胃脉之合穴，故属土。

④ 䯒外廉两筋间：䯒外廉，即胫骨前肌。两筋，此指胫骨前肌与伸趾长肌。

⑤ 心腹胀满：指心下脘腹之间胀满不适。《马丹阳天星十二穴歌》：“三里膝眼下，三寸两筋间，能通心腹胀，善治胃中寒。”

⑥ 闻食臭：鼻嗅食物时，有异臭气味。

⑦ 秦丞祖：宋代医生，精于针灸与方药，撰有《脉经》《本草》等书，均散佚。

⑧ 蛊（gǔ 骨）毒：古病名。症状复杂，变化不一，病情较严重，预后多不良。

⑨ 痃癖：应为“痃癖”，此处疑为传抄错误。痃癖指因邪冷之气积聚，阴阳不和，经络痞隔，饮食停滞，不得宣疏，搏结不散所致的脐腹偏侧或胁肋部时有攻撑急痛等病症。《席弘赋》：“胃中有积刺璇玑，三里功多人不知。”

⑩ 五劳羸瘦：五劳，指肺劳、心劳、脾劳、肝劳、肾劳。羸瘦，瘦弱。《通玄指要赋》：“三里却五劳之羸瘦，华佗言斯”；《针灸歌》：“五劳羸瘦求三里。”

⑪ 七伤：食伤、忧伤、饮伤、房室伤、饥伤、劳伤、经络营卫气伤，合为“七伤”。见《金匮要略·血痹虚劳病脉证并治》。

⑫ 已上：以上。

⑬ 气上冲目：此为“上实下虚”头晕眼花之症状。年过三十岁以后肾气不足，阴虚于下，阳亢于上，在下出现腰膝痠软无力，在上出现头晕目眩、烦躁易怒。《杂病奇穴主治歌》：“年过三旬后，针灸眼光全。”

⑭ 膝髌下䯒侠解：䯒，《针灸大成》《针灸甲乙经》此处均作“胻骨上”，即胫骨

上端。解，指骨缝。

⑮ 太惊：即大惊。

⑯ 拜而取之：拜，跪拜，此指跪拜屈膝的体位。《素问·骨空论》王冰云："拜而取者，使膝穴空开也。跪而取之者，令足心宛宛处深定也。"

⑰ 起肉：指股直肌的肌腹。

⑱ 膝上伏兔后：膝上自伏兔直上之处。

⑲ 交分中：此指缝匠肌与阔筋膜张肌之间。

⑳ 股内筋络急：大腿内侧筋脉拘挛。

足少阴肾经左右凡二十八[①]

涌泉　然谷　太溪　太钟[②]　水泉　照海　复溜　交信　筑宾　阴谷

涌泉二穴，木也[③]，一名地冲。在足心陷中，屈足卷指宛宛中[④]。足少阴脉之所出也，为井。治腰痛，大便难，心中结热，风胗，风痫，心痛不嗜食，妇人无子，咳嗽，身热，喉痹，胸胁满[⑤]，目眩[⑥]，男子如蛊，女子如妊娠[⑦]，五指端尽痛，足不得践[⑧]地。可灸三壮，针入五分，无令出血。淳于意[⑨]云：汉北齐王阿母患足下热，喘满，谓曰：热厥也。当刺之足心，立愈。

然谷二穴，火也[⑩]，一名龙渊。在足内踝前起大骨[⑪]下陷中。足少阴脉之所流也，为荥。治咽内肿，心恐惧如人将捕，涎出，喘呼少气，足跗肿不得复地，寒疝，少腹胀，上抢胸胁，咳唾血，喉痹，淋沥，女子不孕，男子精溢，骱痠不能久立足，一寒一热[⑫]，舌纵，烦满，消漏[⑬]，初生小儿脐风[⑭]，口噤，痿厥，洞泄。可灸三壮，针入三分，不宜见血。

大溪二穴，土也[15]。在足内踝后，跟骨上动脉陷中。足少阴脉之所注也，为腧。治久疟，咳逆，心痛如锥刺其心[16]，手足寒至节，喘息者死，呕吐，口中如胶，善噫，寒疝，热病汗不出，默默嗜卧，溺黄，消瘅[17]，大便难，咽肿唾血。今附痃癖，寒热咳嗽，不嗜食，腹胁痛，瘦脊[18]，手足厥冷。可灸三壮，针入三分。

【校注】

① 足少阴肾经左右凡二十八：二十八穴，实为“二十穴”，此为错讹。足少阴肾经在下肢有涌泉、然谷、太溪、大钟、水泉、照海、复溜、交信、筑宾、阴谷10穴，左右计20穴。

② 太钟：即“大钟”穴。

③ 涌泉二穴，木也：“井”为五输穴之一，阴经井穴在五行中属木。涌泉为肾脉之井穴，故属木。

④ 屈足卷指宛宛中：足趾向下卷屈时，足心有凹陷处是穴。

⑤ 胸胁满：痞气于结胸中，胸胁胀满不适。《肘后歌》：“伤寒痞气结胸中，两目昏黄汗不通，涌泉妙穴三分许，速使周身汗自通。”

⑥ 目眩：肝阳上亢所致的头晕眼花，视物不清。《肘后歌》：“顶心头痛眼不开，涌泉下针定安泰。”

⑦ 男子如蛊，女子如妊娠：蛊，泛指由虫毒结聚，肝脾受损，脉络瘀塞所致的腹部膨胀。妊娠，此指女子腹部积聚膨胀如怀妊之状。《灵光赋》：“足掌下去寻涌泉，此法千金莫妄传，此穴多治妇人疾，男蛊女孕两病痊。”

⑧ 践：踩，踏。

⑨ 淳于意：西汉名医，曾任齐太仓长，故世又称仓公。《史记》载其诊籍二十五例，为我国现存最早的病案。

⑩ 然谷二穴，火也：“荥”为五输穴之一，阴经荥穴在五行中属火。然谷为肾脉之荥穴，故属火。

⑪ 内踝前起大骨：指然骨，即舟骨粗隆。

⑫ 一寒一热：一时恶寒，一时发热，寒热往来交替。

⑬ 消漏：据《针灸大成》应为"消渴"，此处疑为传抄错误。

⑭ 初生小儿脐风：即新生儿破伤风，又称"四六风""七日风"或"脐风"。接生断脐时消毒不严，破伤风杆菌侵入脐部而引起。多在出生后数天乏力、头痛、舌根发硬、吞咽不便、头颈转动不自如。《百症赋》："脐风须然谷而易醒。"

⑮ 大溪二穴，土也："输"为五输穴之一，阴经输穴在五行中属土。大溪即太溪，为肾脉之输穴，故属土。

⑯ 心痛如锥刺其心：心发作刺痛，痛如锥刺，多为心血瘀阻的表现。《针灸歌》："心如锥刺太溪上。"

⑰ 消瘅：消，指因津液耗损而消瘦。瘅，内热。消瘅即消渴病，又名"热瘅"。热邪内炽，消烁津液或多饮而反瘦之症，称为"消瘅"。

⑱ 瘦脊：即脊瘦，形容人严重消瘦。

太钟三穴[①]，在足跟后冲中。走太阳，足少阴络。治实则小便淋闭洒洒[②]，腰脊强痛，大便秘涩，嗜卧，口中热。虚则呕逆，多寒，欲闭户而处，少气不足，胸胀，喘息，舌干，咽中食噎[③]不得下，善惊恐不乐，喉中鸣[④]，咳唾血。可灸三壮，针入二分，留七呼。

水泉二穴，少阴郄。去太溪下一寸，在内踝下。治月事不来[⑤]，来即多，心下闷痛，目䀮䀮不能远视，阴挺出，小便淋涩，腹中痛。可灸五壮，针入四分。

照海二穴，阴跷脉所生，在足内踝下。治嗌干，四肢懈惰，善悲不乐，久疟，卒疝[⑥]，少腹痛，呕吐嗜卧，大风偏枯，半身不遂，女子淋漓，阴挺出。针入三分，可灸三壮。

复溜二穴，金也[⑦]。一名昌阳，一名伏白。在足内踝上二寸陷中。足少阴脉之所行也，为经。治腰脊内引痛，不得俛仰起坐，目䀮䀮，善怒多言，舌干，涎自出，足痿不收履，胻寒不自温[8]，腹中雷鸣，腹胀如鼓，四支肿[9]，十水[10]，病溺青赤黄白黑，青取井，赤取荥，黄取腧，白取经，黑取合，血痔[11]泄后肿，五淋[12]小便如散火，骨寒热，汗注不止[13]。可灸五壮，针入三分，留三呼。

交信二穴，在内踝上二寸，少阴前太阴后[14]，廉前筋骨间[15]腨，足阴跷之郄。治气淋，㿗疝阴急，股引腨内廉骨痛。又泄利赤白，女子漏血不止[16]。可灸三壮，针入四分，留五呼。

筑宾二穴，在内踝上腨分[17]中。治小儿胎疝痛，不得乳，癫疾，狂言，呕吐沫，足腨痛。可灸五壮，针入三分。

阴谷二穴，水也[18]。在膝内辅骨后，大筋下小筋上[19]，按之应手，屈膝乃取之。足少阴脉之所入也，为合。治膝痛如离[20]，不得屈伸，舌纵涎下，烦逆，溺难，少腹急引阴痛，股内廉痛，妇人漏血不止，腹胀满不得息，小便黄，男子如蛊，女子如妊娠。可灸三壮，针入四分，留七呼。

【校注】

① 太钟三穴：太钟，即大钟。三穴，应为“二穴”，此处疑为传抄错误。

② 小便淋闭洒洒：小便点滴而出，并伴有发热，阵阵恶寒之症。

③ 食噎：即因食而致噎。

④ 喉中鸣：喉中发生鸣响。

⑤ 月事不来：指月经失调，不能按时而至。《百症赋》：“月潮违限，天枢水泉细详。”

⑥ 卒疝：指猝然而得之疝病。《百症赋》：“大敦照海，患寒疝而善蠲”；《席弘赋》：“若是气疝小腹痛，照海阴交曲泉针。”

⑦ 复溜二穴，金也：“经”为五输穴之一，阴经经穴在五行中属金。复溜为肾脉之经穴，故属金。

⑧ 骭寒不自温：膝下小腿胫骨处寒凉，不能自行温暖。《肘后歌》：“伤寒四肢厥逆冷，脉气无时仔细寻，神奇妙穴真有二，复溜半寸顺骨行。”

⑨ 四支肿：四肢水肿。《灵光赋》：“复溜治肿如神医”；《杂病穴法歌》：“水肿水分与复溜。”

⑩ 十水：《诸病源候论》：“十水者，青水、赤水、黄水、白水、黑水、悬水、风水、石水、暴水、气水也。”《三因极一病证方论》：“心水、肝水、肺水、脾水、肾水、胆水、大肠水、膀胱水、胃水、小肠水为十水。”

⑪ 血痔：肛门痔疮之一，又名“血箭”，即伴有明显便血症状之内痔。《诸病源候论》：“因便而清血随出者，血痔也。”

⑫ 五淋：即石淋、气淋、膏淋、劳淋、血淋等五种淋病的统称。《针灸歌》：“复溜偏治五淋病。”

⑬ 汗注不止：指过度出汗，淋漓不止。《兰江赋》：“伤寒无汗泻合谷，补复溜；若汗出不止，补合谷，泻复溜”；《肘后歌》：“自汗发黄复溜凭。”

⑭ 少阴前太阴后：指交信在足少阴肾经复溜之前，足太阴脾经三阴交之后。《针灸经穴图考》引《入门》云：“复溜前，三阴交后。”自内踝向上二寸，适当复溜前五分处。

⑮ 廉前筋骨间：指踇长屈肌与胫骨之间。

⑯ 漏血不止：因气虚不能摄血而致崩漏出血不止。《百症赋》：“女子少气漏血，不无交信合阳。”

⑰ 腨分：指腓肠肌内侧肌腹分肉处。

⑱ 阴谷二穴，水也：“合”为五输穴之一，阴经合穴在五行中属水。阴谷为肾脉之合穴，故属水。

⑲ 膝内辅骨后，大筋下小筋上：膝内辅骨，指胫骨内上髁。大筋下小筋上，指在半腱肌腱、半膜肌腱之间。

⑳ 膝痛如离：膝盖疼痛，如筋骨撕扯分离。

足太阳膀胱经左右凡三十六穴[①]

至阴　通谷　束骨　京骨　申脉　金门　仆参　昆仑　付阳[②]　飞扬　承山　承筋　合阳　委中　委阳　浮郄　殷明[③]　承扶

至阴二穴，金也[④]。在足小指外侧，去爪甲角如韭叶。足太阳脉之所出也，为井。治目生翳，鼻塞，头重，风寒从足小指起，脉痹上下带[⑤]，胸胁痛无常。转筋。寒疟[⑥]汗不出，烦心，足下热，小便不利，失精。针入二分，可灸三壮。

通谷二穴，水也[⑦]。在足小指外侧，本节前陷中。足太阳脉之所流也，为荥。治头重目眩，善惊，引鼽衄，颈项痛，目䀮䀮。甄权云：结积留饮[⑧]，胸满食不化。可灸三壮，针入二分。

束骨二穴，木也[⑨]。在足小指本节后陷中。足太阳脉之所注也，为腧。治腰如折，腨如结，耳聋，恶风寒，目眩，项不可回顾[⑩]，目内眦赤烂。可灸三壮，针三分。

京骨二穴，在足外侧大骨下[⑪]，赤白肉际陷中。足太阳脉之所过也，为原。治漆痛[⑫]不得屈伸，目内眦赤烂，发疟寒热，善惊，不欲食，筋挛足胻痠，髀枢痛，颈项强，腰背不可俛仰，鼽衄血不止，目眩。针入三分，可灸七壮。

申脉二穴，阳跷脉所出。在外踝下陷中，容爪甲白肉际。治腰痛不能举体[⑬]，足胻寒，不能久立，坐若下舟车中，痛疾。针入三分[⑭]。

金门二穴，一名关梁，在足外踝下[⑮]。足太阳郄，阳维所别属也[⑯]。治霍乱转筋[⑰]，膝胻痠，身战[⑱]，不能久立。癫痫，尸厥，暴症，小儿发痫，张口摇头，身反折。可灸三壮，炷如小麦大，针入一分。

仆参二穴，一名安邪。在跟骨下陷中，拱[19]足得之。治足跟痛不得履地[20]，脚痿转筋。尸厥如中恶状。霍乱吐逆，癫痫，狂言见鬼。针入三分，可灸七壮。

【校注】

① 足太阳膀胱经左右凡三十六穴：足太阳膀胱经在下肢有至阴、通谷、束骨、京骨、申脉、金门、仆参、昆仑、跗阳、飞扬、承山、承筋、合阳、委中、委阳、浮郄、殷门、承扶 18 穴，左右计 36 穴。

② 付阳：即“跗阳”穴。

③ 殷明：即“殷门”穴。

④ 至阴二穴，金也：“井”为五输穴之一，阳经井穴在五行中属金。至阴为膀胱脉之井穴，故属金。

⑤ 脉痹上下带：以血脉方面变化为主的痹证。表现为不规则发热，肌肤灼痛，或皮肤红斑等。带，腰带。“上下带”指在腰部上下。此为“缠腰火丹”之类的病症。

⑥ 寒疟：因寒气内伏，再感风邪而诱发的一种疟疾。表现为寒多热少，日发一次，或间日发作，发时头痛，无汗或微汗，脉弦紧有力。

⑦ 通谷二穴，水也：“荥”为五输穴之一，阳经荥穴在五行中属水。通谷为膀胱脉之荥穴，故属水。

⑧ 留饮：痰饮病的一种，出自《金匮要略》。体内过量的水液不得输布气化，停留或渗注于某一部位，而发生的疾病叫痰饮。痰饮之邪日久不化，留而不去则成为留饮。

⑨ 束骨二穴，木也：“输”为五输穴之一，阳经输穴在五行中属木。束骨为膀胱脉之输穴，故属木。

⑩ 项不可回顾：由外感风邪而见颈项强直不舒，不可左右转侧和回头顾望。《百症赋》："项强多恶风，束骨相连于天柱。"

⑪ 足外侧大骨下：大骨，此指第五跖骨粗隆。《针灸聚英》："小指本节后大骨名京骨，其穴在骨下。"

⑫ 漆痛：应为"膝痛"，此处疑为传抄错误。

⑬ 腰痛不能举体：腰痛而不能支撑全身之重。《补泻雪心歌》："脊头腰背申脉攻。"

⑭ 针入三分：《素问·刺腰痛论》王注作"六分"。

⑮ 外踝下：《外台秘要》作"外踝下一寸"。

⑯ 阳维所别属也：指金门穴虽属太阳，又别属阳维之脉。

⑰ 转筋：《百症赋》："转筋兮，金门丘墟来医。"

⑱ 战：因寒冷而战栗抖动。

⑲ 拱：耸起，隆起，弯曲成弧形。

⑳ 足跟痛不得履地：足后跟疼痛，不能站立于地上。《灵光赋》："后跟痛在仆参求。"

昆仑二穴，火也[①]。在足外踝后，跟骨上陷中。足太阳脉之所行也，为经。治腰尻痛，足端肿[②]，不得履地，鼽衄，脚如结，踝如裂，头痛，肩背痌急，咳喘暴满，阴肿痛，小儿发痫，瘛瘲。炷如小麦大，可灸三壮，针入三分。

付阳二穴，在足外踝上三寸。阳跷郄，太阳前少阳后[③]，筋骨间[④]，阳跷之郄。治痿厥风痹，头重頄痛，髀枢股胻痛[⑤]，瘛瘲，风痹不仁，时有寒慄，四肢不举。可灸三壮，针入五分，留七呼。

飞扬二穴，一名厥阴。足太阳络，别走少阴。在外踝上七寸。治野鸡痔[⑥]，疠节风[⑦]，足指不得屈伸，头目眩[⑧]，逆气，鼽衄，癫疾，寒疟。可灸三壮，针入三分。

承山二穴，一名鱼腹，一名肉柱。在兑腨肠下[⑨]，分肉之间陷中。治腰背痛，脚腨重，战慄不能立，脚气膝下肿，霍乱转筋⑩，大便难，久痔肿痛⑪。可灸五壮，针入七分。

承筋二穴，一名腨肠，一名直肠。在腨肠中央陷中⑫。治寒痹转筋，支肿，大便难，脚腨痠重，引少腹痛，鼻鼽衄，腰背痫急，霍乱。可灸三壮，禁针。

合阳二穴，在膝约中央⑬下二寸。治腰脊强，引腹痛，阴股热，膝胻痠，重履步难，寒疝阴偏痛，女子崩中⑭。针入六分，可灸五壮。

【校注】

① 昆仑二穴，火也："经"为五输穴之一，阳经经穴在五行中属火。昆仑为膀胱脉之经穴，故属火。

② 足端肿：《玉龙歌》："肿红腿足草鞋风，须把昆仑二穴攻"；《通玄指要赋》："脚腕痛，昆仑解愈"；《胜玉歌》："踝跟骨痛灸昆仑。"

③ 太阳前少阳后：足太阳经"跗阳"穴在前，足少阳经"悬钟"穴在后。

④ 筋骨间：指跟腱与腓骨之间。因跟腱为"筋"，腓骨为"骨"，穴在其间。

⑤ 髀枢股胻痛：即从髋关节至小腿皆痛。

⑥ 野鸡痔：即痔疮。见于《华佗神医秘传》："华佗治野鸡痔神方。"

⑦ 疠节风：即历节。见于《金匮要略》。以关节剧痛不能屈伸，时有结节与红斑等为特征。

⑧ 头目眩：《百症赋》："目眩兮，支正飞扬。"

⑨ 兑腨肠下：即腓肠肌肌腹下尖端处。腨肠，俗称"小腿肚"，即腓肠肌。

⑩ 霍乱转筋：由霍乱吐泻、津液耗竭而致腿肚转筋。《胜玉歌》："两股转筋承山刺"；《通玄指要赋》："筋转而疼，泻承山而在早"；《针灸歌》："转筋速灸承山上。"

⑪ 久痔肿痛：久患痔疮所致的肛门部肿胀疼痛。《玉龙歌》："九般痔漏最伤人，

必刺承山效若神”；《肘后歌》：“五痔原因热血作，承山须下病无踪。”

⑫ 腨肠中央陷中：《素问·刺腰痛论》王注作：“在腨中央如外陷者中。”《千金方》《西方子明堂灸经》均作“在胫后，从脚跟上七寸腨中央陷中”。

⑬ 膝约中央：即腘横纹中央，当委中穴处。疑“膝”为“腘”之误。

⑭ 崩中：即血崩。指劳累过度，损伤元气，气不摄血，妇女未值经期而突然阴道大量出血。《百症赋》：“女子少气漏血，不无交信合阳。”

委中二穴，土也[①]。在腘中央约文中动脉[②]。足太阳脉之所入也，为合。治腰侠脊沈沈然[③]，遗溺[④]，腰重不能举体，风痹髀枢痛。可出血，痼疹[⑤]皆愈。今附委中者血郄也，热病汗不出，足热，厥逆满，膝不得屈伸，取其经血立愈[⑥]。

委阳二穴，三焦下辅腧[⑦]也。在足太阳之后[⑧]，出于腘中外廉，病筋间[⑨]，屈伸取之，承扶下六寸，足太阳脉之中。治腋下肿痛[⑩]，胸满膨膨，筋急，身热，飞尸[⑪]遁注[⑫]，痿厥不仁，小便淋沥。可灸三壮，针入七分。

浮郄二穴，在委阳上一寸，展膝[⑬]得之。治小肠热，大肠结，股外经筋急，髀枢不仁。可灸三壮，针入五分。

殷门二穴，在肉郄下六寸。治腰脊不可俛仰举重，恶血注之[⑭]，股外肿。针入七分。

承扶二穴，一名肉郄，一名阴关，一名皮部。在尻臀下，股阴冲上文中[⑮]。治腰脊相引如解[⑯]，久痔，尻臀肿，大便难，阴胞[⑰]有寒，小便不利。针入七分。

新刊补注铜人腧穴针灸经五卷终

【校注】

① 委中二穴，土也：“合”为五输穴之一，阳经合穴在五行中属土。委中为膀胱脉之合穴，故属土。

② 腘中央约文中动脉：腘中央约文中，即腘横纹中央。动脉，指腘动脉。

③ 腰侠脊沈沈然：沈沈，沉沉。指腰脊沉重疼痛。《玉龙歌》：“更有委中之一穴，腰间诸疾任君攻”；《灵光赋》：“五般腰痛委中安”；《席弘赋》：“委中腰痛脚挛急，取得其经血自调”；《肘后歌》：“腰软如何去得根，神妙委中立见效。”

④ 遣溺：应为“遗溺”，此处疑为传抄错误。

⑤ 痼（gù 固）疹：经久不愈，顽固难治之病。《素问・奇病论》：“无损不足，益有余，以成其疹。”王冰注：“疹，谓久病也。”

⑥ 经血立愈：经刺出血，可立愈。

⑦ 三焦下辅腧：下辅腧，即下合穴。委阳虽属足太阳，又为三焦之下合穴。

⑧ 足太阳之后：《针灸甲乙经》《外台秘要》《千金方》均作“足太阳之前，少阳之后”。

⑨ 病筋间：病，并，并入，并行。筋，此为股二头肌腱。

⑩ 腋下肿痛：《百症赋》：“委阳天池，腋肿针而速散。”

⑪ 飞尸：古病名，出自《肘后备急方》。指一种发无由渐，忽然气息喘急，胀满上冲心胸，且旁攻两胁，或积块涌起，或牵引腰背疼痛的病症。

⑫ 遁注：古病名，出自《诸病源候论》。因体虚之人感受邪毒之气，毒停经络脏腑间而致四肢沉重，腹内刺痛，发作无时，病也无定，停遁不瘥的病症。

⑬ 展膝：《针灸甲乙经》作“屈膝”，《西方子明堂灸经》作“展足”。

⑭ 恶血注之：即泻水样便，便中带血。

⑮ 股阴冲上文中：即臀下横纹中点。

⑯ 解：通“懈”，懈惰，倦怠乏力。

⑰ 阴胞：胞宫。

金大定本铜人腧穴针灸图经跋

葱石[①]同年[②]得金大定[③]本《铜人腧穴针灸图经》，出而见示，云将刊入玉海堂[④]丛书，属为跋[⑤]。语按是书瞿氏铁琴铜剑楼[⑥]所藏，乃传钞[⑦]明正统[⑧]御制序本。其目录根据四库提要亦云，《晁氏读书志》[⑨]谓皇朝王惟德撰，《玉海》[⑩]谓王惟一，未详孰是，不知《玉海》所言。本于《续资治通鉴长编》[⑪]，彼云：仁宗天圣五年十月壬辰[⑫]，医官院[⑬]上[⑭]所铸俞穴铜人式二[⑮]，诏一置医官院，一置相国寺[⑯]。先是[⑰]上以针砭[⑱]之法传述不同，俞穴稍差或害人命，遂命医官王惟一考明堂气穴，经络之会，铸铜人式，又纂[⑲]集旧闻，订正讹谬[⑳]，为《铜人针灸图经》。

【校注】

① 葱石：刘世珩，字葱石，光绪时举人，近代藏书家、文学家。

② 同年：古时科举时同榜录取的人互称"同年"，此指藏书家、校勘学家曹元忠与刘世珩科举时同榜录取。

③ 金大定：金指的是金朝，大定是金世宗完颜雍的年号，1161—1189年。

④ 玉海堂：刘世珩的藏书楼名为"玉海堂"。

⑤ 属为跋：属，嘱。嘱自己（曹元忠）为书作跋。跋，文章或书籍正文后面的短文，说明写作经过、资料来源等与成书有关的情况。"跋"与"序"在语言上略有不同。因跋为序的补充，一般都更为简劲峭拔，不如序之详细丰富。

⑥ 瞿氏铁琴铜剑楼：清代四大私家藏书楼之一，原名“恬裕斋”，位于常熟市区以东古里镇。创始人瞿绍基，瞿氏五代藏书楼主都淡泊名利，以藏书、读书为乐。藏书楼建于清乾隆年间，已经有二百多年的历史。

⑦ 传钞：亦作“传抄”，辗转抄写，特指依原本抄写。

⑧ 明正统：明指的是明代，正统是明英宗朱祁镇的第一个年号，1436—1449 年。

⑨《晁氏读书志》：即《郡斋读书志》，南宋晁公武编录。晁公武（约 1104—1183），字子止，号昭德先生，澶州清丰（今山东巨野县）人，著名藏书家、目录学家。《郡斋读书志》是我国现存最早的、具有提要内容的私藏书目，对于后世目录学影响很大，基本上包括了宋代以前各类重要的典籍，尤以搜罗唐代和北宋时期的典籍更为完备。这些典籍至今不少已亡佚和残缺，后世可据书目的提要而窥其大略。

⑩《玉海》：是一部规模宏大的类书，南宋王应麟私撰。分天文、地理、官制、食货等 21 门。该书对宋代史事大多采用“实录”和“国史日历”，有较高的史料价值。

⑪《续资治通鉴长编》：中国古代私家著述中卷帙最大的断代编年史。原本九百八十卷，今存五百二十卷。作者李焘（1115—1184），字仁甫，四川眉州丹棱人，累迁州县官、实录院检讨官、修撰等。李焘仿司马光著《资治通鉴》体例，断自宋太祖赵匡胤建隆，迄于宋钦宗赵桓靖康，记北宋九朝一百六十八年事，定名《续资治通鉴长编》，近代治宋史者对该书史料价值评价甚高。

⑫ 仁宗天圣五年十月壬辰：仁宗，宋仁宗赵祯，在位 41 年。天圣，宋仁宗年号，“天圣五年”即 1027 年。壬辰，即壬辰日。

⑬ 医官院：即翰林医官院，掌以医药侍奉皇帝，治疗疾病。

⑭ 上：皇上，指宋仁宗。

⑮ 式二：式，式样。此指铸造针灸腧穴铜人一式二座。

⑯ 相国寺：位于河南开封，是中国著名的佛教寺院，禅宗胜地，在中国佛教史上占有重要地位。

⑰ 先是：在此以前。多用于追述往事之词。

⑱ 针砭：泛称针刺治疗与砭石出血之法。

⑲ 篡：改动，改正。

⑳ 讹谬：讹误错谬。多指文字、训读方面。

至是上之《宋史·艺文志》[①]：王惟一《新铸铜人腧穴针灸图经》是也，其作惟一与是书同，足正《读书后志》[②]之误。惟宋志[③]既载《铜人腧穴针灸图经》三卷，又载《王惟一明堂经》三卷。未免复出，顾[④]即此可知天圣摹印[⑤]颁行之本，原是三卷。此分五卷者，据第三卷首《针灸避忌太乙之图》序，称大定丙午岁上元日[⑥]，平水[⑦]闲邪聩叟[⑧]述，书轩陈氏印行，当出书贾[⑨]所增，惜瞿氏藏本已于咸丰庚申[⑩]散失，未能对勘也。是书所引各家，除高承德[⑪]云无考外，其称《山眺经》，即《山眺针灸经》[⑫]。席延赏[⑬]云，即席延赏《黄帝针灸经》音义皆见宋志。又称秦承祖[⑭]云，即秦承祖《明堂图》《明堂孔穴》，《甄权针经》即《甄权针经钞》《针方明堂人形图》，皆见《唐书·艺文志·方技传》。又谓甄权所撰《针方明堂》等图，传于时则是书于甄权征引特多，亦非无因。至所称《丁德用二难图》，即丁德用[⑮]补注难经之图，见《郡斋读书后志》及《直斋书录解题》[⑯]。

【校注】

① 《宋史·艺文志》：我国历代纪传体史书、政书、方志等，将历代或当代有关图书典籍，汇编成目录，谓之“艺文志”。《汉书》首著《艺文志》，分六艺、诸子、诗赋、兵书、术数、方技六略。《宋史》亦相继编纂《艺文志》。

② 《读书后志》：即宋代晁公武的《郡斋读书志》。

③ 宋志：即《宋史·艺文志》。

④ 顾：观看。

⑤ 摹印：印刷。

⑥ 大定丙午岁上元日：农历正月十五，即元宵节，为一年中第一个月圆之夜，也是一元复始、大地回春的夜晚，故称“上元节”。与七月十五（中元节）、十月十五（下元节）合称“三元”。

⑦ 平水：地名，现在浙江省绍兴县南部。

⑧ 闲邪聩叟：闲邪，原指防止邪恶，《易·乾》：“闲邪存其诚”，在此仅为人的名号。聩，本义为“耳聋”，引申为糊涂无知。聩叟即老朽无用之人，此为作者谦辞。

⑨ 书贾：旧书经营者的俗称，也指没有真才实学、照搬照抄的学人。

⑩ 咸丰庚申：咸丰庚申年即 1860 年。

⑪ 高承德：此处所述不详，故未知何人，待考。

⑫ 《山眺针灸经》：《中国医籍考》：“山眺针灸经，宋志注。眺，一作兆。”《太平圣惠方·针经》广泛收集唐以前的文献资料，保留了佚书《山眺针灸经》（又称《山眺经》）的独特见解。

⑬ 席延赏：宋代医生，履贯欠详。

⑭ 秦承祖：南北朝时刘宋医家，精通针灸及医药，医术高明被誉为“上手”。治病不分贫富，多效。著有《脉经》六卷、《偃侧杂针灸经》三卷、《偃侧人经》二卷、《明堂图》三卷、《本草》六卷、《药方》四十卷等，均佚。

⑮ 丁德用：此处所述不详，故未知何人，待考。

⑯ 《直斋书录解题》：南宋陈振孙撰，我国古代一部重要的私人藏书目录。陈振孙平生好藏书，累积藏书 5 万余卷，他将对典籍整理研究的心得，按晁公武《郡斋读书志》的形式，历 20 年撰成私家藏书目录《直斋书录解题》56 卷。该书收录丰富，著录超过南宋官修《中兴馆阁书目》。体例较完备，记载较全面，其“解题”的参考使用价值，也较《中兴馆阁书目》为优。私人藏书目录在数量、质量方面同时超越官修目录。在考证古籍存佚、辨识古籍真伪和校勘古籍异同等方面均起重要作用，为后世所重视。

然则王惟一纂集旧闻，亦可谓博采旁搜[①]矣，讵[②]于《明堂针经》独未之见[③]。而偃伏头部中行十穴无“神聪”四穴，偃伏第二行左右十四穴无“眉冲”穴，偃伏第三行左右十二穴无“当阳”穴，背腧部第二行左右四十四穴无“督俞”二穴、无“气海俞”、无“关元俞”，侧胁左右十二穴无“胁堂”穴，足少阳胆经左右二十八穴无“风市”二穴，足阳明胃经左右三十穴无“膝眼”四穴。王执中[④]针灸资生经[⑤]以《明堂》上下经所有，而《铜人》不载者，每谓不全，其实非不全也，当是针砭之法传述不同。俞穴稍差，或害人命，在王惟一铸铜人式[⑥]，不得不慎之又慎耳。而《针灸资生经》言：《铜人》所无之穴，是书皆无之。则虽金大定二十六年[⑦]本，犹不失北宋天圣七年[⑧]闰二月颁行之旧[⑨]，深可宝贵，愿葱石亟[⑩]影刊以行世焉。宣统庚戌[⑪]八月晦夕[⑫]吴[⑬]曹元忠[⑭]书于京邸[⑮]之凌波榭[⑯]。

【校注】

① 旁搜：指广泛搜集。

② 讵（jù 巨）：岂，难道。用于表示反问。

③ 未之见：即“未见之”，没有见到《明堂针经》所载的全部内容。

④ 王执中：字叔权，瑞安人，南宋乾道五年（1169 年）中进士，赐从政郎，历任湖南澧州、湖北峡州州学教授。他对当时社会上重方药轻针灸的现象提出批评，并根据临床实践，重新订正针灸典籍的错误，编撰《针灸资生经》七卷，为我国著名的针灸医药学家。

⑤ 针灸资生经：简称《资生经》，全书七卷，所记载的督俞、气海俞、风市等腧穴，以及眉冲、明堂、当阳、百劳等 21 个民间行之有效的别穴，均为《铜人腧穴针灸图经》所未载，对魄户、大桧、巨骨、照海、申脉、盲门、鸠尾诸腧穴的辨误及对足三里取穴方法的考证，都有一定价值。《针灸资生经》对宋以前的针灸学成就进行了全面系统的总结，对后世针灸学有重要影响。

⑥ 式：式度，法式，式则，规范。

⑦ 金大定二十六年：即 1186 年。

⑧ 北宋天圣七年：即 1029 年。

⑨ 旧：此处为原有的典章制度，《淮南子·泛论》："不必循旧。"

⑩ 亟：急切，迫切，亟盼。

⑪ 宣统庚戌：即宣统二年，1910 年。

⑫ 晦夕：晦，特指阴历每月的最后一天，月亮即将完全隐去，是夜朦胧，难以见物。《说文》："晦，月尽也。"《论衡·四讳》："三十日日月合宿，谓之晦。"夕，夜晚。

⑬ 吴：吴县，在今江苏苏州。

⑭ 曹元忠：晚清藏书家、校勘学家。字夔一，号君直，晚号凌波居士，吴县（今江苏苏州）人。撰有《笺经室书目》4 册，遵四库旧例，所录图籍，多为通告本，旨在为初学者入门书目，乡邦文献为多。

⑮ 京邸：京都的邸舍。

⑯ 榭（xiè 谢）：建筑在台上的屋子，借助于周围景色而见长的园林休憩建筑。

右[①]金大定本《新刊补注铜人腧穴针灸图经》五卷，宋翰林医官朝散大夫殿中省尚药奉御骑都尉赐紫金鱼袋臣王惟一奉圣旨编修。首有天圣四年夏竦[②]序，卷三之首王惟一自序，又有针灸避忌太一之图序。序后有金大定丙午岁上元日平水闲邪瞶叟述，书轩陈氏刊行，是宋时官书，金时刻本。考《宋史·艺文志·卷六》：王惟一《新铸铜人腧穴针灸图经》三卷，即此书止三卷，与《崇文总目》[③]《读书后志》合。明正统石本亦三卷，是宋代原书止三卷。至金大定丙午，加补注拓之为五卷耳。《读书后志》无"经"字，作王惟德。《通志略》[④]作王惟一。惟德《宋史》有传，惟一无之，或者其为兄弟行耶？补注亦不知成于何人，且又非三卷之旧[⑤]矣。《经籍访古志》[⑥]云：瞶叟序中称仆诚非沽名[⑦]者，以年齿衰朽，恐身殁之后，圣人之法湮没于世，因编此图，发明钦旨，命工镌石，传其不朽。知是瞶叟刻此图于石，而陈氏取坿[8]是书，并以板行[9]也。平阳经籍所刻书最鲜传本，金刊世尤难见，天禄琳琅[10]载金本仅有二种，宝贵更可想矣。曩[11]景元贞[12]平阳府梁宅刊《论语注疏》[13]，又获此金平水原本，今并刻之，皆传北方之板本[14]，为艺林[15]所罕见者也。宣统纪元己酉[16]新秋，贵池[17]刘世珩[18]记于天津。

【校注】

① 右：右侧，此指以上。古书竖排本，其右侧指以上的内容。

② 夏竦：字子乔，北宋大臣，古文字学家。任多地官员，曾为国史编修官。

③《崇文总目》：是宋代的官修书目，著录经籍共 3445 部，30669 卷，是北宋最大的目录书。《崇文总目》六十六卷，按四部分四十五类。

④《通志略》：是一部纪、传、表、志俱全的大型纪传体通史。

⑤ 旧：旧貌，原貌。

⑥《经籍访古志》：日本汉籍目录学著作保存了许多罕见的宋元古籍，是日本古代目录学的一个总结。

⑦ 沽名：故意做作或用某种手段谋取名誉。

⑧ 坿（fù　付）：依附，依从。

⑨ 板行：即雕版印刷发行。

⑩ 天禄琳琅：即皇家藏书楼，因藏书琳琅满目而清乾隆命其名为“天禄琳琅”。

⑪ 曩（nǎng　囊）：以往，从前，过去。

⑫ 景元贞：此处所述不详，故未知何人，待考。

⑬《论语注疏》：又称《论语正义》《论语注疏解经》，魏何晏注，宋邢昺疏。原书依何注分十卷，后以《论语》篇数析为二十卷。

⑭ 板本：即版本。

⑮ 艺林：旧时指文艺界或收藏汇集典籍图书的地方，此应为后者。

⑯ 宣统纪元己酉：宣统，清溥仪的年号。纪元，元年。己酉，干支纪年为“己酉”，即 1909 年。

⑰ 贵池：地名，现安徽省南部池州市。

⑱ 刘世珩：近代藏书家、文学家。字葱石，号聚卿，别号楚园。安徽贵池人。光绪举人，曾任道员、湖北、天津造币厂监督，历办江南商务官报、学务。后任直隶财政监理官、度志部左参议等职。喜文学，尤工词曲，家藏图书极多。